II

Michael Brinkers
Chronischer
Schmerz
und
Psychiatrie

Michael Brinkers

Chronischer Schmerz und Psychiatrie

Ein neuer Ansatz

VI

Herausgegeben von:
Michael Brinkers
© Michael Brinkers, 2004
Umschlaggestaltung: Piet Letz
Verlag der Erich-Weinert-Buchhandlung Magdeburg, 2004
ISBN 3-933999-21-9
Herstellung: Books on Demand GmbH, Norderstedt

Für Beate

VORWORT

Beim chronischen Schmerz werden in der Literatur immer wieder zwei Fragen gestellt, die bisher nicht zufriedenstellend beantwortet sind:

- Wieso gibt es eine ständig wachsende Zahl von Schmerzpatienten (in 2003 immerhin acht Millionen)?
- Unter welchen Bedingungen wird aus einem akuten Schmerz ein chronischer Schmerz? Schließlich leiden nicht alle Schmerzpatienten unter chronischen Schmerzen, noch weniger sind therapieresistent (etwa 800.000).

Bei der Beantwortung dieser Fragen erweist sich die gängige Vorstellung vom chronischen Schmerz als einem langdauernden Schmerz als hinderlich. Auch dass psychische Auffälligkeiten erst im nachhinein entstehen und Merkmal dieses Chronifizierungsprozesses sein sollen, muß in Frage gestellt werden. Vielmehr ist zu diskutieren, ob psychische Auffälligkeiten nicht eher das Substrat des chronischen Schmerzes verkörpern.
Psychische Auffälligkeiten im Bereich der Medizin fallen in den Aufgabenbereich der Psychiatrie. Aus diesem Grunde soll die vorliegende Untersuchung die Zusammenhänge zwischen chronischem Schmerz und der Psychiatrie beleuchten.

Damit soll sie auch einen Teil des Curriculums über die Schmerzbehandlung bilden.
Derzeit hat Schmerz in den psychiatrischen Lehrbüchern keine Bedeutung.
Psyche und Schmerz sind in den Schmerz-Lehrbüchern entweder nicht aus psychiatrischer Sicht betrachtet oder nicht ausreichend gewürdigt.
Diese Lücke soll durch das vorliegende Buch gefüllt werden.
Gemäß dem Curriculum sind die ersten Stunden „Allgemeinem" zum Thema Schmerz gewidmet, danach folgen spezielle Schmerzbilder.
Die auch die Psychiatrie interessierenden Themen sind dabei in den ersten Stunden:
- Definition und Epidemiologie akuter und chronischer Schmerzsyndrome
- Biologische Mechanismen der Chronifizierung (Genese)
- Psycho-soziale Mechanismen der Chronifizierung (Fortsetzung)
- Diagnostik des chronischen Schmerzes und Therapieplanung

Zunächst wird der chronische Schmerz in der vorliegenden Untersuchung verstanden als nicht rein organisch bedingter Schmerz, sondern als kulturelles Phänomen. Diese kulturellen Bedingungen werden näher betrachtet. Die Betonung liegt also auf den psycho-sozialen Mechanismen (Kapitel 1).
Dazu gehören neben einer künstlich geschaffenen Sinnlosigkeit, einer Reizentfernung in der Umwelt bis hin zur alleinigen Bezugnahme auf den Innenraum die Schaffung eines künstlichen Objektes. Letzteres besteht in der Form einer geglaubten äußeren Ursache der Schmerzen. Viel zu dieser Konversion trägt die eigentliche Konversionsstörung bei, deren Bestehen sich durch die Jahrhunderte verfolgen lässt: die Hysterie (Kapitel 2).
Hysterie meint hier nicht irgendwelche Persönlichkeitszüge, sondern das Haben von Krankheitssymptomen ohne (nachweisbaren) Krankheitsprozeß.
Es wird deswegen nach den möglichen Ursachen für das vermehrte Auftreten der Hysterie im 20. Jahrhundert gesucht. Diese liegen u.a. im Bereich der Psychiatrie (Kapitel 3).
Neben diesem Typus des Darbietens von Symptomen scheint es aber weitere Formen im Bereich der Schmerzen zu geben, so welche, die fordernd präsentieren. Die Gründe dieses fordernden Auftretens werden im Bereich der impulsiven Persönlichkeitsstörungen gesehen (Kapitel 4).

X

Psychiatrie ist derzeit aber nicht in der Lage, die sich aus der Hysterie und den Persönlichkeitsstörungen ergebenden Möglichkeiten einer Präsentation von Schmerzen sinnvoll zu analysieren und in das bisherige Verständnis von psychischen Störungen einzuordnen (Kapitel 5 und 6).

Neben den kulturellen Grundlagen des chronischen Schmerzes als eines stetigen gesellschaftlichen/ psychosozialen Prozesses bestehen individuelle, v.a. biologische Gründe für das Auftreten chronischer Schmerzen. Es wird die schon andernorts vertretene These, dass chronischer Schmerz eine biologische Grundlage hat, übernommen, um darauf aufbauend ein dem Schizophreniemodell ähnliches Verständnis von Schmerzentstehung zu entwickeln (Kapitel 9).
Erst die Erarbeitung eines solchen Modells läßt Grundzüge im chronischen Schmerz erkennen, durch die es dann möglich wird, eine sinnvolle mehrgleisige Schmerztherapie zu erstellen (Kapitel 7, 8 und 10).

Dieses Buch kann kein Lehrbuch für Psychiatrie ersetzen. Es versteht sich lediglich als Ergänzung. Alle Gedankengänge beruhen auf nachvollziehbaren Fakten. Nur die Schlußfolgerungen wurden neu gezogen. Möglich ist dies dadurch, dass Psychiater bisher nicht oder nur wenig an der Theoriebildung chronischer Schmerzen beteiligt waren.
Das Buch stellt einen ersten Versuch dar, dieses zu ändern.
An dieser Stelle möchte ich mich bei all jenen bedanken, die zum Gelingen des Buches beigetragen haben. Als erstes ist Frau Dr. Beate Stötzel zu nennen, die mich überhaupt erst auf die Idee zu diesem Buch gebracht hat und mich immer wieder ermuntert hat, weiterzumachen. Sie hat außerdem die undankbare Aufgabe übernommen, die Arbeiten immer wieder gegenzulesen und mich dazu zu zwingen, die Sachverhalte so darzustellen, dass auch ein Nicht-Psychiater sie versteht.
Aber auch die Anderen sollen nicht unerwähnt bleiben, die ihren Teil dazu beigetragen haben; so gebührt der Dank Herrn Dr. Steinig und Matthias Brosz mit ihren Kenntnissen der „Computerprobleme", Frau Rowlin und ihren künstlerischen Darstellungen, Herrn Dr. Becker und Herrn Dr. Hoffmeyer für die anregenden Diskussionen.

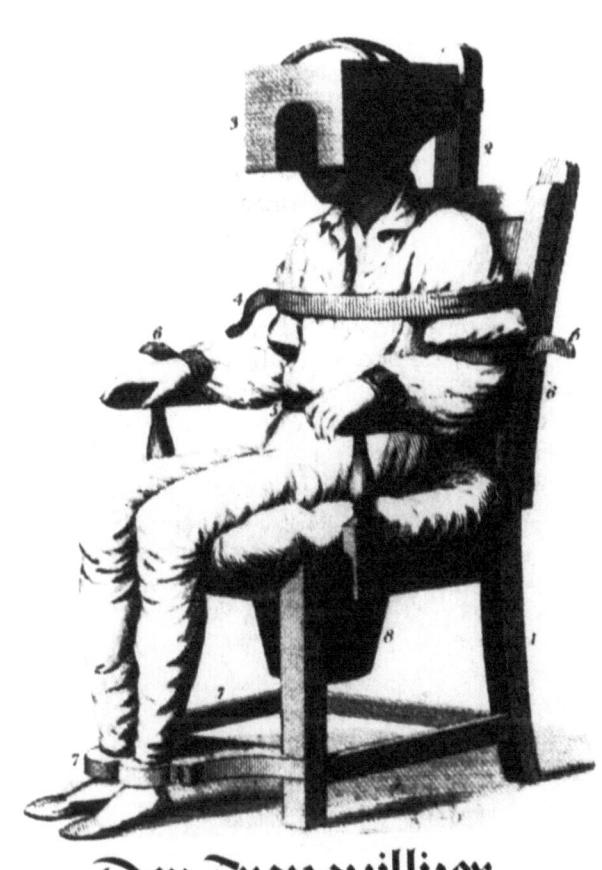

Der Tranquillizer

Abb. 1: *P.J.SCHNEIDER (1824): Der Tranquilizer*

INHALT

EINLEITUNG

Diese Untersuchung soll die Zusammenhänge zwischen chronischem Schmerz und der Psychiatrie beleuchten.
Schon die Definition, was chronischer Schmerz eigentlich sei, fällt schwer.
Kleinster gemeinsamer Nenner ist die Definition von Schmerz überhaupt. Sie wurde von der IASP (Internationale Vereinigung zum Studium des Schmerzes) 1979 wie folgt formuliert:
„Schmerz ist ein unangenehmes Sinnes- und Gefühlserlebnis, das mit aktueller oder potentieller Gewebsschädigung verknüpft ist oder mit Begriffen einer solchen Schädigung beschrieben wird". (Übersetzung s. [25]).

Erst recht fällt schwer zu definieren, was chronischer Schmerz bedeutet.
Im allgemeinen wird Schmerz über die Dauer definiert. So wird als akuter Schmerz ein Schmerz bezeichnet, der nicht länger als 1 Monat dauert. Als chronisch wird ein Schmerz definiert, der mindestens 6 Monate dauert (bei Rückenschmerzen sind es mindestens 3 Monate). Doch hier sind Zweifel angebracht. Definition über die Dauer bedeutet, vorhandene Affekte nicht zu berücksichtigen. Es läßt sich aber zeigen, dass Schmerzen ohne Affekte nicht möglich sind [5].
Schon BIRBAUMER schreibt 1987 (zit. in 1996), dass Wahrnehmung immer mit Affekten einhergeht.
Man sollte sich klar machen, dass chronischer Schmerz eine Störung des 20. Jahrhunderts ist. Mit Recht weist MÜLLER-BUSCH (1999) darauf hin, dass das 20. Jahrhundert in den westlichen industrialisierten Ländern dadurch gekennzeichnet sei, „...daß Schmerz als fremdes, störendes Übel verstanden wird, das durch entsprechende Techniken und spezielle Therapien „bekämpft" werden muß."

Chronischen Schmerz wird man also nicht gerecht definieren können ohne zwei Punkte zu berücksichtigen:
1) Gefühle/ Affekte wie Hoffnungslosigkeit, Hilflosigkeit, Feindseligkeit, Depression etc.
2) die Tatsache, dass er im 20. Jahrhundert aufgetreten ist.
Betrachtet man obige Definitionen, so scheinen beide Punkte eng miteinander verknüpft.

Was war also anders im 20. Jahrhundert?
1. Die Kultur war auf Abschaffung des Leidens gerichtet.
2. Die Hysterie wurde, obwohl schon seit Jahrhunderten existent, vermehrt wahrgenommen.
3. Entstehen einer wissenschaftlichen Psychiatrie am Ende des 19. Jahrhunderts.
4. Zwei Persönlichkeitsstörungen gewannen an Bedeutung: die Narzißtische Persönlichkeitsstörung und das Borderline-Syndrom (BPO).

Dies soll im weiteren in den einzelnen Kapiteln betrachtet werden. Besonderes Augenmerk gilt dabei der Psychiatrie. Sie war zu lange mit sich selbst beschäftigt, zu sehr bemüht um die eigene Definition, als dass sie alle psychiatrischen Themen hätte im Blickfeld behalten können. Eines der Themen, die ihrer Aufmerksamkeit entglitten, war der chronische Schmerz. Dabei ist es noch nicht zu spät, erneut dieses Feld zu besetzen. Auch die übrige Medizin erstarrt gerade in dem Versuch, chronischen Schmerz als einen länger dauernden akuten Schmerz und deswegen über länger bestehende organische Ursachen zu definieren.

2

Haupt-SCHLÜSSELWÖRTER dieser Untersuchung sind
- die verminderte Belastbarkeit
- diffuser und punktueller Schmerz
- psychische Störung (kulturelle Genese, organische Genese)
- Affekte

Abgerundet wird die Untersuchung nicht nur durch den Versuch, das DIATHESE-STRESS-Modell der Psychiatrie von einem Modell für psychische Störungen auf ein Modell für chronischen Schmerz zu übertragen, sondern durch den Versuch, Parallelen zu anderen Fächern zu finden.

TEIL A
Chronischer Schmerz und psychische Störungen

Kapitel 1
Chronischer Schmerz und Kultur

Über die Beziehung Schmerz und Kultur in den verschiedenen Jahrhunderten ist viel geschrieben worden. Dabei wurde aber meist akuter und chronischer Schmerz gleichzeitig als „der Schmerz" beschrieben oder akuter Schmerz beschrieben und dann auf chronischen Schmerz nahtlos übergegangen.
Im folgenden geht es nur um den chronischen Schmerz. Dazu soll der Terminus „chronischer Schmerz" in einer ersten Annäherung an das Thema definiert werden.
Wie BERGER (2002) sind wir der Meinung, dass es erst über die Definition möglich ist, Häufigkeit und assoziierte Risikofaktoren in Bevölkerungsstudien zu erheben. Die den bisherigen Studien zugrunde liegenden Definitionen sind allerdings ungenügend, beziehen sich häufig auf die IASP-Definition (1979).
Bevor etwas zur Epidemiologie gesagt werden kann, folgt zunächst ein Definitionsversuch. Weitere Versuche durchziehen diese Untersuchung. Dies wird gemacht, um sich dem Schmerz definitorisch von verschiedenen Seiten nähern zu können, aber auch um zu zeigen, dass eine kurze Definition aus einem Blickwinkel dem Thema nicht gerecht wird.

1.1 DEFINITION

Was ist eigentlich chronischer Schmerz? Für eine erste oberflächliche Betrachtung können die allgemein üblichen Beschreibungen herangezogen werden. KRÖNER-HERWIG (1999) schreibt, wie andere auch, akuter Schmerz dauere 1 Monat, chronischer Schmerz mindestens 6 Monate (Rückenschmerz mindestens 3 Monate).
Daraus werden derzeit folgende Vorstellungen abgeleitet:
- Chronischer Schmerz ist eine rein zeitliche Verlängerung von Prozessen, die man bei experimentell erzeugten akuten Schmerzen beobachten kann. So sind also langdauernde Schmerzen, z.B. bei Zosterneuralgie, schon chronische Schmerzen.
KRITIK: chronischer Schmerz ist viel mehr als akuter Schmerz durch die dabei beteiligten Affekte gekennzeichnet, die den Patienten in seiner sozialen Rolle lähmen oder zumindest daran hindern an dem teilzunehmen, was gemeinhin als Lebensqualität bezeichnet wird [24a].
- Warum wird akuter Schmerz aber zum chronischen Schmerz verlängert?
Antwort 1: Chronischer Schmerz entsteht als Antwort des gesunden Menschen auf die moderne Leistungsgesellschaft.
KRITIK: Wäre die Theorie der Entstehung chronischen Schmerzes so einfach, wie oft dargestellt, müsste es, etwa im Mittelalter, wesentlich mehr Patienten mit chronischen Schmerzen gegeben haben.
- *So waren im Mittelalter, etwa im Bergbau, oder im beginnenden Industriezeitalter in der Eisenverarbeitung die Arbeitsbedingungen erheblich schlechter als im 20. Jahrhundert (BILD nächste Seite).*
- *Auch vor dem 20. Jahrhundert war Arbeit „Stress" im Sinne einer „Leistungsgesellschaft". So schrieb De QUINCEY 1856, dass im Manchester des 19. Jahrhunderts die Arbeiter sich nach getaner Arbeit ihr Gran Opium beim Apotheker abholten, weil sie zu arm waren, um sich mit Alkohol betäuben zu können.*

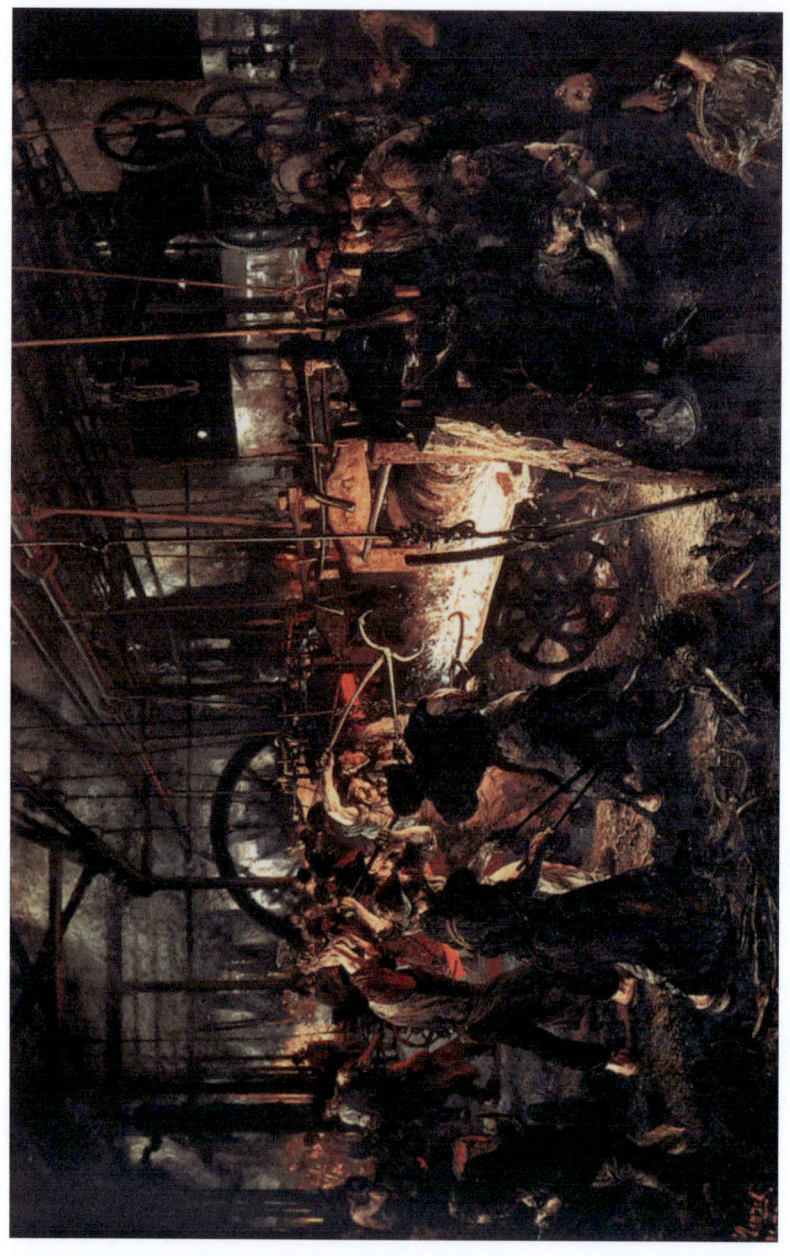

Abb. 2: *A. MENZEL (1875): Eisenwalzwerk*

Antwort 2: Chronischer Schmerz entsteht durch Aushalten des akuten Schmerzes (evtl. aufgrund religiöser Motive?). Durch den naturwissenschaftlichen Fortschritt ist es möglich, Schmerz adäquat medizinisch wahrzunehmen [23]. Die Entmystifizierung ist als Grundstein einer Therapie geeignet. Schmerzen müssen nicht mehr, etwa auf dem Boden christlicher Leidensethik, ausgehalten werden [41] oder sogar produziert werden [21]. *KRITIK: Wäre Leiden/Erleiden die Ursache chronischer Schmerzen und könnte organische Aufklärung/Säkularisierung diese Ursache beseitigen – und damit auch den chronischen Schmerz – so muss man sich fragen, warum es im 20. Jahrhundert chronische Schmerzen gibt, in der Antike aber nicht. Auch damals gab es schon erste Überlegungen zur Physiologie und Anatomie der Schmerzen [vgl. 17].*

Zusammenfassung:
Weder die Arbeitsbedingungen der Neuzeit noch die fortschrittlichen naturwissenschaftlichen Erklärungen der Neuzeit sind also zum Verständnis des chronischen Schmerzes hinreichend geeignet.
Aber: Chronischer Schmerz ist eine Kulturdiagnose. Den gab es lt. MÜLLER-BUSCH (1999) z.B. im Mittelalter noch nicht. MÜLLER-BUSCH hebt gesondert den Schmerz bzw. das „Schmerzbewußtsein" des 20. Jahrhunderts gegenüber anderen Jahrhunderten hervor, weil hier zum ersten Mal chronischer Schmerz als fremdes störendes Übel verstanden wird, das mit speziellen Mitteln bekämpft werden muss. Hier liegt der Kern eines neuen Verständnisses von chronischem Schmerz! Neben organischen Komponenten müssen daher weitere Komponenten wie etwa das Umfeld berücksichtigt werden. Chronischer Schmerz lebt von der psychosozialen Komponente [39, 40], aber auch von den Affekten [3, 5].

1. Versuch einer DEFINITION:
HANDWERKER hat 1986 den Zusammenhang „organische Ursache" und „Affekte" in zwei Punkten folgendermaßen formuliert:
1) Bei chronischem Schmerz ist der Bezug zwischen ursächlichem Reiz und Auftreten der Schmerzen nicht klar erkennbar.
2) Chronischer Schmerz bedeutet, dass der Patient aufgrund ständiger oder immer wiederkehrender Schmerzen die Hoffnung aufgegeben hat, von diesen in absehbarer Zeit geheilt zu werden.

1.2 Epidemiologie

Nach diesem ersten Definitionsversuch kann nun etwas zur Verbreitung der chronischen Schmerzen gesagt werden.

Die meisten Zahlen beziehen sich auf akuten Schmerz, vgl. [2].

So hatte ein Bundesgesundheitssurvey 1998 ergeben, dass 94 % der befragten Frauen und 88 % der befragten Männer in den vergangenen 12 Monaten mindestens einmal Schmerzen gehabt haben.

Hinsichtlich des chronischen Schmerzes verbleiben Befragungen bei länger dauerndem* Schmerz. Ob chronischer Schmerz und länger dauernder Schmerz aber dasselbe sind, wurde bisher an keiner Stelle geklärt.

So gibt es eine Lübecker Rückenschmerzstudie zur Lebensprävalenz vs. Sechsmonats- und Punktprävalenz. Dabei waren bei der Sechsmonatsprävalenz
- 20 % der Befragten in ihrer Alltagsaktivität über einen längeren Zeitraum (7 Tage oder darüber) eingeschränkt,
- 2,4 % waren über 30 Tage eingeschränkt (31-180 Tage).

Eine Kieler Studie zur Prävalenz von Kopfschmerzen und eine Migränestudie aus 1994 orientierten sich ebenfalls nur am Zeitraum der bisherigen Schmerzdauer.

Gleiches gilt für die Querschnittsuntersuchungen von SCHUHMACHER und BRÄHLER 1991, wobei die Autoren das Ergebnis früherer Untersuchungen bestätigten, dass nämlich Kopf- und Rückenschmerzen die größten Gruppen unter den Patienten stellen [48, 42]. Altersabhängig ist die Gruppe der 25-34jährigen Frauen am häufigsten (von Rückenschmerzen) betroffen [29].

Ein Streitthema in der Therapie ist die Frage der Abhängigkeit von Opiaten bzw. ob Opiate psychische Störungen erzeugen. Epidemiologische Studien können die Brücke zur Therapie schließen. So zeigen Erhebungen des Bundesgesundheitsministeriums, dass v.a. alte Menschen am ehesten Medikamente mit Suchtpotential erhalten. Dabei werden suchterzeugende Medikamente sehr schnell in Deutschland verschrieben und es kommt zur inadäquaten Versorgung. So erhalten nach dem Bericht des Bundesgesundheitsministeriums Tranquilizer v.a.
- alte Patienten
- Schmerzpatienten
- Patienten mit psychischen Störungen.

In allen drei Fällen muß dieses Vorgehen als inadäquate Versorgung angesehen werden. Gleichzeitig werden aber lt. WILLWEBER-STRUMPF (1992) Schmerzpatienten nur geringfügig mit Schmerzmedikamenten behandelt, so dass die Patienten in eine Pseudoabhängigkeit gedrängt werden (Beikonsum mit anderen Pharmaka). Auf das Problem der Unterversorgung verweist auch JAGE (2002 a).

Die Unterversorgung mit Schmerzmedikamenten bei kompensierender Überversorgung mit suchtfördernden Psychopharmaka erzeugte bei den Schmerzpatienten eine Schieflage. Durch diese Schieflage entstand das Mißverständnis, suchtfördernde Medikamente würden die Wahrscheinlichkeit für psychische Störungen (z.B. Abhängigkeiten) erhöhen, vgl. [27].

---

* Die Bezeichnung „länger dauernd" wird hier eingeführt, weil chronischer Schmerz eben mehr ist als ein affektloser langanhaltender Schmerz. Um diese beiden zu trennen, sollte chronischer Schmerz aus unserer Sicht für Schmerzen mit begleitenden Affekten verwendet werden, für alle anderen Fälle aber der Terminus „länger dauernd" verwendet werden.

Aber psychische Störungen werden nicht nur durch den unkritischen Gebrauch von Tranquilizern gefördert. Laut Bundesgesundheitsamt [38] hatten 62.9 % der Patienten, die durch Medikamente mit Abhängigkeitspotential behandelt wurden, bereits vorher eine psychiatrische Diagnose. Daraus muss also der umgekehrte Schluß gezogen werden: Weil die Patienten eine psychische Störung hatten, erhielten sie ein Psychopharmakon mit Abhängigkeitspotential. Es gibt keinen Grund, warum unter diesen psychisch gestörten Patienten nicht auch Schmerzpatienten zu finden wären.

Wenn einerseits also Patienten statt Opiaten kompensatorisch Tranquilizer erhalten und andererseits die Patienten, die Tranquilizer erhalten, in einem hohen Maße psychische Störungen haben, macht es keinen Sinn zu behaupten, Opiate würden das Entstehen psychischer Störungen befördern. Im Gegenteil: wahrscheinlicher ist es, dass die Patienten die Medikamente bei vorher bestehender psychischer Störung erhalten. Einschränkend weist daher JAGE darauf hin, dass es gegenwärtig offen sei, ob dies (der Mißbrauch) auf der Basis einer vorbestehenden Abhängigkeit zu beurteilen sei.

„Gefährlich" ist das Feststellen psychischer Störungen bei chronischem Schmerz natürlich dann, wenn man chronischen Schmerz nur über die Zeit, also ohne Affekte, definiert.

Untersuchungen zum Schmerzaufkommen in Deutschland ergeben hohe Zahlen an Schmerzpatienten. Daneben besteht eine Gruppe von Patienten mit chronischen Schmerzen. Ihre Zahl kann nur geschätzt werden. Dies liegt an der großen Methodenvarianz in den durchgeführten Untersuchungen [2], v.a. aber an der fehlenden Definition.

Unter der Maßgabe „chronischer Schmerz gleich langdauernder Schmerz" gelingen zwar Aussagen zur Häufigkeit einzelner Lokalisationen auch von Schmerzen in Bezug zum Geschlecht, Alter oder sozialem Status. Es läßt sich auch zeigen, dass mit wachsender Schmerzstärke die Lebensqualität sinkt.

Es bleibt aber die Frage, ob die Untersuchungen wirklich an Patienten mit chronischen Schmerzen durchgeführt wurden.

So sind bisherige Studien mit per Post verschicktem Fragebogen oder Telephoninterview durchgeführt worden. Von einer Berücksichtigung der Komplexität des chronischen Schmerzsyndroms kann hier wohl keine Rede sein. Auch trifft hier die Kritik EGLEs zu, dass Kriterien vorher durch einen Facharzt nicht ausreichend festgelegt wurden. Stattdessen ersetzen die Fragebogen die Diagnose.

Es gibt aber bisher keine Studien, bei denen vorher festgelegt wurde, ob es sich um chronischen Schmerz handelte oder nicht.

Bisher erhobene Daten sind daher unter der Einschränkung zu betrachten, dass eine Simplifizierung vorgenommen wurde. Die Gesamtheit aller Patienten mit länger dauernden Schmerzen ist wahrscheinlich nicht deckungsgleich mit der Gesamtheit der Patienten, die an chronischen Schmerzen leiden. Hierfür spricht, dass die Dauer des Schmerzes nicht mit dem Chronifizierungsstadium zusammenhängt [18].

1.3 Darstellung allgemeiner chronischer Schmerzursachen

Wenn also chronischer Schmerz sich durch die bisherigen Theorien nicht definieren läßt und epidemiologische Daten bisher nicht das belegen, was sie messen sollen: Wie läßt sich die oben niedergelegte komplexe Definition dann darstellen?

Beim chronischen Schmerz stellt sich die Frage, ob es neben den einzelnen für das jeweilige Individuum wichtigen Ursachen/ Anlässen nicht auch allgemeine, über Generationen hinweg länger einwirkende Grundlagen für die Schmerzentstehung gibt. In diese allgemeinere Richtung muss geblickt werden, wenn THOMANN 2001 (S.28) fragt, ob Menschen, die sich um 1560 lebensnotwendigen Bruchoperationen unterziehen mussten, keine Schmerzen litten. Wäre das Nichtbehandeln von Schmerzen die Ursache chronischer Schmerzen, müssten zu den Zeiten, als es noch keine Schmerzmittel gab, chronische Schmerzen viel häufiger gewesen sein, als es für das 20. Jahrhundert festzustellen ist.

Was aber sind die allgemeineren Grundlagen chronischer Schmerzen?

In komplexen Systemen lassen sich oft Vorgänge auf zwei Ebenen nachweisen:
- Eine allgemeine Ebene
- Eine spezifische Ebene

So etwa bei den Botenstoffen des Gehirns:
ZILLES und REHKÄMPER sprechen von den eigentlichen (Neuro-) Transmittern, die „kurze, schnelle Effekte auslösen" und den Neuromodulatoren, die „langsame, langanhaltende Effekte vermitteln" [53, S. 383].

Beim chronischen Schmerz wäre die allgemeinere Ebene die Kultur, die spezifischere Ebene das psychosoziale Umfeld des Einzelnen und die psychischen Störungen. Im Folgenden soll daher untersucht werden, wie die einzelnen Ebenen auf das Schmerzerleben einwirken können. Zunächst wird die allgemeinere Ebene der Kultur untersucht. Es scheinen dabei drei Bereiche eine größere Rolle zu spielen. Eingeteilt werden sie mit den Begriffen aus der Neurosenlehre. Als solche haben sich eingebürgert [22a]: für die Umwelt = AUßENWELT, für das Innenleben = INNENWELT.

1 Subjektiv-psychisch (Außenwelt der Kultur):

Dieser Punkt betrifft die Umwelt oder das, was FUCHS den **Außenraum** (2000) nennen würde. Es geht um das Schmerzverständnis der Kulturen für das Subjekt und die daraus ableitbaren Handlungsmaximen. Hier ist zunächst die oben angesprochene allgemeine Ebene zu sehen.

2 Psycho-dynamisch (Verhältnis Außenwelt-Innenwelt):

Wie wichtig ist das Verhältnis von Außenreizen zu dem Affekthaushalt des einzelnen Subjekts? Was bedeutet die Kultur für den Einzelnen beim chronischen Schmerz? Ist die Bedeutung ähnlich wie bei der generalisierten Angst [4]? Ist das Irrationale bzw. Emotionale bei fehlenden Außenreizen dann auch unterdrückbar oder nur kognitiv überbaubar?

3 Psychoorganisch (Innenwelt Psyche):

Wie reagiert der Innenwelt bei fehlenden Außenreizen?
Affekte, auch die bei Schmerz, können als Grundlage der Erlebnisbereitschaft aufgefasst werden. Bei einer dehostilisierenden Welt ergeben sich systemimmanent aber durch die fehlenden Außenreize weniger Reaktionen des Affekthaushalts: weniger Leiden, damit auch weniger Ängste. Um die Erlebnisbereitschaft wieder herzustellen, ist es zu chronischen

Schmerzen gekommen. Dies geschieht auf dem Boden der CANNON´schen Notfallreaktionen als Grundlage einer sich pathologisch repetierenden Erlebnisbereitschaft ohne Erfolgserleben [8].
Am Beispiel der Angst soll versucht werden zu erklären, was bei fehlenden Außenreizen geschieht. Ist dies auf die Schmerzsituation übertragbar?
Was heißt das im Einzelnen?

1.3.1 Außenwelt der Kultur

Der Punkt wird auf zwei Ebenen besprochen:
1.3.1.1 Diskussion der aktuellen zugrundeliegenden Denkmodelle
1.3.1.2 Beschreibbare Folgen des derzeitigen Verständnisses für das Verhalten der Menschen
- passiv zu sich: Bedingt durch das mechanistische Schmerzverständnis [26, 24] haben die Menschen ihre Hoffnung verloren.
- aktiv gegen andere: Die Menschen sind zu narzißtisch [26], fordern gesund zu sein, um genießen zu können.

1.3.1.1 Diskussion der aktuellen zugrundeliegenden Denkmodelle

Unter dem Gesichtspunkt der KULTUR sollen die oben zunächst nur kurz erwähnten Auffassungen (unter Punkt 1.1) zum chronischen Schmerz wieder aufgegriffen werden. Dabei wird ein Gesamtzusammenhang aus psychiatrischer Sicht für den chronischen Schmerz erstellt, der auch die unter 1.1 geäußerte Kritik zu den bisherigen Auffassungen aufgreift. Um ein neues Verständnis von chronischem Schmerz zu erarbeiten, dienen folgende Fragen als Leitlinie:
a) Ist Schmerz nur organisch zu verstehen als Anzeiger einer Schädigung? Ist Leiden als Aspekt des Schmerzes unnötig bzw. unsinnig/ sinnlos?
b) Sind Schmerzen die Antwort des gesunden Menschen auf die pathologische Leistungsgesellschaft [39, 40]?
c) Verhindert die heutige (v.a. medikamentöse) Schmerztherapie eine Anpassung des Individuums an die Umwelt, indem sie suggeriert, dass ein solcher Prozeß nicht wichtig sei, sondern allein die Schmerzfreiheit [24b]?
Antwort a):
Wäre das derzeitige Verständnis von chronischem Schmerz als einem rein zeitlichen Prozess richtig, läge eine inadäquate Behandlung nur noch daran, dass beim einzelnen Patienten nicht alle organischen Komponenten seines Schmerzes erkannt sind. Nun waren aber auch in früheren Jahrhunderten Schmerzen schon organisch (Schädigung) verursacht – und man kannte viel weniger organische Komponenten - ohne dass es zu chronischen Schmerzen kam. Was ist der Unterschied zu früheren Jahrhunderten? Was erzeugte den Druck für die Entstehung chronischer Schmerzen?
- So wird in vielen Büchern (neben dem Zeitcharakteristikum) definiert:
Akuter Schmerz hat eine Warnfunktion.
Chronischer Schmerz hat diese Warnfunktion verloren. Er ist nutzlos und sinnlos [30b; 34].

Das derzeitige Schmerz-Verständnis ist dadurch charakterisiert, dass es ohne den Versuch auskommt, länger dauernden Schmerzen einen Sinn (etwa religiös) zu geben. Diese Sinnlosigkeit kennzeichnet den chronischen Schmerz des 20. Jahrhunderts und erklärt, warum es in früheren Jahrhunderten keinen chronischen Schmerz gab [41b].

Die Mär vom Schmerz-aushaltenden Christen als Entstehungsgrund chronischer Schmerzen erklärt dagegen gar nichts. Wäre nämlich christliche Leidensethik die Ursache chronischer Schmerzen, so muss man sich fragen, warum früher im Märtyrer das Sinnbild der gewollten Schmerzen gesehen wurde und heute chronische Schmerzen nicht gewollt sind. Hier zeigt sich ein Bruch zwischen dem früheren Sinn des Leidens und der heutigen Sinnlosigkeit.

Dieser Bruch, und damit die Sinnlosigkeit selber, ist nicht erklärbar durch die angeblich nur heute existierende pathologische Leistungsgesellschaft.

Ohne den späteren Kapiteln vorzugreifen: Der Bruch ist erklärbar durch die mutwillig herbeigeführte Interpretation des chronischen Schmerzes als sinnlos und durch die Leugnung der bei chronischem Schmerz vorhandenen Affekte in einer (Leistungs-) Gesellschaft, die im Übrigen genauso pathologisch ist wie alle vorhergehenden auch.

Das rein mechanische Verständnis hat also erst den chronischen Schmerz über die Sinnlosigkeit (als einer Komponente von mehreren) im 20. Jahrhundert eingeführt [26]. Dies wird noch genauer in Punkt 1.3.1.2 ausgeführt.

Antwort b):

- Die bisherige Vorstellung ist also (s.o): Der gesunde Mensch sieht sich einer stetig wachsenden Flut von Anforderungen der Umwelt (Gesellschaft, Arbeitsplatz etc.*) an sich ausgesetzt. Diese steigt im Sinne einer nach ICD-10 definierbaren objektiven Belastung über das von einem Menschen ertragbare Maß hinaus (im gleichen Umfang wie Krieg) und erzeugt so eine pathologische Reaktion, die aber letztlich eine „gesunde" Antwort des Körpers darstellt [s.a. 24c, 39, 40].

Dem steht gegenüber (vgl. oben):

Die Vorstellung der pathologischen Leistungsgesellschaft verschweigt, dass auch in früheren Jahrhunderten die Menschen erheblichen Alltagsbelastungen ausgesetzt waren. Jedes Jahrhundert hält seine enormen Belastungen für den einzelnen Menschen bereit.

----

*Es wird sich hier gegen die allgemein übliche Praxis gewehrt, aufzuzeigen, in welcher Kultur es wieviele Worte für Schmerz gibt [13, 14]. Dahinter steckt die Annahme, dass die Anzahl der Worte für Schmerz einen Schluß auf das Schmerzverhalten zuläßt. Die Folgerung ist: weil es in der Gesellschaft viele Worte für Schmerz gibt, haben wir in Europa eine andere Schmerzwahrnehmung und letztlich soviele Patienten mit chronischem Schmerz. Dies entspricht in etwa der WHORF-Hypothese. Diese besagt, dass die Sprache (Grammatik und Wortschatz) das Wahrnehmen wie das Erkennen beeinflusst. Um ein vielzitiertes Beispiel zu nennen: Die Eskimos haben viele Worte für Schnee. Daher nehmen sie Schnee anders wahr – etwa als die Europäer -. Eher verhält es sich andersherum: weil Schnee eine höhere Bedeutung für die Eskimos hat (in ihrer Wahrnehmung), haben sie mehr Worte dafür [20, S. 98f.]. Elegant hat auch ROSCH diese Hypothese widerlegt: Obwohl Einwohner auf Neuguinea nur zwei Worte für Grundfarben haben (hell und dunkel), können sie bestimmte Farben genauso gut sehen wie Europäer, die mehr Worte zur Verfügung haben (Engländer und Deutsche kennen elf Grundfarben). Das heißt also: Weil es einem bestimmten Zweck dient, hat man mehr Grund für feinsinnigere Unterscheidungen. Dieser Zweck bestimmt dann die Sprache (auch Lawinenforscher kennen mehr Ausdrücke für Schnee).

Für chronischen Schmerz heißt das: Weil der chronische Schmerz eine zunehmende Bedeutung erlangt hat, gibt es soviele Worte. Die vielen Worte sind also der Beleg für die Zunahme der Wichtigkeit des Schmerzes, nicht der Grund für die Entstehung chronischer Schmerzen.

Der einzige Unterschied zu früheren Jahrhunderten ist: Die Menschen des 20. und 21. Jahrhunderts denken, sie hätten als einzige Vertreter der Menschheit bisher unter extremen Belastungen zu leiden.

Eine weitere Komponente des chronischen Schmerzes ist - neben der mutwillig herbeigeführten Sinnlosigkeit – also nicht, dass objektive Belastungen den Unterschied zu Menschen anderer Jahrhunderte ausmachen, sondern das subjektive Empfinden (des modernen Menschen) einer so nie dagewesenen Belastung. In der Psychiatrie macht dies den Unterschied zwischen einer Belastungsstörung (F33) und einer Anpassungsstörung (F34) aus (s. Definitionen in den Tab. 1 und 2, S. 14).

Dabei kommt als zweiter Punkt (neben der subjektiven Überschätzung) hinzu, dass die schmerzverursachenden Belastungen über die Jahrhunderte sogar abgenommen haben [4].

Antwort c):
- An diesen Unterschied der subjektiven zur objektiven Belastung knüpft sich auch die Kritik an der derzeitig üblichen Schmerztherapie:

Nach Vertretern der Auffassung einer objektiven Belastung [24c] müsste der Patient eigentlich in seiner Anpassung an die Umwelt geschult werden. Stattdessen – so der Vorwurf- wird ihm von der Medizin (unter der Idee einer objektiven Belastung) gesagt, dass er das nicht muss. Er wird also nicht zu einer aktiven Auseinandersetzung mit der ihm zugefügten Traumatisierung ermuntert. Ergänzend wird ihm dazu ein vermeintlich einfacherer Weg angeboten: die medikamentöse Schmerzreduktion bis zur Schmerzfreiheit. Diese muss aber scheitern, da der Patient weiterhin mit der Umwelt nicht klar kommt. So wird dann ein Potential von Medikamentenabhängigen und Frührentnern erzeugt [24a-c, 27].

Eine Entmystifizierung des Schmerzes ist aber nicht gleichbedeutend mit einer Objektivierung der Ursachen des Schmerzes. Dies hat Konsequenzen für die Therapie:
Eine rein analgetisch geführte Therapie ist bei einer subjektiv empfundenen Belastung sicher sinnlos. Aber auch eine Schulung für die Anpassung an die Umwelt als alleiniger erster Schritt wäre wenig erfolgversprechend.
Eine gegenteilige Auffassung würde lauten, dass dem Patienten seine subjektive Sicht einer Belastung erst verdeutlicht und in einen Gegensatz zur objektiven Umwelt gebracht werden müsste*. Hierzu muss der Patient aber aufnahmebereit sein. Dabei können unter anderem aber auch Psychopharmaka (also wieder Medikamente) unterstützend hilfreich sein.

----

* Eine Therapie in dem Sinne, dass der Patient sich nicht nur mit der Traumatisierung abfindet, sondern sich sogar gegen die Traumatisierer wehrt und fortan aktiv die Umwelt mitgestaltet, ist illusorisch. Bestes Beispiel sind die Patienten, welche sich „gemobbt" fühlen.

Definition einer Belastungsstörung

Nach ICD-9	Nach ICD-10 (Forschungskriterien)

Rasch vorübergehende Störungen jeder Schwere und Art, die bei Personen ohne auffällige psychische Störung auftreten. Sie sind als Antwort auf außerordentliche körperliche oder psychische Belastungen wie Naturkatastrophen aufzufassen und klingen üblicherweise innerhalb von Stunden bis Tagen ab.
 	
Dazu gehört:
Katastrophenreaktion
Kriegszitterer
	Kennzeichen:
	A Erleben einer außergewöhnlichen psychischen oder physischen Belastung.
	B Symptome beginnen nach A innerhalb einer Stunde
	C Zwei Symptomgruppen:
	  a) Kriterien B,C und D der generalisierten Angststörung
	  b) Rückzug von erwarteten sozialen Interaktionen
	  - Einengung der Aufmerksamkeit
	  - Offensichtliche Desorientierung
	  - Ärger oder verbale Aggression
	  - Verzweiflung oder Hoffnungslosigkeit
	  - Unangemessene oder sinnlose Überaktivität
	  - Unkontrollierbare oder ungewöhnliche Trauer
	D Wenn die Belastung vorübergehend ist oder gemildert werden kann, beginnen die Symptome nach frühestens acht Stunden abzuklingen. Hält die Belastung an, beginnen die Symptome nach höchstens 48 Stunden nachzulassen.
	E Häufigstes Ausschlußkriterium: Derzeit liegt keine andere psychische oder Verhaltensstörung der ICD-10 vor (außer F41.1= generalisierte Angststörung und F60 = Persönlichkeitsstörungen). Das Ende einer Krankheitsepisode einer anderen psychischen oder Verhaltensstörung muss mehr als drei Monate zurückliegen.
	Dazu gehört:
	Kriegsneurose, akute Krisenreaktion, psychischer Schock

Definition einer Anpassungsstörung

Nach ICD-9	Nach ICD-10
Leichte oder vorübergehende Störung, die länger dauert als akute Belastungsreaktion und Personen jeden Alters ohne offensichtliche vorbestehende psychische Störungen betreffen. Solche Störungen sind oft relativ umschrieben oder situationsspezifisch, im Allgemeinen rückbildungsfähig und dauern gewöhnlich nur einige Monate an. Sie stehen in der Regel in enger Beziehung zu Belastungen wie Trauer, Migration oder Trennungserlebnissen. Reaktionen auf stärkere Belastungen, die länger als einige Tage anhalten, gehören ebenfalls hierher. Bei Kindern sind solche Reaktionen nicht mit deutlichen Entwicklungsstörungen verbunden. **Dazu gehört:** Abnorme Erlebnisreaktion Trauerreaktion	Kennzeichen: A Identifizierbare psychosoziale Belastung, von einem nicht außergewöhnlichen oder katastrophalen Ausmaß; Beginn der Symptome innerhalb eines Monats. B Symptome und Verhaltensstörungen, wie sie bei affektiven Störungen (F3), bei den Störungen des Kapitels F4 und bei den Störungen des Sozialverhaltens (F91) vorkommen. Die Kriterien einer einzelnen Störung werden nicht erfüllt. Die Symptome können in Art und Schwere variieren. **Dazu gehört:** Abnorme Trauerreaktion Kulturschock

Tab. 1 und 2: *Definition der Anpassungs- und der Belastungsstörung nach ICD-9 und ICD-10*

Zusammenfassend sagen wir also: das Auffassen des chronischen Schmerzes als unerträglich, als sinnlos u.s.w. ist ein subjektives Moment des jeweiligen betroffenen Individuums, weil die verursachende Belastung nicht außergewöhnlich ist. Es muss daher als nächstes untersucht werden, woher diese Subjektivität kommt. Denn dies war nicht immer so.

1.3.1.2 Beschreibbare Folgen für das Verhalten der Menschen

Bisher ließ sich die derzeitige Auffassung von den Ursachen des chronischen Schmerzes wie folgt korrigieren:

Die Gesellschaft selbst hat den chronischen Schmerz für sinnlos erklärt. Dies, nicht das christlich motivierte Aushalten/ Erdulden ist eine Ursache des chronischen Schmerzes.

Eine weitere Ursache ist die subjektiv empfundene verminderte Belastbarkeit des Einzelnen im Gegensatz zur bisher propagierten pathologischen Leistungsgesellschaft. Diese verminderte Belastbarkeit drängt die Patienten in eine passive Rolle.

Es sollen

- unter 1.3.1.2.1 zunächst die Gründe für die von der Medizin verursachten „Passivität" der Patienten (ILLICH, 1995) untersucht werden. Stichworte sind: PASSIVITÄT vs. ERDULDEN.

- unter 1.3.1.2.2 die dafür beim Patienten erforderlichen Veränderungen kurz aufgezeigt werden. Welche Neurosen/ (Persönlichkeits-) Störungen bei Patienten fördern die Vorgehensweise der Medizin???

1.3.1.2.1 Passivität vs. Erdulden

Es trifft die Kritik HÜPERs [24a-c] zu, dass die Medizin die Tendenz hat, die (v.a. medikamentöse) Behandelbarkeit dieses Problems als oberstes Therapieziel zu propagieren (anstatt auch die psychosozialen Probleme des Patienten mit zu berücksichtigen).

Kennzeichen dieser Therapieart ist leider, dass der Patient sich als Opfer einer Krankheit fühlen kann, was ihn zu einer gewissen passiven Patientenrolle führt.

Daneben fördert eine solche Therapieeinstellung aber auch die Ansprüche beim Patienten.

Zunächst ist zu bemerken, dass

- zum einen die Medizin nicht nur beim chronischen Schmerz die Tendenz hat, psychosoziale Aspekte zu ignorieren (vgl. Lehrbücher der Inneren Medizin zum Thema Herzinfarkt!!!), sondern aufgrund des Ursache-Wirkungs-Denkens in vielen Bereichen statt einer erforderlichen multidisziplinären Therapie sich mit einer einzigen Therapieform begnügt.

- zum anderen die Schmerzmedizin stolz darauf ist, dass chronischer Schmerz als Krankheit anerkannt ist, wohl wissend, dass genau diese Definition den Patienten ebenso zur Passivität ermuntert, wie es bei anderen zu Krankheiten erklärten Störungen (etwa Alkohol) auch geschieht* (s. dazu auch SHORTER, 1999 bzw. entsprechendes im Kapitel 3 Psychiatrie).

----

* Man sollte Krankheiten auch als solche bezeichnen dürfen und sie entsprechend medikamentös behandeln.

1) Gerade beim Alkohol führen aber die Erklärungen der Medizin dazu, dass die Patienten sich nicht aktiv enthalten, sondern erleichtert sind über eine Erklärung für ihr Trinken. SHORTER beschreibt dieses Phänomen auch für psychische Störungen, die im 19. Jahrhundert als „Nervenleiden" verharmlost wurden [47].

2) Auf der Behandlerseite gibt es auch in der Medizin zur Therapie keine einheitliche Position. Am vehementesten wird gegen die medikamentöse Behandlung von Krankheiten von denen gestritten, die Krankheit nicht als pathologischen Prozess sondern als Lebensbewältigung, als gesunde Reaktion eines pathologischen Lebens begreifen [24c, S.55ff]. Auch dies hat im übrigen Tradition. Gerade bei den Schizophrenien wurde lange versucht, auch diese als gesunde Reaktion des Menschen auf eine pathologische Umwelt zu sehen, vgl.[31].

Mit HOFFMANN/ HOCHAPFEL könnte man auch hier von einer „PATHOPHILIE" der Medizin sprechen [22c]. Die Medizin fördert durch ihr hauptsächliches Beharren auf „den Krankheiten" (die nicht erduldet werden müssen) also die Passivität.

Wie konnte es zu dieser passiven Rolle des Patienten kommen?
THOMANN stellte 2001 (auf S.28) die Frage, ob Menschen des Mittelalters etwa keinen Schmerz empfanden. Er beantwortet diese Frage damit, dass sie den Schmerz anders angenommen hätten. Dabei schreibt er in Beantwortung dieser zitierten Frage (ob Menschen im Mittelalter keine Schmerzen litten): „Das ist nicht anzunehmen..." und weiter: „Aber sie erduldeten mehr, als aus heutiger Sicht zumutbar oder nur denkbar gewesen wäre". Dieses Erdulden ist nicht identisch mit der heute schon beobachtbaren Passivität gegenüber dem Schmerz. Erdulden war im Mittelalter nicht nur ein passiver Prozeß: MÜLLER-BUSCH zitiert ILLICH damit, dass „es die Menschen zunehmend verlernt haben, mit Schmerzen als existentieller Erfahrung und bewußtseinsmäßigem Bestandteil des Lebens umzugehen." Dabei lassen sich zwei (drei?) Phasen **beim Übergang vom Erdulden zur Passivität** feststellen:
a) Vor DESCARTES:
Schmerz wurde - teils auf religiöser Grundlage - unterdrückt, weil man diesem Schmerz anders nicht begegnen konnte, parallel dazu ihn aber auch als unvermeidlich hinnahm.

Schmerz hatte in früheren Jahrhunderten nach HUCKLENBROICH [23] folgende Aspekte:
1. Der Schmerz war die Erfahrung eines beschädigten Universums, nicht eines beschädigten Körpers.
2. Schmerz war ein Zeichen für das Böse in der Natur (Folge der schlechten Arbeit des Demiurgen) von der der Mensch ein Teil war. Daher bestand die unvermeidliche Notwendigkeit zu leiden.
3. Schmerz war eine Seelenerfahrung des Bösen, eine weitentfernte Folge des Sündenfalls. Diese Erfahrung war im ganzen Körper präsent. Ohne das Böse gab es keine Schmerzursache.

Der heutigen rückblickenden Interpretation, die Menschen hätten damals gerne Schmerzen gehabt (Märtyrer) – und deswegen ihn angenommen/zugelassen, so dass dieses Vorbild heute zur Chronifizierung von Schmerz führe- widerspricht ILLICH [26]. Er weist darauf hin, dass sich „in der Heiligen Schrift oder im Talmud (...) keine Andeutung (findet), dass der Schmerz eine wünschenswerte Erfahrung gewesen wäre."... „Mochten diese Religionen sich in Dogma und moralischen Lehren auch noch so sehr widersprechen, (...) sie alle vernahmen im Schmerz den bitteren Geschmack eines kosmischen Übels, die Manifestation einer Schwäche der Natur, eines diabolischen Willens oder eines verdienten göttlichen Fluchs."... „Die Fülle des Lebens auskostend, in der eben auch der Schmerz eine wichtige Stelle einnahm, konnten die Menschen den heroischen Widerstand leisten oder stoisch ihr Bedürfnis nach Linderung leugnen; sie begrüßten den Schmerz als Gelegenheit zur inneren Läuterung, zur Buße oder zum Opfer und duldeten widerstrebend das Unvermeidliche." ... „Die Haupteinstellung war eher die Resignation."
Wie oben schon festgestellt ist diese Resignation nicht identisch mit Passivität.
Ebenso ist die Meinung, dass dieses (leibfeindliche s. HUCKLENBROICH, 2002)Verhältnis zum Schmerz eine adäquate Erklärung der Schmerzformen lange Zeit behindert habe, nur gültig für akuten Schmerz, nicht für chronischen Schmerz.

b) Nach DESCARTES:
- **vor dem 20. Jahrhundert:**
DESCARTES trennte Körper und Seele (1632). Der Körper wurde als Apparat betrachtet.
Diese Trennung von Physis und Psyche in der Zeit nach DESCARTES hat über das von außen Beobachtbare zu einer einseitigen Betonung des Körperlichen geführt. Schmerz wurde nach ILLICH Ausdruck einer individuellen körperlichen und reparaturbedürftigen Funktionsstörung.
Schon REGIS meinte dazu:„Der große Ingenieur des Universums hat den Menschen so vollkommen gemacht, wie er nur konnte, und er hätte kein besseres Mittel zu seiner Instandhaltung erfinden können, als ihn mit der Empfindung für Schmerz auszustatten."
LEIBNIZ´ Kommentar zu diesem Ausspruch war, Schmerz sei ein notwendiges und hervorragendes Mittel, um das Funktionieren des Menschen zu gewährleisten.
(Gerade dieser Punkt wird noch im Weiteren unter 1.3.2 und 1.3.3 näher zu beleuchten sein).
Bereits im 19. Jahrhundert wurde es dann als zivilisatorischer Fortschritt aufgefasst, Leiden zu verringern, vgl. [4, 26].

- **ab dem 20. Jahrhundert**
Nach ILLICH [26, S.96] wird „...unter den (...) Bedingungen des 20.Jahrhunderts die Notwendigkeit, eine leidvolle Realität (...) zu ertragen, als Versagen des sozio-ökonomischen Systems interpretiert, und der Schmerz wird als störender Zwischenfall aufgefasst, dem durch besondere Maßnahmen zu begegnen ist."
Erst in heutiger Zeit, in der chronischer (sinnentleerter/ sinnloser) Schmerz vorhanden ist, wird merkwürdigerweise das Unterdrücken von Schmerzen (was es nicht war, sondern aktives Annehmen) als Ursache chronischer Schmerzen angeschuldet, weil durch das Unterdrücken der Schmerz weiterwirken würde. Wie gezeigt werden konnte, wurde aber schon im Mittelalter Schmerz „unterdrückt", ohne dass es zu chronischen Schmerzen kam. Damals war der Schmerz „lediglich" längerdauernd (aber „sinnvoll").
Der Unterschied: In früheren Jahrhunderten gab es ein gesellschaftlich getragenes Motiv für die Unterdrückung der Schmerzen: das Weltverständnis. Heutzutage, in einer säkularisierten Welt, gibt es kein Motiv mehr für die Annahme von Schmerzen.
Aus sinnvollem länger dauerndem Schmerz wurde so sinnloser chronischer Schmerz.
Die eigentliche Ursache der chronischen Schmerzen ist die fehlende Sinnhaftigkeit geworden.
Diese wiederum befördert die Passivität im Umgang mit chronischem Schmerz.

1.3.1.2.2 Neurosen/ Persönlichkeitsstörungen
Neben der Frage der Sinnlosigkeit des Schmerzes führt aber auch ein weiteres Moment zur Passivität: Das hysterische Syndrom.
ILLICH spricht von zwei Momenten im Zusammenhang mit chronischem Schmerz, die zueinander zunächst im Widerspruch zu stehen scheinen:
- zum einen die Passivität gegenüber chronischem Schmerz
- zum anderen das subjektive Bedürfnis, die Schmerzfreiheit aktiv einzufordern.
Der scheinbare Widerspruch dieser beiden Momente löst sich auf, wenn man als Grund für die Passivität die Hysterie heranzieht, als Grund für das aktive Einfordern aber Persönlichkeitsstörungen. Das 20. Jahrhundert ist das Jahrhundert der impulsiven Persönlichkeiten, hier vor allem der Narzissmus und die Borderline-Störung.

Beide Punkte (Hysterie und beide Persönlichkeitsstörungen) sollen in den folgenden Kapiteln eingehend betrachtet werden.

1.3.2 Außenwelt zu Innenwelt

Zurück zur Kultur mit ihren Auswirkungen auf den Menschen und sein Verhältnis zu Schmerzen. Welche Auswirkungen hat die Kultur auf die psychischen Störungen des Einzelnen?
HOFFMANN und HOCHAPFEL definieren Neurose als den fehlgeleiteten Versuch der Abwehr von Angst und Schmerz [22b]. Warum aber werden Angst und Schmerz abgewehrt?
Angst und Schmerz werden abgewehrt, um dem Individuum eine soziale und kulturelle Höherentwicklung zu ermöglichen. Dies ist ein normaler Vorgang, nach HOFFMANN/ HOCHAPFEL (HH) ist er unvermeidlich.
Sogar die Entwicklung von Angst ist ein sehr persönlicher Vorgang, der mehr mit dem Charakter der jeweiligen Person zu tun hat. Diese Ängste sind in der Regel zu bewältigen. Angst, soweit sie im Zusammenhang mit dem Überlebenmüssen des Individuums steht, ist natürlich.
In der Innenwelt entstandene neurotische Angst steht aber hinsichtlich ihres Ausmaßes nicht im Bezug zur auslösenden Situation (HH nennen als Beispiel den Panikanfall bei Partnertrennung). Das Individuum ist dabei in vermindertem Maße zur Bewältigung fähig.

Wie entsteht neurotische Angst? Darauf soll kurz eingegangen werden.
Das heranwachsende Individuum muss sich mit der Umwelt auseinandersetzen. Dabei findet es manches in der Außenwelt gut, anderes wiederum zunehmend kritikwürdig. Auseinandersetzung bedeutet Traumatisierung. Diese Traumatisierung zieht die Übernahme von Einstellungen aus der Umwelt nach sich. Es kommt zu sogenannten IDENTIFIZIERUNGEN.

- Ist die Außenwelt so geartet, dass sie zwar Grenzen setzt, aber ein festes Geborgenheitsgefühl, unabhängig von Verdiensten und Leistungen garantiert, ausgelöst durch die bloße Anwesenheit des Individuums, wird sie von ihm als entspannt wahrgenommen. Es gewinnt die Überzeugung, dass es kritisieren oder ablehnen kann, ohne dafür bestraft zu werden.
- Das Gegenstück ist eine sogenannte rigide Umwelt. Nur die Annahme bestimmter Elemente aus der Umwelt wird gestattet. Ansonsten wird mit Liebesentzug gedroht. Es wird deshalb bestraft, weil die Umwelt selber ihre eigenen Traumatisierungen nicht verarbeitet hat [22a].

Dadurch etablieren sich die Außenelemente genauso rigide im Individuum.
Rigide Elemente bedeuten Spannungen untereinander in der Innenwelt. Spannungen stellen eine innerlich erlebte Bedrohung dar. Dies nennt man einen KONFLIKT. Konflikte erzeugen Angst. Konflikte werden am ehesten gelöst, wenn eine gewisse Flexibilität vorherrscht.
Das heißt, das Individuum kann mit aktiven Maßnahmen begegnen: logisches Denken, Verstand oder tatkräftige Veränderungen der Umwelt.
Der Neurotiker hat diese Flexibilität nicht.
Neurose entsteht so immer dann, wenn das Individuum über die Grenzen seiner individuellen Lösungsmöglichkeiten hinaus geführt wird. Die äußerlich erzeugten (Real-) Ängste sind also etwas anderes als die neurotischen Ängste, bei denen eine äußere Situation zusätzlich noch einen Konflikt aktiviert, der ebenfalls Angst auslöst.
Dies (neurotische Angst und verminderte Flexibilität) führt beim Neurotiker zu einer verminderten Belastbarkeit [22d]*.

---

* Auf die unterschiedliche Genese der verminderten Belastbarkeit kann hier nicht weiter eingegangen werden.
Der interessierte Leser wird an HOFFMANN/ HOCHAPFEL „Einführung in die Neurosenlehre" verwiesen.

Lt. MAAZ sind wir eine zunehmend neurotische Gesellschaft. Stellt die Neurose also eine kulturelle Form der verminderten Belastbarkeit dar? Die Patienten sind dabei solange nicht auffällig, solange die Belastbarkeit nicht getestet wird. Wird die Belastbarkeit getestet, reagiert das Individuum in einer von drei Reaktionsformen: Psychoneurosen, Somatische Neurosen, Charakterneurosen.

Die Frage ist nun, ob Ängste und Schmerzen überhaupt unterdrückbar sind in der Art, wie es in unserer Kultur nach BILZ ein systemimmanentes Anliegen der Kultur darstellt.

Also lauten die Fragen:

Sind Angst und Schmerz vermeidbar bzw. wieweit ist Dehostilisierung möglich?

1.3.2.1 Sind Angst und Schmerz vermeidbar bzw. auslöschbar?

(Wäre Angst und Schmerz nicht mehr vorhanden gäbe es keine Neurose mehr.)

Am Beispiel der Angst soll dies diskutiert werden.

Fehlen von Angst würde voraussetzen:

a) Die Fähigkeit zum Subjektzentrismus geht verloren (nach BILZ). Subjektzentrismus ist zunächst nichts Pathologisches. Es beschreibt die Fähigkeit, Außenreize auf sich zu beziehen, was erst in der Psychose überdimensioniert wird.

Bsp.: Beziehe ich nichts mehr auf mich, habe ich letztlich auch kein Mißtrauen mehr, gibt es nach BILZ auch keine - von außen - ausgelöste Angst.

b) Angst entsteht nach BILZ durch die sinnliche Präsenz der Feinde.

Bsp.: Schaffe ich alle sichtbaren, fühlbaren, erfahrbaren Angstursachen ab (wie wilde Tiere, Seuchen etc.) habe ich keine Angstursache mehr. BILZ nennt dies eine entfeindete oder dehostilisierte Welt [52].

Dies geht sogar noch weiter. Feindvermeidung ist laut BILZ für den Menschen von jeher wichtiger gewesen als Hunger oder Fortpflanzung, die zudem momentane Feindlosigkeit zur Voraussetzung haben. Deswegen hatte die Dehostilisierung =Verharmlosung der Umwelt von jeher oberste Priorität in der Kultur.

1.3.2.2 Wie weit ist Dehostilisierung möglich?

Antwort a): Bis es keine äußere Ursache mehr für Angst (+Schmerz?) gibt.*

Dies hat zur Folge:

- **Die sinnlich erfahrbaren Ängste der Umwelt stehen aber nun in keinem Verhältnis mehr zu dem Affekt-Haushalt des Subjekts.**
  Eine rein gedankliche Angstauslösung (also in der bloßen Vorstellung einer Bedrohung) wiegt für das Subjekt weniger, erzeugt weniger Angst als die sinnlich erfahrbare Bedrohung. Sie stellt also keinen Ersatz dar. Nach BILZ ist die weitere mögliche Folge (1971, S.27):
- **Das Subjekt schafft sich in einer objektunbezogenen Angst (frei flottierende Angst) oder im Rahmen der Neurose ein künstliches Außen-Objekt (Abwehrform der Unterstellung oder Projektion).**

Dies heißt:

- Ein Fehlen von Neurosen ist nicht möglich durch Abschaffen von Angst und Schmerz, da sich das Individuum dann künstlich angsterzeugende Situationen schafft.
  BILZ sieht im Fehlen äußerer Reize (Abbau der Genußfähigkeit) die Ursache für die verschiedensten Hypertrophien. Das heißt:
  - Zunahme der Wut zum Hass (Wut angeboren, Hass umweltbedingt) als Störung auch im Narzißmus.
  - Zunahme der Angst durch kulturbedingten Wegfall der Ziele führt zur Angstneurose.

---
* WREDE schreibt: „Der Schmerz ist das Bewußtwerden des Gegensatzes von dem ICH und der Umgebung."

- Es wird immer Neurosen geben. Dies v.a. je mehr die Kultur sich bemüht, die Auslöser abzuschaffen. Es wird von BILZ sogar diskutiert, ob die generalisierten Angststörungen – also ständig vorhandene Ängste – und Panikstörungen (Panik ohne phobischen Auslöser) nicht gerade deswegen entstanden sind, weil Ängste im Sinne der Phobien abgebaut wurden.

- Wichtig scheint also zu sein, dass Außenraum und Innenraum in einem bestimmten Verhältnis stehen. BILZ spricht von „Stoffwechsel-Bedürfnis" (1971, S.236). In dem Augenblick, wo eine Neurose besteht, ist ein äußerer Reiz nicht mehr gänzlich abbaubar.

Folgt man BILZ, so sind Neurosen nur dadurch zum Verschwinden zu bringen, dass der Außenreiz erhöht wird. BILZ erklärt das so: Es ist ein neuer Reiz da, den die betroffenen Menschen für ihren Affekthaushalt benötigen. Dies ist aber sozusagen widerkulturell. ALSO: Ein kulturbedingtes Abschaffen schmerzerzeugender Situationen bedeutet eine Zunahme der Schmerzen.

Antwort b): Dehostilisierung ist soweit möglich, bis zur Erfahrung nur noch auf den INNENRAUM zurückgegriffen wird (s. dazu Punkt 1.3.3).

Antwort c) Auch im Innenraum können andererseits (bei psychischen Störungen) Angst-auslösende Reize abgebaut werden. Es kommt dabei zu einem scheinbaren Verschwinden der Ängste, zu einem sogenannten Gestaltwandel.
Die parasympathische Reaktion auf die Ausweglosigkeit als Grundform der Angst ist neben der Suizidalität die Agoraphobie. Laut BILZ ist Hoffnungslosigkeit=Endgültigkeit und damit auch Ausweglosigkeit. Nach BILZ ist Ausweglosigkeit aber auch raumgreifend. Daher führt Ausweglosigkeit/ Hoffnungslosigkeit letztlich zu Agoraphobie, da die Geborgenheit fehlt. Agoraphobie ist also die höchste Stufe der Hoffnungslosigkeit. Diese Darstellungen lassen die Überlegung zu, dass es sich bei der Agoraphobie in dem geschilderten Sinne nicht allein um ein Gefühl handelt, sondern eine kognitive Überbauung des Affektes Hoffnungslosigkeit. Es lassen sich Affekte also überbauen und damit (scheinbar) zum Verschwinden bringen. Dies hat MACHLEIDT 1999 am Beispiel der Schizophrenien beschrieben.

FOLGE aus den Antworten a-c:
Wenn äußere Ängste beschwichtigt werden und (innere) Hoffnungslosigkeit kognitiv überbaut wird, steigt durch die mangelnde affektive Verarbeitung wiederum der Wahrscheinlichkeitsgrad der Chronifizierung [36].
Für uns Mitteleuropäer läßt sich dies übertragen auf die Individuen mit primärem und sekundärem Denken, also Kindern im Vergleich zu Erwachsenen. Durch die höhere Affektladung und das „Durchschlagen der Affekte" bei Kindern sind diese eher als die Erwachsenen mit ihrem kognitivem Überbau, der sogenannten Bildung, vor Chronifizierung geschützt. Dies gilt auch für Schmerzen.

1.3.2.3 Schlussfolgerungen
a) Kultur lässt sich beschreiben als Entwicklung zur Vermeidung von ANGST und SCHMERZ. Damit kommt sie dem neurotischen Prozess entgegen, welcher ebenfalls beschreibbar ist als der Versuch, Angst und Schmerz zu vermeiden.
- Durch fehlende äußere Ziele für die Angst kommt es zuletzt durch Projektion von innen nach außen zur Überhöhung der (dann nicht mehr unterdrückbaren) Angst.

- Dadurch wird die zulässige individuelle Variationsbreite (was ein Individuum an Angst toleriert) überschritten. Durch diese Überhöhung kommt es zum Verlust der Fähigkeit, sich nach überstandener Angst noch zu freuen (sogenannter Stopp vor der hedonischen Position).

b) Die Vermeidung von Außenreizen (Angst und Schmerz) fördert beim neurotischen Menschen (bzw. überhaupt beim psychisch gestörten Menschen) nur das Missverhältnis zum Affekthaushalt im Innenraum.

- Durch fehlende HEDONIE (Fähigkeit, sich zu freuen) entsteht auch fehlende Sinnhaftigkeit.
- Sinnlosigkeit erzeugt Ausweglosigkeit und Hoffnungslosigkeit, die als Grundlage chronischer Schmerzen wirken können (wenn man keine Hoffnung hat, dass der akute Schmerz endet, wird er zum chronischen Schmerz).
- Nachdem im Kapitel 1.3.1 gezeigt wurde, dass die Kultur chronischen Schmerz als sinnlos erklärt hat, ergibt sich nun, dass sie gemeinsam mit der Neurose durch Störung des Affektverhältnisses zwischen Innenraum und Außenraum ebenfalls die empfundene Sinnlosigkeit befördert.

c) Die aufgrund der Ausweglosigkeit entstandenen Ängste werden im Innenraum wie folgt bearbeitet:

- durch kognitive Prozesse wird die Ausweglosigkeit als raumgreifende AGORAPHOBIE verarbeitet.

Damit kommt es zur Reduktion der Ängste im Innenraum. Durch kognitive Verarbeitung der Affekte entsteht auch eine erhöhte Chronizitätsneigung.

d) Neurosen (und chronischer Schmerz?) wären klinisch nur vermeidbar durch Erhöhung des Außenreizes. Dies allein stellt das richtige Verhältnis zum Affekthaushalt her.

2. Versuch einer DEFINITION:

Chronischer Schmerz ist in dem Augenblick entstanden, als länger dauernder Schmerz als sinnlos erklärt wurde. Dies war ein kultureller Prozeß. Durch Vermeidung schmerz-auslösender Situationen wurde das Aufkommen chronischer Schmerzen zusätzlich begünstigt.

1.3.3 Die Innenwelt der Psyche

BILZ spricht in seinem Buch über „Angst und Schmerz" vom Schmerz als Grundlage der Erlebnisbereitschaft. Was heißt das?
SCHMERZ, ANGST und WUT sind ursprüngliche Gefühle, die unter dem Begriff der CANNON'schen Notfallreaktion zusammengefasst werden, vgl. [8]. Das Auftreten dieser Notfallreaktionen ist ein entwicklungsgeschichtlich altes Phänomen. Es wird von BILZ für die Erlebnisfähigkeit als notwendig erachtet.
Lebensgrundlage in der Natur ist die Feindvermeidung. Daraus resultiert eine ständige Angespanntheit oder letztlich Mißtrauen. Für einige wesentliche Tätigkeiten (Nahrungsaufnahme, Fortpflanzung) ist eine Feindvermeidung wenigstens für kurze Zeit unabdingbar. Diese Feststellung aber besagt (nach BILZ), dass das Subjekt zeitlebens von einer Vorform der floriden Angst erfüllt ist.

Affekte dominieren also unser Leben. Dies wird gestützt durch die Äußerung von FREUD, dass die Entwicklung der Kultur aus der Angst heraus entstanden ist und mit der Kultur die Angst überwunden werden sollte.
Es passt aber auch der Ausspruch von BILZ, dass wir in einer Welt leben, in der die animalische Ordnung mit ihren Affekten dominiert.

Zuletzt sei der Satz von Karl LEONHARDT angeführt, der zeigen konnte, dass in der Natur kein Gegensatz von Affekten als alter Steuerungsinstanz zur Logik als neuerer Steuerungsinstanz des Menschen existiert. Vielmehr entstand ein spezifisches Zusammenwirken. Die alten Affekte, v.a. die Ängste, dienten und dienen dabei der Erlebnisbereitschaft, hatten ursprünglich also sinnvolle Funktion.

MACHLEIDT beschrieb 1993, dass Angst nur als störend empfunden wird, wenn sie hypertrophiert als Neurose oder Psychose.
Dafür braucht es keine angstauslösenden Außenreize. Im Rahmen psychischer Störungen bleiben auch ohne Außenreize weiterhin Ängste (im Innenraum) bestehen. So sind bei der endogenen Depression laut KURT SCHNEIDER [28] die folgenden Ängste vorhanden: Schuldangst, Verarmungsangst, Hypochondrische Angst. Diese sind nicht aus der Erfahrung heraus entstanden, sondern aus dem internen Krankheitsprozeß, wie KLOSTERKÖTTER [45] aufzeigt.

Noch interessanter sind deswegen hier die Arbeiten von FUCHS (1993), vor allem zu Wahnsyndromen bei sensorischer Beeinträchtigung (Wahnbildung bei Hörverlust älterer Patienten), die anders als sonstige psychotische Wahnsyndrome auf Erfahrung basieren. Sie zeigen die Fähigkeit des Innenraums, Ängste eigenständig aufzubauen. Was passiert bei schwerhörigen alten Menschen im Innenraum, wenn Außenreize zur Auslösung von Affekten im Innenraum völlig fehlen? Wie reagiert dann der Innenraum?
Die Beantwortung dieser Fragen spiegelt die Bedeutung wider, die das Abnehmen von Außenreizen bei psychischen Störungen hat. Ähnlich wie bei der Neurose im Kapitel 1.3.2 lässt sich auch bei anderen Störungen wie der Altersschwerhörigkeit zeigen, dass der Innenraum dann selbständig tätig wird. Während es bei Psychosen sonst zu einer Überhöhung der Wahrnehmung von Außenreizen kommt, spielt bei Altersschwerhörigen zunächst die Abnahme des Außenreizes eine Rolle. Aus der daraus folgenden Orientierungsstörung kommt es zur Verunsicherung, welches in Mißtrauen mündet (**Feindvermeidung**). Es folgt eine „Anspannung der Aufmerksamkeit" mit vermehrter Affektbeteiligung und anschließender Paranoia gegenüber Außenobjekten (**Erschaffung eines künstlichen Objekts**).

Mit der Aktivierung von Ängsten bis hin zur (nichtpsychotischen) Paranoia zeigt sich die Fähigkeit des Innenraums einen Zustand zu erzeugen, der eine weiterhin bestehende Fähigkeit des Individuums zu leben, zu empfinden, zu agieren und zu reagieren garantiert. Leider geschieht dies bei der Paranoia aber auf einem von der Wirklichkeit abgerückten Niveau. Mit dieser Paranoia schließt sich der Kreis zu der Annahme von BILZ (S.16), dass „das Subjekt zeitlebens von einer Vorform der floriden oder panischen Angst erfüllt ist."

1.3.4 Zusammenfassung Punkt 1-3 (Außenwelt + Innenwelt):

Ohne Angst, aber auch ohne Schmerz und Wut gibt es keine Erlebnis- oder Genußfähigkeit. Es ist aber Kulturziel, Ängste und Schmerzen bzw. angst- und schmerzauslösende Situationen zu vermeiden. Spätestens seit dem 19. Jahrhundert sah man es als zivilisatorische Leistung an, Leiden zu minimieren [26, 4]. Damit war dann auch verbunden, dass Ängste verschwinden müssen. Denn Ängste sind verbunden mit Leiden. BILZ nennt die Endstufe dieses Prozesses eine denaturierte und dehostilisierte Welt.
Mit Vermeidung dieser auslösenden Situationen sowie deren Folge, den Notfallreaktionen, und damit verbundener „Schmerzunempfindlichkeit" (besser: Schmerz-nicht-empfindung) schwindet (daher) gleichermaßen auch die Fähigkeit, die einfachen Freuden und Vergnügungen des Lebens zu genießen.

Die Folgen:
1) Angst- und Leidensvermeidung durch die Kultur haben, über die Entkopplung Schmerz/ Genuss, zu einer empfundenen Sinnlosigkeit von Schmerzen geführt [26]. Wenn Schmerz trotzdem auftritt und nichts mit Genuß zu tun hat: Wozu sollen Schmerzen gut sein?

2) „Immer stärkere Stimuli sind notwendig, um den Menschen in einer anästhesierten Gesellschaft (=abnehmendes Verhältnis Außenraum zu Innenraum) ein Gefühl der Lebendigkeit zu geben." ILLICH rechnet dazu das Verlangen nach Erregung durch Lärm, Geschwindigkeit und Gewalt – egal wie destruktiv diese sind [26].

Insofern war das, was nun zu besprechen sein wird - die Hysterie - fast zwangsläufig. Die Hysterie ist ebenfalls eine Neurose, die verschiedenste neurologische Symptome imitiert, unter anderem (chronische) Schmerzen. Gerade die Neuroseform mit dem Hauptsymptom Schmerz hat im 19./ 20. Jahrhundert eine erhebliche Beachtung erfahren. Wir kommen außerdem damit zu der auf Seite 16 erwähnten spezifischeren Ebene der Ursachen für chronische Schmerzen.
Die Hysterie als Trittbrett für die Kommunikation des Phänomens Schmerz soll im nächsten Kapitel näher besprochen werden.

Kapitel 2
Hysterie

In Kapitel 1 tauchte die Frage auf, was die gesellschaftlich-kulturelle Bedeutung von chronischem Schmerz ausmacht. Gibt die Hysterie darauf eine Antwort?

Hysterie ist zunächst aus psychiatrischer Sicht dadurch charakterisiert, dass sie
- eine Form der Neurosen darstellt (genauer ist sie eine Psychoneurose)
- von den Psychoneurosen als einzige mit den chronischen Schmerzen in Zusammenhang gebracht wird, vgl. [59].

Weiterhin war in Kapitel 1 davon die Rede, dass die Gesellschaft wie die einzelnen Menschen fast unkorrigierbar überzeugt sind von der **Sinnlosigkeit** des chronischen Schmerzes. Dies wurde einerseits von der Kultur so festgelegt. Andererseits hat innerhalb der kulturellen Entwicklung der Gesellschaft die Neurose einen festen Platz eingenommen. Durch die **Neurosen** hat für die davon Betroffenen der (chronische) Schmerz eine zunehmende Bedeutung. Schmerz an sich kann helfen, eine Neurose bzw. die daraus entstehenden Unzulänglichkeiten zu ertragen. Weil die Menschen den länger dauernden Schmerz durch die der Neurose innewohnende verminderte Belastbarkeit schließlich nicht mehr aushalten können, wird er für sie sinnlos und chronisch.
Von UEXKÜLL schreibt aber (1928) in seiner theoretischen Biologie, dass **Schmerzen**, auch wenn sie länger dauern, gar nicht oder nicht nur sinnlos sind. Welcher Sinn aber steckt hinter Schmerzen, der die Schmerzen dann chronisch werden lässt? Sinn könnte aber auch schon als Vokabel zu weit gesteckt sein. Es verführt dazu anzunehmen, Patienten mit chronischen Schmerzen verfolgten damit irgendeine Absicht. Aber es muß hier nochmals klar gesagt werden: dem Neurotiker sind zwar die Schmerzen klar, aber nicht ihre Entstehung.
Man muss daher eher die Frage nach dem Mechanismus stellen, durch den Schmerz nicht nur länger dauert, sondern v.a. chronisch wird.*
- Ist es die Rolle als Kommunikationsphänomen? Schmerz ist eine Form der Kommunikation [64]. Hysterie dient der Kommunikation [59, 67, 68].
- Hat er psychische Ursachen, die eine organische Medizin übersieht?
Fragen, die die Beschäftigung mit den Neurosen lösen könnte. Die dabei interessierende Neuroseform ist die der „Schmerzneurose", also der Hysterie.

2.1. Allgemeine Gründe für die Präsentation der Hysterie

Eine Besprechung der Hysterie verführt v.a. dazu anzunehmen, die Patienten kämen als Hysteriker zum Arzt. Dem ist jedoch nicht so. Die Menschen kommen als Patienten mit unterschiedlichsten Symptomen. Dabei kann durch die Hysterie jedes denkbare Symptom nachgebildet werden.**

---

* Durch nicht adäquate Schmerzbewältigung wird ein Schmerz fortgeführt, der bereits chronisch ist. Das ist aber hier nicht die Frage.
** Es wird hier mit voller Absicht von nachbilden gesprochen und nicht von imitieren. Imitieren trägt in seiner Definition den Keim des „Unechten". Und in der Tat wurde im 19. Jahrhundert Hysterie zum Inbegriff für „unecht", für erfundene, aber nicht empfundene, also für eingebildete Krankheiten. Es ist aber heutzutage im Begriff der Hysterie inhärent, dass die Konversionsvorgänge unbewusst sind.

Diese Nachbildung ist geradezu das Hervorstechende an der Hysterie. In der Psychiatrie wird dieser Mechanismus als KONVERSION bezeichnet. Dieser Vorgang läuft unbewusst ab, d.h., die Patienten fragen sich selber, woher die Symptome kommen. Dies unterscheidet Neurotiker von Patienten, die ihre Symptome (bewusst) vortäuschen.

Wenn jedes Symptom nachgebildet werden kann ist verständlich, warum die ICD-10 Störungen des Bewegungsablaufs, des Bewusstseins und der Sensibilität bei der Hysterie kennt.

Es gibt somit nicht **die** Hysterie, sondern

- einen einzigen Vorgang, der hinter allen geklagten Symptomen steckt, aber
- phänomenologisch viele Symptome, die von der ordnenden Medizin in Syndrome zusammengefasst werden.

Dabei möchten die Patienten möglichst eine organische Ursache ihrer Beschwerden haben. Die Medizin dagegen möchte gern möglichst organische Symptome behandeln. Dadurch besteht und bestand aber auch immer eine Gefahr:

MORRIS schreibt [84, S.153]: „Jede Frau, deren Symptome nicht auf eine übliche Behandlung reagierten, konnte sich bald als hysterisch abgestempelt und verurteilt vorfinden, besonders *(hier der Übergang zur hysterischen Persönlichkeit, Anm. d. Autors)* wenn ihr Arzt sie zu emotional, zu theatralisch, zu ichbezogen, zu launisch, zu unersättlich fand."*

Neben dem so beschriebenen Vorgehen, dass Patienten in diejenigen eingeteilt werden, die etwas Organisches vorweisen können und diejenigen, die dies nicht können, fällt auf, dass sehr häufig Frauen vertreten sind. Diese Häufung hat die Hysterie mit den chronischen Schmerzen gemeinsam.

2.1.1 Zur Geschlechterspezifität der Hysterie

Auf diese Häufung bei Frauen soll kurz eingegangen werden, da dies etwas zum Phänomen der chronischen Schmerzen beitragen könnte.

Zunächst eine Gegenüberstellung der Charakteristika beider Syndrome:

Hysterie	Chronischer Schmerz
(fast) Nur Frauen	2/3 Frauen
Durch die Jahrhunderte vorhanden	Seit dem 20. Jahrhundert vorhanden
Schmerz ein Symptom von vielen	Schmerz ein Symptom (von mehreren?)
Schmerz (wie alle Symptome) durch Konversion verursacht	Schmerz durch psychische Symptome ausgelöst
Hat kulturelle Bedeutung erlangt	Hat kulturelle Bedeutung erlangt
Verminderte Belastbarkeit aufgrund der Neurose	Verminderte Belastbarkeit
Durch psychisches Trauma intern erhöhter Angstlevel	Durch (?) Trauma erhöhter Affektlevel
Grundlage der Traumatisierung und der Angst ist eine extrem rigide oder permissive Erziehung	Grundlage der Traumatisierung ist eine rigide und affektarme Umwelt?

Tab. 3: *Vergleich der Charakteristika von Hysterie und chronischem Schmerz*

----

*Weil in vielen Büchern allzu schnell nicht sauber genug zwischen Hysterie und hysterischer Persönlichkeit getrennt wird, wird in dieser Untersuchung erst in späteren Kapiteln über weitere Persönlichkeitsstörungen zu reden sein, um nicht auch in diesen Fehler zu verfallen.

Der wichtigste Unterschied aber ist der Zeitfaktor: Hysterie ist eine Störung, die schon von HIPPOKRATES beschrieben wurde. Für chronischen Schmerz gilt dies nicht; den gibt es erst seit dem 20. Jahrhundert. Was könnte eine durch die Jahrhunderte beschriebene Störung mit einer neu aufgekommenen Störung verbinden? Das vermehrte Aufkommen der Hysterie im 19. und beginnenden 20. Jahrhundert kann nichts mit der Stellung der Frauen in der Gesellschaft zu tun haben, die sich in den letzten Jahrhunderten im Vergleich zur Antike gewandelt hat.* Da nach dem verbindenden Element zum chronischen Schmerz gesucht wird, kann der Prozess der Emanzipation nicht die relativ junge Störung der chronischen Schmerzen erklären.

Eher scheint die phänomenologische Nähe psychisch verursachter organischer Befunde zu organischen Befunden eine Rolle zu spielen. Dies zeigt unter anderem die Tatsache, dass das Geschlechter-Verhältnis bei den sogenannten „somatoformen Störungen" (zu denen auch die hysterische Neurose gezählt werden kann) ebenso auffällig ist wie bei den chronischen Schmerzen. Die Patienten mit dieser Diagnose sind in über 90 % der Fälle Frauen.

Um nicht in den Fehler zu verfallen, einen „frauen-spezifischen Faktor" [80] anzunehmen, soll dem Phänomen kurz nachgegangen werden.

Dabei muss man trennen zwischen Entstehen und Präsentation [85, S.31]. Was in den letzten 100 Jahren zugenommen hat, ist v.a. die Präsentation. Über die Anzahl der Entstehung ist damit noch nichts gesagt.

2.1.1.1 Definition von Entstehen, Präsentation und Kenntnisnahme der Symptome

Es soll nun untersucht werden, warum der Frauenanteil bei verschiedenen Diagnosen größer ist. Dazu sollen die folgenden Begriffe definiert werden: Entstehen, Präsentation, Kenntnisnahme.

- **Entstehen von Symptomen**

Das Entstehen der Symptome ist an das Phänomen der Konversion gebunden.

Dieses wiederum entsteht, wie im Kapitel 1 beschrieben, als Folge zur Vermeidung von (vorhandener) Angst und Schmerz.

Sind Ängste überall in der Gesellschaft vorhanden
- entweder als starke Auslöser oder
- in Form verfehlter Verarbeitungsmöglichkeiten des Individuums,
treten Konversionen öfter auf.

Die Häufigkeit der Konversion ist also abhängig von der Vielzahl der Ängste oder/ und der Individuen, die mit Ängsten nicht anders umgehen können.

- **Präsentation von Symptomen**

Die Präsentation der Konversion aber ist abhängig von einer belohnenden Haltung der Gesellschaft
- in Form von monetären Absicherungen
- in Form von Zuwendung wie Mitleid statt Verachtung wegen verminderter Leistungsfähigkeit.

---

*MORRIS schrieb [84, S.169], Hysterie sei eine Reaktion auf die Männerwelt (gewesen). Dies gilt dann aber für alle Jahrhunderte. Was war aber anders im letzten Jahrhundert?

Zugespitzt formuliert heißt das:
In einer totalitären Diktatur gäbe es wenig Neurosen, weil die Außenreize extrem stark sind (KZ, Geheimpolizei etc.).
In einer demokratischen Gesellschaft gibt es häufiger Neurosen, weil es zu einer Abschaffung der Außenreize kommt und der Einzelne sich selbst überlassen bleibt.
Wären nun alle Neurotiker einem massiven gesellschaftlichen Druck ausgesetzt (als „Drückeberger"), würden sie ihre Konversion gar nicht präsentieren (obwohl sie vorhanden wäre).*
In einer demokratischen modernen westlichen Gesellschaft werden Konversionen aber gefördert. Gefördert in dem Sinne, dass betroffene Menschen Anreize erhalten, die aus ihrer Neurose-bedingten Unfähigkeit resultierende Unsicherheit nicht weiter zu bearbeiten, sondern die Schuld für die Unfähigkeit körperlichen Symptomen zuzuschieben und so die Unsicherheit zu beschwichtigen.
Diese Anreize sind monetärer Art.
Der Gang zum Arzt ist dabei nicht Selbstzweck im Sinne eines sekundären Krankheitsgewinnes [70], sondern Vehikel, um die monetären Zuwendungen zu erlangen.

*   **Kenntnisnahme der Symptome**

Die vermehrte Kenntnisnahme der Hysterie (vor Rente) hat allerdings wohl etwas mit der veränderten Stellung der Frau in der Gesellschaft zu tun. Dies liegt zum Teil im vermehrten gesellschaftlichen Auftreten der Frau. MORRIS [84, S.163] spricht vom vermehrten Zugang zu Ausbildung, Beruf und persönlicher Entwicklung. Frauen sind präsenter in der Gesellschaft als noch vor 300 Jahren, also auch näher zum Arztkontakt.
Zum anderen liegt die vermehrte Kenntnisnahme an der vermehrten Aufmerksamkeit durch die Medizin. Vor allem die Psychiatrie war schon früh an diesem Krankheitsbild interessiert.
So sind denn auch nicht zufällig die ersten Autoren zu diesem Thema allesamt Psychiater (s. Kapitel 3) [58, 76, 57, 66].

2.1.1.2 Ohne Psychopathologie: Präsentation und Kenntnisnahme

Zunächst muss das Problem unter folgenden Aspekten betrachtet werden.
Die Patienten kommen nicht mit der Diagnose einer Neurose- als Ursache ihrer körperlichen Beschwerden- zum Arzt. Sie gehen in jedem Fall davon aus, dass ihre Beschwerden körperlich bedingt sind, vgl. [62, S.85].
Der Arzt hingegen ist gehalten, körperliche Symptome von psychisch bedingten Symptomen zu trennen. Die Gewißheit, dass es sich um körperliche Symptome handelt, ist also beim Patienten größer als beim Arzt.
Vereinfachend soll eine Problemerörterung zunächst ohne Betrachtung der Psychopathologie erfolgen.
Gibt es Frauenspezifisches Verhalten bei phänomenologisch organischen Störungen?
Warum wird die Hysterie diagnostiziert und vor allem warum vermehrt bei Frauen?
Entsteht sie bei Frauen häufiger, haben Frauen mehr Grund sie zu präsentieren oder wird sie von der männlichen Medizinerwelt eher bei den Frauen zur Kenntnis genommen?

*   Beide Aspekte: die erhöhte gesellschaftliche Präsenz der Frauen im Vergleich zu früheren Jahrhunderten und das erwachende Interesse der Psychiatrie, führen (bei der Hysterie)

----
* Dies ist das Syndrom der unbehandelten Prävalenz.

dazu, dass ein immer größerer Kreis von Patientinnen untersucht wird (s. Punkt „kulturelle Bedeutung" in der Tab. 3).

- HASENBRING stellt 1995 fest, dass Frauen eher zum Arzt gehen.
- Das frühere zum- Arzt- Gehen scheint der Grund für die erhebliche Zunahme von Patienten zu sein, die mit diffusen Symptomen zum Arzt gehen. Durch diese Eigenheit wird die Grundgesamtheit erhöht. Kamen zunächst nur Frauen mit organischen Krankheiten, so werden dies immer mehr Patienten mit organischen Krankheiten im Anfangsstadium* (Frauen gehen eher zum Arzt) und Patienten mit Krankheiten, die so aussehen, als wären sie Krankheiten im Anfangsstadium.
- Die Folge ist, wie GLAESKE 2002 schreibt, dass Frauen häufiger unspezifische Diagnosen haben.
- Als nächstes verwischt die Grenze zwischen
organischen Krankheiten, deren Ursache noch nicht eindeutig identifiziert werden kann
und
somatoformen (eigentlich somatomorphen) Krankheiten, die eine nur geringe organische Ursache zeigen oder gar keine organische Ursache haben.
So wurde nach SCHWAB (1997) in einer Untersuchung in den USA festgestellt, dass etwa 30 % der Patienten mit Konversionssymptomen im späteren Leben eine neurologische Störung entwickelten. Oft war dies Multiple Sklerose.

- Von seiten der Frauen wird dieser Prozess forciert, weil sie sich untereinander aufgrund der engeren sozialen Netzwerke [78] stärker über diese Themen unterhalten, dies dadurch für sich auch zu einem Thema machen und demgemäß diffuse Symptome auch eher von den Frauen beobachtet werden. KÜHNER berichtet 2003, dass Frauen sich stärker krank fühlen und Männer entsprechend in der Selbstbeurteilung sich besser geben.
- Dieses Verwischen zwischen „psychisch" und „organisch" tritt entsprechend bei Männern, die erst zum Arzt gehen, wenn sie erhebliche organische Befunde haben [79], nicht auf.** Das macht sie für die Medizin zu den beliebteren Patienten, da durch die teilweise massiven organischen Veränderungen die Einordnung der Beschwerden erleichtert wird. Dies trifft auch deswegen zu, weil es so selten zu diffusen Beschwerden kommt. So ist das Verhältnis bei operationsbedürftigen Wirbelsäulenbefunden zu Lasten der Männer erhöht [77, 87]. Gleichzeitig haben Männer aber auch eine höhere vorzeitige Mortalität [78].
Gemessen an den Patienten mit erheblichen organischen Befunden ist daher das Verhältnis bei Männern (diffus zu organisch) kleiner.

Die Präsentation von Beschwerden hat aber nicht nur etwas damit zu tun, dass Frauen sich und ihren Körper mehr beobachten. Präsentation hat auch etwas mit Kenntnisnahme zu tun.
- Wenn die Medizin vermehrt auf diese Formen achtet und Lösungen anzubieten scheint, so werden vermehrt solche Beschwerden die Patienten auch zum Arzt führen. Erneut also besteht das Phänomen der unbehandelten Prävalenz.

----

* Es ist eine empirische Tatsache, dass Frauen Veränderungen in ihrem Körper (z.B. Uteruscarcinome) eher spüren, als diese durch ein Sonographiegerät sichtbar zu machen sind. Wo ist in diesem Stadium die Abgrenzung zu einer somatoformen Störung?
** Das sogenannte Problem der „unbehandelten Prävalenz", also krank aber nicht zum Arzt gehend, wurde unseres Wissens noch nicht hinsichtlich einer Geschlechterprävalenz untersucht.

- Zudem gibt es laut KÜHNER [78] einen BIAS: Frauen erhalten in der Medizin eher eine psychiatrische Diagnose als Männer; Männer dagegen erhalten eher eine organische Diagnose.

Das klärt dann aber noch nicht, warum diese (hysterischen) Symptome entstanden sind. Wir müssen die Präsentation also auch im Zusammenhang mit der Entstehung solcher Symptome betrachten. Dazu der nächste Punkt.

2.1.1.3 Entstehen und Präsentation aufgrund einer bestimmten Psychopathologie

Es ist aus Kapitel 2.1.1.2 zu erklären, dass bei den somatoformen Störungen die Frauen mit 97 % [72] deutlich in der Mehrzahl sind.

Sie sind es aber auch bei den länger dauernden psychischen Störungen: So beträgt das Verhältnis der Frauen zu Männern bei Schizophrenien 7:1, bei Depressionen 3:1 [71, 74]. Dies liegt nicht an der unterschiedlichen Erkrankungshäufigkeit, die für Männer und Frauen gleich ist.

Schlussfolgerung:

- Männer bleiben zuhause, wenn sie - vor allem länger - psychisch krank sind; sie gehen zu spät zum Arzt, wenn sie organisch erkrankt sind.
- Frauen gehen mit psychischen Störungen zum Arzt; bei organischen Störungen gehen sie im Frühstadium der Erkrankung. Schon allein wegen des früheren zum- Arzt- Gehens haben Frauen bei vielen Erkrankungen- organisch wie psychisch- die weniger schweren Befunde.

Das erklärt aber noch nicht die Entstehung der Symptome. Wären Frauen rundherum zufrieden mit ihrer veränderten Stellung in der Gesellschaft und wären die vorgezeigten Symptome rasch als harmlos identifizierbar, würde es das Phänomen der Hysterie gar nicht mehr geben. Auf diese Eigenart des „zum- Arzt- Gehens" muss es also einen Druck geben. Dieser Druck muss psychisch sein.

Was bedeutet das für Frauen? MORRIS (1994, S.173) schreibt: „Frauen stellen die überwiegende Mehrheit der chronischen Patienten." Was müssen Frauen ausgleichen? Und unter dem Blickwinkel der Neurosenbildung stellt sich die Frage: Wieso werden Frauen mehr traumatisiert?

Trotz des bisher gestiegenen Selbstbewusstseins werden Frauen doch weiterhin in ihren neuen Rollen nicht gleichberechtigt behandelt. (MORRIS nannte Hysterie eine Reaktion der Frauen auf die Männerwelt). Zudem befinden sich viele Frauen im Konflikt der traditionellen Rolle zu den neuen gesellschaftlichen Rollen, die sie als Entweder/ Oder erleben.

Hier trifft vor allem das zu, was MAAZ als den LILITH- Komplex [81] bezeichnet. Darunter versteht er drei Aspekte. Diese werden von ihm als der Frau zustehend angesehen.

- Die gleichwertige Frau, die dem Manne weder untergeordnet ist, sondern gleich ihm, aus gleichem Ursprung entstammt und mit gleichem Recht ausgestattet ist.
- Die sexuell aktive Frau, mit eigener Lustfähigkeit und Verführungsfähigkeit, wodurch sie nicht mehr darauf angewiesen ist, nur erwählt und „genommen" zu werden. Sie steht für ihre sexuellen Bedürfnisse aktiv ein. Sie sorgt für ihre Lust und kann im Liebesspiel auch aktiv geben.
- Die kinderfeindliche Frau, die Mutterschaft ablehnt, um nicht gebunden, sondern unabhängig zu sein.

Die Frau in der Gesellschaft aber kann diesen drei Aspekten nicht gerecht werden, will es zum Teil auch nicht. Letzteres (das Nicht- wahrhaben- wollen) gilt für den dritten Aspekt im besonderen. Hier leugnen die Frauen selber. Der zweite Aspekt wird ihnen verwehrt. Der erste Aspekt ist teilweise verwirklicht. MAAZ [81] geht nun davon aus, dass das Leugnen des dritten Aspekts viele Frauen das Bild der Frau idealisieren läßt. Dies geschieht in einem solchen Maße, dass die Frauen selber diesem Ideal gar nicht gerecht werden können. Weil die Frauen aber ihre Schwächen leugnen, wollen sie auch nicht daran erinnert werden. Genau dies passiert in der Gestalt des Nachwuchses. Die Folge ist, dass die „Not" der Mutter zur Gereiztheit der Mutter führt. Ihre „Schwäche" („ich kann zornig auf das Kind sein") wird von ihr auch dem Kind übermittelt. Dieses kommt sich nun überflüssig vor, traut sich nicht zu stören. Im weiteren will es nicht auffallen, möglichst der Mutter nicht mißfallen. Schließlich glaubt es, schuld an der Gereiztheit der Mutter zu sein. Dies stellt den Beginn einer Fehlentwicklung beim Kind dar. Diese hätte nach MAAZ vermieden werden können, wenn die Mutter sich ihre Schwäche rechtzeitig selbst und dem Kind gegenüber eingestanden hätte. Nach MAAZ können dies viele Frauen aber nicht. Sie eifern lieber dem nach, was er das Eva-Bild nennen würde:„Frauen müssen immer gut sein." Im Widerspruch von Anspruch und Realität entsteht der Komplex. Dieser löst eine Empfindung des Unwohlseins/ der Unlust aus. Hier nun kann die Brücke zur Entstehung des chronischen Schmerzes geschlagen werden. Denn diese Unlust stellt einen psychischen Druck dar, der aber nicht psychisch sondern hauptsächlich körperlich empfunden wird.
Die sich beobachtenden Frauen suchen deswegen auch nach einem körperlichen Grund ihrer Beschwerden.

2.1.2 Vergleich Geschlechterrolle/ Urbanisierung als Faktoren bei der Entstehung der Hysterie

Frauen kommen also mit einer durch psychischen (Selbstbild/ Bild in der Gesellschaft) Druck entstandenen körperlichen Symptomatik (bei stärkerem Körperbewusstsein) zum Arzt. Dabei sind sie fest überzeugt, die körperliche Symptomatik sei auch körperlich bedingt.
Wie wird aber nun aus diesem Druck ein hysterisches Symptom wie chronischer Schmerz? Hierzu ein Rückblick auf die bisherigen Kenntnisse über Hysterie aus der Geschichte dieser Störung, zusammengefasst in Tabelle 4.

Urbanisierung	Frauenrolle	Männerrolle
• „Abschalten" eher bei wenig urbanisierten Bevölkerungen • Durch Urbanisierung Abschaffen der Magie/ Affekte • Konversion als Kommunikationsmittel abnehmend • Voranschreitende Technisierung der Prozesse	• Es besteht eine große Erwartungshaltung an die Frau hinsichtlich der Affektivität • Frauen stoßen eher an ihre Grenzen als Männer • Frauen, v.a. persönlichkeitsgestörte, werden eher auffällig als Männer, v.a. wenn sie die Affekte unterdrücken wollen	• „natürliches Defizit" bei Interpersonalität (Beziehung, Empathie etc.) wird Männern zugestanden • Männer können sich hinter dem gesellschaftlichen Bild leichter verstecken • Männer werden von Frauen in ihrer Rolle geschützt.

Tab. 4: *Vergleiche des Einflusses der Urbanisierung auf Affekte im Gegensatz zur Geschlechterrolle (Zur Urbanisierung s. CSEF, 1997; zur Geschlechterrolle siehe MERTZ, 2000)*

Das entscheidende Stichwort für die Entstehung chronischer Schmerzen sind die AFFEKTE: Die Spalte „Urbanisierung" in der Tabelle 4 zeigt, wie wichtig Affekte in der Beziehung sind. Voranschreitende technische Prozesse fördern die Affektlosigkeit. Bei den Geschlechtern werden aber weiterhin den Frauen die Affekte zugeschoben. Von Männern wird nichts in dieser Richtung erwartet. Das schafft bei den Männern Sicherheit. Während die Männer sich der affektlosen Welt gut anpassen können, kommen die Frauen mit ihrer zugeschobenen Rolle nicht zurecht.

Bei den Männern werden so die Ausgangspositionen für Machterwerb (Geld, Prominenz, Erfolg) geschaffen, während bei den Frauen die Grundlage für den LILITH-Komplex zwischen Fremdanforderung und Eigenerwartungen gelegt wird. Unter dem Erwartungsdruck der Affekte, der Authentizität, können die Frauen gar nicht dieselbe Sicherheit erlangen wie die Männer. Der Komplex legt die Grundlage für Schuldgefühle, sobald die Eigenerwartungen den Fremdanforderungen entgegenstehen.

Die Lösung aus dem Dilemma zwischen erwarteten Affekten und angestrebter Affektlosigkeit bietet die Konversion (Umwandlung des psychischen Drucks in körperliche Symptome unter gleichzeitiger Abnahme des Drucks).

Die Gesellschaft wird als zunehmend technobürokratisch [54], egozentrisch, mehr rationalistisch (statt Magie) in der Literatur beschrieben [26]. Die Kommunikation zu anderen stirbt ab [54]. Für die Frauen bedeutet dies das Zeigen von Affekten in einer affektlosen Welt. Dies geht am besten durch das Äußern neurologischer Symptome (statt psychischer Auffälligkeiten). Die Hysterie mit ihrer Wandlungsfähigkeit bietet dafür den Boden. Hysterie ist gekennzeichnet als Konversionsmechanismus. Dabei kommt es sowohl zu einer somatischen Dissoziation (psychischer Druck wird verkörperlicht) als auch zu einer psychischen Dissoziation. (Dabei aufkommende Angst wird teilweise nicht abgewehrt, deswegen so bewusstseinsnah beängstigend erlebt, dass das Gehirn „abschaltet". Es kommt zur Amnesie). Eine solche Abschaltung wird hauptsächlich bei wenig verstädterten, wenig medienbeeinflussten Bevölkerungen erlebt [54, S. 117].

Wichtiges lässt sich in diesem Zusammenhang auch aus dem scheinbaren Niedergang der Hysterie lernen:

Wir können sagen: Urbanisierung und männliches Geschlecht bedeutet weniger Affekte, weibliches Geschlecht bedeutet mehr Affekte. Durch die entgegen gesetzt verlaufende Kultur in Europa (hin zur medienbeeinflussten Urbanisierung, hin zur affektlosen, „männlichen" Gesellschaft) kam es phänomenologisch zum scheinbaren Niedergang der Hysterie. ELLENBERGER (1978) beschreibt diesen Zusammenhang kultureller Unterentwicklung und größerem Aufkommen der Hysterie außerhalb Europas im Gegensatz zu den westlichen Kulturen.

Die Hysterie aber verschwand nicht einfach durch kulturelle Vernetzung. Der „Untergang der Hysterie" [54, S.119] vollzog sich am wahrscheinlichsten als **Wandel** in die affektarmen Formen.* Es setzte sich zu Beginn des 20. Jahrhunderts unter dem Einfluß der beiden Kriege bei den Psychiatern allmählich die Erkenntnis durch, dass die Neurosen ihre dramatische Form verloren hatten.

----

* Im strengen Sinne handelt es sich dabei nicht um eine Umwandlung. Die Hysterie änderte ihre äußeren Formen (Fibromyalgie statt Blindheit) in schlechter nachweisbare/ falsifizierbare Bilder. Gleichzeitig kamen die somatoformen Störungen als affektärmere Form auf.

ALONSO-F. erklärt dies (1968) damit, dass in den Menschen durch die Kultur eine Wandlung vonstatten gegangen sei und weist darauf hin, dass die Hysterie zugänglich sei für Suggestionen, mentale Übertragungen und Iatrogenesis (=ärztliche Beeinflussung).
Auch ESCOBAR (1995) bestätigt, dass die Kultur einen großen Einfluss auf die Konfiguration der Symptome habe. Was bedeutet das für den einzelnen Menschen?
Hysterische Symptome sind Kommunikationsmittel. Von GEBSATTEL (1917, 1957) spricht davon, dass die Entstehung hysterischer Symptome vom Publikum abhängt.*
Insofern passt die Umwandlung der Hysterie in affektärmere Formen auch besser zur sich ändernden Gesellschaft.

Gegenüber der Hysterie ist die sogenannte viszerale Neurose (Konversionsstörung, psychosomatische Störung, somatoforme/ funktionelle Störungen) intimer [55]. Der Patient wird dadurch auch weniger schnell als Simulant „entlarvt".
Erneut können wir also - ähnlich wie im Kapitel 1 - über die Rolle der Affekte bei der Entstehung chronischer Schmerzen folgendes definieren:

3. Versuch einer Definition:
Nicht die Hysterie ist Ursache der chronischen Schmerzen, sondern der Umstand ihrer Abwandlung in intimere diffusere Formen, ihres Verlustes an Affekten, ihr beiseite- gedrängtwerden durch affektärmere Formen.

---

* War die Hysterie des 19. Jahrhunderts mit ihren deutlichen Symptomen und deren Präsentation evtl. eine Spätreaktion auf die Zweiteilung Körper/ Seele durch DESCARTES (1632, 1648; zit nach K.E. ROTHSCHUH, 1969) und die damit verbundene Weiterentwicklung unserer Kultur?

2.2 Vermehrte Aufmerksamkeit der Psychiatrie für Hysterie

Auch die Psychiatrie hat ihren Anteil an der vermehrten Kenntnisnahme.
Wichtig sind hier zwei Richtungen in der Psychiatrie bzw. Medizin.
Die eine will die hysterischen Symptome gegenüber dem Patienten entlarven. Die andere ist
stets „um den Patienten bemüht" und versucht, für neue geklagte Symptome eine organische
Ursache zu finden.
Beides führte über die Jahre hin zu einem Shift in der Phänomenologie der hysterischen
Syndrome, auf den verschiede Autoren [84, 82, 59] hinweisen:
An die Stelle der groben neurologischen Ausfälle früherer Jahrhunderte wie Lähmungen,
Blindheit und Taubheit treten heute Erkrankungen wie Chronic Fatigue Syndrome,
Fibromyalgie, diffuse Schmerzen, Darmpilze, Multiple Chemical Sensitivity, Sick Building
Syndrome.
**Ob nun der Versuch gemacht wird, hier eine organische Verursachung zu beweisen
(Therapiestudien, Arbeiten zur Ätiologie und Pathogenese) oder zu widerlegen: der
Erfolg ist derselbe. Die Krankheiten haben großen Bekanntheitsgrad.***
**Die Gründe für dieses Verhalten in der Psychiatrie sollen im nächsten Kapitel kurz
beleuchtet werden.**
Zuvor soll das bisher Erarbeitete in einer 4. Definition kurz zusammengefasst werden.

4. Versuch einer DEFINITION:

Chronischer Schmerz stellt eine verminderte Belastbarkeit für Schmerzen dar, die sich selbst
über die Jahrhunderte nicht geändert haben. Geändert hat sich der psychosoziale Kontext
sowohl der Rolle der Frauen als auch der Rolle der Psychiatrie.

----

* Bei den Patienten löst diese Bekanntmachung aber aus, dass diese oder jene ihrer zahlreichen Beschwerden
eben doch keinen körperlichen Grund haben. So rücken automatisch andere Beschwerden in den Vordergrund
der Aufmerksamkeit (bekannte Beispiele ist etwa der „Amalgamskandal", in neuerer Zeit aber auch die Furcht
vor SARS?).

Kapitel 3
Psychiatrie

In den bisherigen Kapiteln wurde eine kulturelle Genese chronischer Schmerzen auf der Grundlage einer verminderten psychischen Belastbarkeit chronischer Schmerzen diskutiert. Diese psychische Belastbarkeit soll durch die Neurosen gemindert worden sein. Die speziell hier interessierende Neurosenform ist die Hysterie.
Neben der vermehrten Genese von Neurosen, die nicht Thema dieses Buches ist, ist die vermehrte Aufmerksamkeit Grund des häufigeren In-Erscheinung-Tretens der Hysterie im 20. Jahrhundert. MORRIS [99a] schreibt, die Hysterie sei gewachsen, weil sie mehr beachtet wurde. Wer beachtete die Hysterie vermehrt? Gleichzeitig zu der aus dem 19. Jahrhundert „herübergeretteten" Hysterie kam die sich entwickelnde Psychiatrie auf. Wer waren diejenigen in der Psychiatrie, die die Hysterie mehr beachteten? Warum beachteten sie vermehrt die Hysterie?

In diesem Kapitel soll es um die Psychiatrie in ihrer Stellung zur Gesellschaft und damit auch zur Kultur gehen. Zunächst muss festgestellt werden, dass die Psychiatrie schon früh an diesem Krankheitsbild interessiert war. So sind denn auch nicht zufällig die ersten Autoren (CHARCOT, JANET, BRIQUET, FREUD) über dieses Thema allesamt Psychiater.
Die Berücksichtigung dieses Krankheitsbildes war nicht zufällig.
Die Psychiatrie reifte heran als medizinische Disziplin (s. Kapitel 6).
Gleichzeitig wurde die Sichtweise SYDENHAMs (dass Schmerz keine Einbildung sei, zit. nach MORRIS [99b]) durch eine positivistische Medizin abgelehnt.

3.1   Streben nach Anerkennung
3.1.1 Die Zeit ab 1870

Erst für das Ende des 19. Jahrhunderts, also **ab 1870**, kann man von der Etablierung einer Universitätspsychiatrie sprechen. Das Problem: Ähnlich wie Siegburg zu Beginn des 19. Jahrhunderts waren die Universitätspsychiatrien nur für einen verschwindend geringen Anteil der psychisch Kranken zuständig. Die grundlegenden Lehrbücher wurden dabei von Leuten geschrieben, die kaum Patienten gesehen hatten.
Dies war selbst noch zu Zeiten von Schopenhauer so, so dass dieser Philosoph es fertig bringen konnte, besser über Patienten orientiert zu sein als mancher Psychiatrieprofessor, vgl. [107].
Zudem wurde als Bedingung bei einer Stellenausschreibung noch zu Beginn des 19. Jahrhunderts in der Charite gefordert, der Mann müsse ein kluger Philosoph an erster Stelle sein („... müßte ein philosophischer Kopf seyn..." zit. n. [107]).
Das Problem dabei ist nicht, dass mit dieser Textstelle etwas gegen das Nachdenken an sich gesagt werden soll, sondern gegen das Nachdenken, ohne den Patienten gesehen zu haben und ohne Möglichkeit der Theorieüberarbeitung am Objekt. Das gegenteilige Zitat wäre, dass gesagt wurde [104], man könne von Shakespeare mehr lernen als wenn man die Schriften des griechischen Mediziners ARETAIOS kenne.

Beiden Textstellen gemeinsam ist das fehlende Beobachten des Patienten. Darum ging es und geht es in der Psychiatrie. Sinn ist es, sich Sensibilität für die Feinheiten von Wesensmerkmalen zu erwerben. Dieses Beobachten ist durch nichts zu ersetzen.

Es wurde erst durch GRIESINGER eingeführt (s. Kapitel 6).
Demgegenüber waren die Psychiater in den großen Anstalten zu Beginn des 19. Jahrhunderts keine ausgebildeten Mediziner. Sie erwarben sich ihre Kenntnisse in den Anstalten. Es fand also hier Beobachtung statt. Dazu war in den Landeskrankenhäusern der Großteil der psychisch Kranken untergebracht. Aber es folgte daraus nur wenig, um das Leiden der Patienten zu mindern. Im Gegenteil: die angewandten Heilmaßnahmen waren so brutal, wie sie seit Jahrhunderten überliefert waren (s. Kapitel 6).
Hier traf nun eine Tradition mit jahrhundertealten Denk- und Verhaltensweisen (im positiven wie negativen Sinne) auf eine sich herausbildende Elite, die mit ihrer jungen Disziplin schnell Anschluß an die übrige Medizin wollte.

FOLGEN:
Die Professoren wussten eigentlich nicht wovon sie redeten, schrieben darüber aber philosophische Bücher.
Die Anstaltsärzte sahen täglich die „Irren", schrieben darüber aber keine Bücher [107].
Es gab daher wenig Austausch zwischen beiden Institutionen.
Die Irren wurden in ihrer Situation belassen, da selbst die Wissenschaft nur Interesse an dem Problem Geisteskrankheit an sich zeigte, nicht aber an den Irren und ihren Lebenssituationen.
Die psychiatrische Forschung der Universitäten schwebte gleichsam über den Menschen; die neuen Ideen und Denkschulen brachten keine psychiatrischen Reformansätze [90].
Diese Tendenz der Psychiatrie, Anschluß an die übrige Medizin zu wollen, blieb gleichsam eine „Erbsünde". Dies zeigte sich im 20. Jahrhundert im 1. Weltkrieg.

3.1.2 Der 1. Weltkrieg

Deutschland war am Vorabend des 1. Weltkriegs weiterhin erfasst von dem Bewußtsein nationaler Größe. Körperliche und seelische Stärke war im Wilhelminischen Zeitalter gefragt (obwohl politisch hinter den Kulissen schon alles drunter und drüber ging und das kunstvolle Bismarck´sche Vertragsgeflecht dabei war, in tausend Teile zu zerspringen).
Diese vordergründige Stärke sollte sich nun im 1. Weltkrieg austoben.

Die Psychiatrie wurde von dieser Woge ebenfalls erfasst; sogar noch stärker als andere Disziplinen. Als aufkommende Wissenschaft war sie erst dabei, sich zu definieren und wahrscheinlich deswegen umso verwundbarer. Vor allem der nationale Ton in Deutschland, „wir Deutschen" müssten nun endlich auch unseren Teil, „entsprechend unserer Größe", abbekommen, passte dabei gut zur Psychiatrie. Die Psychiatrie suchte ihren Platz dabei
- durch Ausweitung der Verbindung zu Bürokratie und Politik von außen in die Medizin hinein
- forschend- gegenüber den anderen Disziplinen innerhalb der Medizin.

Die Psychiatrie sollte endlich den anderen Zweigen der Medizin „würdig zur Seite" treten. Dabei wurde der Glaube an die Gültigkeit naturwissenschaftlicher Gesetze leider schnell überwölbt vom Glauben an die „biologischen Gesetze des Völkerwachstums und des Völkeruntergangs". Dabei machte der psychisch Kranke eher den Eindruck, im Wege zu sein.

Wer waren eigentlich die psychisch Kranken oder „die Irren" wie sie damals hießen?

Sie waren in der Regel Patienten der Universitäten.

In den Landeskrankenhäusern lagen nur die „Unheilbaren", deren Diagnose in der Regel als „einfache Seelenstörung" betitelt wurde. Für diese Patienten interessierte sich kaum jemand.

Sie sollten vor ihrem Irresein gearbeitet haben.

Eine Kehrseite der Bismarck´schen Sozialgesetzgebung: Arbeiter mussten vor einer Krankheit gearbeitet haben. Alle anderen Menschen interessierten nicht (mehr).

Für die Versorgung Kranker war die Arbeitsfähigkeit das Maß aller Dinge. Diese Fähigkeit hatten Patienten mit psychischer Störung von Geburt an nie besessen. Psychisch Kranke stellten deswegen auch ein soziales Problem dar.

Aber alle waren degeneriert.

Die wichtige Forschungsrichtung der Genetik wurde durch den Begriff der Degeneration verunglimpft. Vor allem als der Begriff und die damit ärztlicherseits ursprünglich verbundenen Vorstellungen von Minderwertigkeit in den allgemeinen Sprachgebrauch der Gesellschaft übernommen wurde. Ganze Bevölkerungsschichten weigerten sich durch diesen Begriff, psychisch Kranke aus den Reihen ihrer Familie zum Arzt zu schicken aus Angst vor Verunglimpfung der Minderwertigkeit [104b und c].

Typisch hierfür ist die Rektoratsrede von GAUPP aus 1916 (Auszug):

„Werden die allgemeinen biologischen Gesetze des Völkerwachstums und des Völkeruntergangs in verhängnisvoller Verblendung unbeachtet gelassen, wird nicht in Staat und Gesellschaft alles getan, um das Gift individualistischer Selbstsucht, faden Ästhetentums und alles zweckwidrigen Zwitterwesens aus der Welt zu schaffen, so wird die Blüte unseres Volkes umsonst auf den Schlachtfeldern Frankreichs und Rußlands gefallen sein, und ihr Sieg wird den Untergang der deutschen Kultur schließlich nur wenig aufhalten können. Wir müssen den Dingen frei und klar ins Auge sehen: Großes und Schönes ist von den besten Männern und Frauen ins Volk getragen worden; eine mächtige Welle von Idealismus flutet über Deutschland hin, ein starker sozialer Geist und ein wunderbarer Opfersinn ist durch die Not der Gegenwart in der leicht empfänglichen Seele des modernen Menschen geweckt worden. Aber erst wenn aus Stimmungen Gesinnungen geworden sind, wenn der niemals mächtigere Staat mit rücksichtsloser Energie den Auswüchsen großkapitalistischer Ausbeutung den Kopf abgeschlagen hat, wenn nicht zuvorderst Geburt und Besitz, sondern Kraft und Geist, Idealismus und Verantwortungsgefühl dem Volke die Führer, dem Staate die Lenker stellt, darf die Gefahr als gebannt erscheinen, von der unsere deutsche Kultur wie die eines jeden Volkes hoher Entwicklung bedroht ist."

Und selbst KRAEPELIN schrieb 1918:

„Alle die zahlreichen Schöpfungen menschlichen Mitleids, die darauf abzielen, auch das Leben der Kranken, Schwachen, Untauglichen nach Möglichkeit zu erhalten und menschenwürdig zu gestalten, haben ohne Zweifel die unerfreuliche Folge, daß sich unserem Nachwuchse dauernd ein breiter Strom minderwertiger Keime beimischt, der eine Verschlechterung der Rasse bedeutet.

Je vollkommener uns also die Erfüllung der Menschenpflicht gegen die Elenden, Verirrten und Hilflosen gelingt, desto nachhaltiger schädigen wir die Kraft unseres Volkstums."

Krieg bedeutet ein unentwegtes Sterben.

Der 1. Weltkrieg machte aus den psychiatrischen Großkrankenhäusern große Sterbehäuser. In Großkliniken starben bereits 1915 große Teile der Patienten an Tuberkulose. Die Situation verschlimmerte sich im sog. „Steckrübenwinter" 1916/17. Einen großen Anteil daran hatten die alten Menschen mit bis zu 45 % der Toten.

Deutschland war das egal. Der Tod der Irren löste wenig Trauer aus. Die Menschen außerhalb der Psychiatrie hatten selbst wenig zu essen. Das Sterben der psychisch Kranken bereitete da kein unruhiges Gewissen. Man hielt rückblickend lediglich fest, dass „unruhige Krankenabteilungen" nun „eine unheimliche Ruhe" zeigten.

3.1.3 Ergebnis des Strebens

„Versehrte Humanität" war das Ergebnis des 1. für die Psychiatrie!
Am Ende des 1. Weltkriegs hatte der Krieg die Anstalten geleert und gleichzeitig für die psychisch Kranken **den ersten großen Entwertungsschub für ihr Lebensrecht** gebracht.
Pathognomonisch war eine Schrift, die in der **Zeit der Weimarer Republik** erschien und vom Juristen Karl BINDING und dem Psychiater Alfred HOCHE verfasst war. Sie trug den Titel „Die Freigabe der Vernichtung lebensunwerten Lebens. Ihr Maß und ihre Form".
Noch war nicht die Rede von Adolf Hitler und doch leuchtet hier schon seine Zeit.
Titel wie dieser waren noch Ausdruck der unbewältigten Niederlage des 1.Weltkriegs. Die Psychiatrie kam über die Zerschlagung ihrer Hoffnungen nicht hinweg.
Neben diesem Streben, wahrgenommen zu werden, das sich in der Politik fatal auswirkte und dessen Folgen nur kurz aufgezeigt werden konnten, suchte die psychiatrische Disziplin- zumindest in Deutschland [104]- nach einer Krankheitslehre ähnlichen Zuschnitts wie in den anderen Fächern der Medizin.
Sie war durch dieses Streben nach Annäherung an die Medizin aber bemüht um eine organische Krankheitslehre.

3.2 Ideengeschichte der Psychiatrie

Die Grundtendenz war die Hinwendung zum „Organischen", was sich bei Hinwendung zur restlichen Medizin gar nicht anders entwickeln konnte. Dies wird verdeutlicht an zwei Beispielen.

3.2.1 Neurosen/ Psychosen

Der Begriff der **NEUROSE** wurde wahrscheinlich 1777 von William CULLEN im zweiten Teil seiner medizinischen Abhandlung über die Praktik der Naturwissenschaften mit dem Titel „Neurosen oder die Nervenkrankheiten" geprägt.
Unter Neurosen verstand man also Nervenkrankheiten, abgeleitet vom griechischen Wort neuron=Nerv.
Im Laufe des 19. Jahrhunderts wurde es dann üblich, unter dem Begriff der Neurose- gemäß der Bedeutung von „Nervenkrankheit"- eine Reihe von Störungen einzuordnen, die sich folgendermaßen charakterisieren lassen:
 a) man hält sie für Krankheiten des Nervensystems
 b) es sind funktionelle Störungen, d.h. „ohne Entzündungen oder strukturelle Läsion" des entsprechenden Organs. Dies würde in etwa der Definition unseres heutigen Begriffs der „endogenen" Psychose entsprechen.
 c) Man erkennt ihnen gleichwohl einen genauen organischen Sitz zu - daher die Ausdrücke „Herzneurose" und „Magenneurose" - bzw. man postuliert einen solchen.

Einen genauen Überblick über die „Neurosen" des 19. Jahrhunderts liefert folgende Seite (Abb. 3: s. Lehrbuch von v.LEUBE, 1898)·

38

Abb. 3: *Einteilung der Neurosen. Nach W.v. LEUBE*

Es bleibt festzuhalten, dass gleichwohl die Autoren des 19. Jahrhunderts etwas von der Diskrepanz der verschiedenen unter diese Rubrik einzuordnenden Begriffe spürten. Aus diesem Grunde wohl lösten sich denn auch nacheinander die einzelnen Störungen aus dem Definitionsverband, von denen man mit einer sehr hohen Wahrscheinlichkeit einen organischen Grund annahm:

- Epilepsie
- Parkinsonsche Krankheit
- Chorea Sydenham.

Zeitgleich zur Herauslösung der organischen Erkrankungen aus dem Neurosebegriff kam es in der deutschsprachigen Psychiatrie zu einer immer zugespitzteren somatisierenden Richtungsgebung. Ziel war es,

- die unförmige Masse an Diagnosen auf organischer Seite, soweit es ging, organischen Krankheiten als Ursache zuzuführen.
- bei der großen Masse der „einfachen Seelenstörungen" diejenigen herauszulösen, die eine gute Prognose hätten.

Dafür sollte organische Forschung betrieben werden. Dies wurde in mancherlei Hinsicht „übertrieben".

- Sinnbild für den „Kampf um das Organische" mag sein, dass ein Mann wie WAGNER von JAUREGG 1927 den Nobelpreis für Medizin erhielt, weil er als erster zeigen konnte, dass Psychosen eine körperliche Grundlage haben.*
- Diese Richtung wurde nicht zuletzt durch KRAFFT-EBBING [98] vertreten: „Noch unendlich viel muß aber geschehen, um die Psychiatrie, die zur Zeit fast nur auf den Namen einer descriptiven Wissenschaft Anspruch machen kann, auf die Höhe einer erklärenden zu erheben." „...so bürgen doch die in der kurzen Zeitspanne ...bereits gewonnenen Resultate.....für eine gedeihliche Fortentwicklung, deren nächstes Ziel ihr Aufgehen, wenigstens für die wissenschaftliche Anschauungsweise, in der Cerebralpathologie sein wird."

Mit der Verfolgung organischer Grundlagen für psychische Symptome kam es aber gleichzeitig zur Abkehr von den sozialen Bedingungen der Kranken, wie auch rein psychopathologischen Überlegungen („Der heutigen Psychiatrie liegt der Streit um das Wesen der Seele vollkommen fern." KRAFFT-EBBING, 1897).

Dies führte letztlich zur Polarisierung Psychose (organisch) vs. Neurose (psychogen). Die alleinige organische Sichtweise der Störungen, wie von KRAFFT-EBBING [98] vertreten, provozierte Gegenströmungen, deren kraftvollste die von FREUD begründete Psychoanalyse war.
Dabei nahmen sich dann Psychiater wie FREUD polarisierend zur „wissenschaftlichen Psychiatrie" nicht der Psychosen, sondern der Neurosen und hier nun der Hysterie vermehrt an.

----

* Eigentlich war das der französische Psychiater BAYLE, der 1822 als erster den Zusammenhang von psychischen Symptomen und Neurosyphilis zeigen konnte. Seine Dissertation wurde von der Öffentlichkeit aber nie wirklich wahrgenommen (zit. nach S. MÜLLER, 1965, S.16).

Die Hysterie war also nicht nur Kumulationspunkt vermehrten psychiatrischen Interesses, Anzeichen einer erwachenden neuen medizinischen Disziplin, sondern auch als Thema Sinnbild für den schnell entstandenen Streit zwischen denen, die an der biologisch/ organischen Seite und denen, die an der psycho-sozialen Seite psychischer Störungen interessiert waren.
Daneben gilt dieses Auseinanderstreben der ärztlichen Richtungen auch für das Thema Schmerz.

3.2.2 Schmerz

Innerhalb dieses Strebens um die Wahrnehmung und Anerkennung sowie um Organizität wurden all jene psychischen Störungen wenig beachtet, die sich nicht organisch eindeutig definieren ließen.
Dabei gingen die aufstrebenden Psychiater nicht nur gegen jene vor, die einer Psychogenese das Wort redeten (FREUD), sondern auch gegen jene, die nicht streng genug sich zu der neuen Richtung bekannten.

Mit zunehmender Bedeutung von Neuropsychologie und Neurophysiologie [106] wurde auch in der Psychiatrie das Augenmerk immer mehr auf körperlich bedingte Formen des Schmerzes gelenkt. Sahen Autoren wie EMMINGHAUS psychischen Schmerz wenigstens noch als mögliche reaktive Folge körperlichen Schmerzes (wenn denn schon nicht als Symptom psychischer Krankheiten oder gar eigenständiges psychisches Störungsbild) so verstand NEUMANN (wie KRAEPELIN, s. Kapitel 6) unter Schmerz nur noch den körperlichen Schmerz. Man beschäftigte sich ansonsten nur noch mit den psychopathologischen Auswirkungen organischer Schmerzen, ließ jedoch alles unberücksichtigt, was nicht unter dem Mikroskop nachweisbar war.

Dazu passt denn auch KRAFFT-EBBINGs bekannter Satz: „Der heutigen Psychiatrie als Naturwissenschaft mit empirischer Forschungsmethode liegt der Streit über das Wesen der Seele vollkommen fern." Weiter konnte man sich nicht mehr entfernen, um über psychischen Schmerz (sei es im Rahmen der Leibhaftigkeit von Psychosen oder von Konversion bei Neurosen) zu forschen.
Es muß daher nicht verwundern, dass Autoren des 19. Jahrhunderts wie SCHÜLE schließlich ganz auf die Abhandlung von Schmerzen verzichteten, lediglich etwa Kopfschmerzen erwähnten.

Die psychiatrischen Autoren des 20. Jahrhunderts haben Schmerz kaum noch erwähnt oder sie kamen über Stichworte wie Konversion, Coenästhesie bzw. Leibhalluzination nur wenig hinaus [96, 102, 91].*
Dagegen machte sich schon bald, parallel zum weiteren Siegeszug der biologischen Psychiatrie, die Meinung breit, dass „jeder nicht nachweisbar organisch Kranke ein Schwindler sei." Gerade dass sich in vielen Büchern dagegen gewehrt wurde, Kranke als Schwindler anzusehen ([105], **nächste Seite, [95]), zeigt, wie aktuell das Thema zu diesem Zeitpunkt (Beginn des 20. Jahrhunderts) war.

----

* Lediglich GRUHLE beschreibt 1922 noch psychischen Schmerz, so etwa Kopfschmerz, den er im Rahmen der Neurose sieht. Auch die „zentrale" Schmerzausschaltung, etwa durch übermäßige Affekte, im besonderen den hysterischen Seelenmechanismus, erwähnt er.

Der Überblick über die Anfänge der wissenschaftlichen Psychiatrie verdeutlicht, dass die organisch ausgerichteten Psychiater sich folgerichtig aus den Themen, die keine organische Grundlage zu haben schienen, heraushielten.
Gesucht wurden Neurosen, vor allem die Hysterie, als Grund chronischer Schmerzen.
Außerdem wurde nach Gründen für die Zunahme chronischer Schmerzen gesucht. Diese konnten in einer Zunahme der Hysterie liegen.
Die organisch orientierten Psychiater hatten damit scheinbar nichts zu tun, da dies nicht ihr Forschungsgebiet war. Dies, sowie das Streben nach Anerkennung als medizinisches Fach, brachte eine strenge Polarisierung, in deren Folge diejenigen Psychiater, die nicht so streng organisch ausgerichtet waren, sich dieser „übriggebliebenen" Gebiete annahmen, also der Neurosen/ der Hysterie.

Psychiatrie sollte der übrigen Medizin würdig zur Seite treten.
Was war denn so Bemerkenswertes an der „übrigen" Medizin?
Die organisch orientierten Mediziner waren scheinbar bei den Themen Neurose und Schmerz außen vor. Durch das Entlarven der neurologisch aussehenden Syndrome als Hysterie und damit nicht-organisch waren sie gleichwohl die treibende Kraft für das Entstehen neuer „organischer" Syndrome.
Die hysterische Darbietung wurde anderseits begierig von den nicht-organisch denkenden Psychiatern, aber auch den nicht-psychiatrischen Medizinern aufgegriffen und verstärkt, in dem Bemühen, neue Erkrankungen aufzudecken. Vordergründig geschah dies, um Patienten mit bestimmten bisher nicht behandelbaren Störungen nun endlich besser helfen zu können.
Man könnte auch formulieren:
Die streng hirnorganisch ausgerichteten Ärzte sorgten für den Shift der hysterischen Krankheitsbilder, wie dies im Kapitel 2 beschrieben wurde, hin zu den affektärmeren und dabei auch schwieriger widerlegbaren Formen. Die sonstigen nicht-psychiatrischen Mediziner sorgten dafür, dass hysterische Krankheitsbilder nicht als psychische Diagnosen erkannt wurden.
So sorgten beide Richtungen für das vermehrte Auftreten hysterischer Syndrome.
Was fehlte, war (und ist) die Annahme chronischer Schmerzen im Rahmen der Hysterie als
- einerseits psychische Störung, wobei man dies nicht gleichsetzt mit Simulation
- andererseits organische Störung psychischen Ursprungs.
Die Psychiatrie bis KRAEPELIN und GRIESINGER hätte hier die Grundlagen für zukünftige Forschungen legen können. Die nachfolgenden organischen Psychiater aber konnten weder etwas zu Neurosen noch zum Thema chronische Schmerzen sagen. Erst recht nicht, wenn – wie im Fall der Hysterie – eine Neurose Schmerz imitierte.
Dazu muss erst eine neue Standortbestimmung, ausgehend von KRAEPELIN und GRIESINGER, als Herüberführung in die Neuzeit erfolgen (mehr dazu s. Kapitel 6).
Für die Psychiatrie führte zunächst also das Kapitel Neurose, speziell: Hysterie im Zusammenhang mit chronischem Schmerz in eine Sackgasse.

** So schreibt SOMMER 1894 im Rahmen der Abhandlung über psychogenen Schmerz Sätze, die auch heute noch, mindestens in der Schmerztherapie, aktuell und gültig sind:
„I. Es ist falsch, aus dem Vorhandensein von localisirten Beschwerden sicher auf das Vorhandensein von localisirten Organerkrankungen zu schliessen.
II Es ist falsch, aus der Abwesenheit eines objektiven Befundes auf das Nichtvorhandensein von Beschwerden zu schliessen. Dieser Satz kommt besonders in Betracht, wenn Beschwerden geklagt werden, während sich objektiv nichts findet. Es darf nie in solchen Fällen ohne Weiteres Simulation angenommen werden."

Eine weitere Möglichkeit, psychische Störungen im Zusammenhang mit chronischen Schmerzen zu untersuchen, wären die Persönlichkeitsstörungen. Hierbei kann zwar nicht von einer Konversion psychischer Probleme in organische Symptomatik als Ursache verminderter Belastbarkeit bei chronischen Schmerzen gesprochen werden. Aber gleichwohl kann auch hier die Persönlichkeit Grundlage sein, dass der Schmerz nicht angenommen und damit zur chronischen Belastung wird.

Nach dem Nicht- Erdulden- Können der Neurosen geht es bei den Persönlichkeitsstörungen um das Nicht- Erdulden- Wollen. Dies geschieht am ehesten bei den sogenannten „impulsiven" Persönlichkeitsstörungen. Deswegen sollen im folgenden diese bestimmten Persönlichkeitsstörungen besprochen werden.

Kapitel 4
Persönlichkeitsstörungen

Neben Neurosen als Ausdruck der verminderten Belastbarkeit ist es auch möglich, Persönlichkeitsstörungen zu beschreiben, die aufgrund ihrer Existenz gleichfalls dazu beitragen, für Schmerzen vermindert belastbar zu sein.
Im Kapitel „Hysterie" hatten wir festgehalten, dass die Neurosen in ihrer Symptomatik intimer, weniger dramatisch werden. Dies wurde als Anpassung an die Ich-bezogene Gesellschaft gewertet. Der Gesellschaftswandel hat aber auch direkte Auswirkungen auf die Persönlichkeit/ Persönlichkeitsstörungen, die ebenfalls Ich-bezogener werden.
So ist es kein Zufall, wenn CSEF 1997 feststellt, dass die Persönlichkeiten des 20. Jahrhunderts aus dem Bereich der impulsiven Persönlichkeitsstörungen stammen. Die unter diese Kategorie fallenden Persönlichkeiten (impulsive, dissoziale, histrionische und narzißtische Persönlichkeit) sind alle durch ein hohes Maß an Ich-Bezogenheit charakterisiert.*

Persönlichkeitsstörungen werden von HOFFMANN/ HOCHAPFEL (auf S. 146 ff.) definiert als Ich- syntone Störungen. Das heißt, dass das äußere Verhalten im Vergleich zu den Neurosen zunächst zwar gleich ist, aber die dahinter liegende Dynamik ist eine andere. So will ein Mensch mit einer zwanghaften Persönlichkeit genau so sein. Ein Patient mit einer Zwangsneurose beschreibt dagegen das Gefühl, etwas so tun zu müssen. Versuche der Unterdrückung dieses Gefühls scheitern und führen zu vermehrter Unruhe. Aufgrund der Ich-Syntonie fehlt bei Persönlichkeitsstörungen der Drang zur Symptombildung.
Persönlichkeitsstörungen nennt man daher auch symptomlose „Charakterneurosen".
Dass dennoch so etwas wie Leiden entsteht, liegt häufig an der Reaktion der Umwelt bzw. an den durchaus stattfindenden Versuchen, dieser Symptome Herr zu werden, was ebenfalls Leiden auslöst. So ist die Definition der Persönlichkeitsstörung von KURT SCHNEIDER zu verstehen: „Menschen, die an ihrer Abnormität leiden oder an deren Abnormität die Gesellschaft leidet." [117]**

Dieses „Leiden" ist der entscheidende Punkt, insofern als er die Umschreibung für die am Chronischen Schmerz beteiligten Affekte bildet.
ILLICH schreibt dazu (1995): „Die Medizin-Zivilisation aber verwandelt den Schmerz in eine technische Frage und beraubt das Leiden seiner wesentlichen persönlichen Bedeutung. Die Menschen verlernen es, das Leiden als unvermeidlichen Teil ihrer bewussten Auseinandersetzung mit der Realität zu akzeptieren, und sie lernen, jeden Schmerz als Zeichen ihres Bedürfnisses nach Schonung und Rücksichtnahme zu deuten."
Wie schon von uns bei der Hysterie herausgestellt, beschreibt auch er den Gegensatz der traditionellen Kulturen mit ihrer Affektbehaftung (und damit Neigung zur Hysterie) zur modernen westlichen Gesellschaft, in der (affektarm) Probleme „verwaltet oder wegproduziert werden" können.

----

* Die unsicheren Persönlichkeiten, die unsicher hinsichtlich ihrer eigenen Handlungen und Gedanken sind, wären es nach der Definition „Ichbezogenheit" auf jeden Fall nicht gewesen.
** Bevor aber weitere Erörterungen folgen, sollte man sich nochmals in Erinnerung rufen, dass „psychische Störung bei chronischen Schmerzen" nicht heißt, dass die betroffenen Patienten nur eine einzige psychische Störung gemeinsam haben oder dass den chronischen Schmerzen nur eine einzige F-Diagnose gemeinsam wäre. Dieser Fehler wurde in der Vergangenheit nur zu häufig gemacht (s. „somatoforme Störungen").

Somit stehen nebeneinander:
- Affektarmut der Gesellschaft
- Affektarmut der Hysterie bzw. Affektarmut der Neurosen

Neben den abnehmenden Affekten macht sich ein weiterer Zug in der Gesellschaft bemerkbar:
Die Ich-Bezogenheit.
So schreibt ILLICH 1995 zur Gesellschaft des 20. Jahrhunderts, „...die Notwendigkeit, eine leidvolle Realität zu ertragen..." sei nun „... als Versagen des sozio- ökonomischen Systems interpretiert" worden, „...und der Schmerz wird als störender Zwischenfall aufgefaßt, dem durch besondere Maßnahmen zu begegnen ist" (S.96). Wird dies nicht getan, haben andere versagt: Schmerz als Ergebnis, das „hilflosen Opfern widerfährt, weil der Werkzeugkasten der ärztlichen Zunft für sie nicht aufgemacht wurde" (S.109).
Was ILLICH beschreibt, läuft auf narzißtische Züge bei den Schmerzpatienten hinaus.
Ähnlich ist MÜLLER-BUSCH (1999) einzuordnen, wenn er schreibt, dass Schmerzen unbedingt schnell zu behandeln sind für den Menschen im 20. Jahrhundert.

Diese Beschreibungen bedeuten nicht eine einzige Persönlichkeit bei Patienten mit chronischen Schmerzen. Sie weisen aber durch die genannten Züge auf Persönlichkeiten, besser Persönlichkeitsstörungen hin, die am ehesten aus dem Bereich der sogenannten impulsiven Persönlichkeiten stammen:
- **die narzißtische Persönlichkeitsstörung**
- **die Borderline-Persönlichkeit (BPO)**
- **die histrionische Persönlichkeitsstörung.**
Es ist hier wichtig, diese letzte Persönlichkeitsstörung von der Hysterie des Kapitels 2 zu trennen. Zum einen handelt es sich bei der Hysterie um einen Konversionsmechanismus, der über die Jahrhunderte vorhanden und nachweisbar war.
Zum anderen soll die histrionische Persönlichkeit gerade nicht Gegenstand dieser Untersuchung sein, wenn auch die Hysterie sich bei manchen Patienten bis auf die Persönlichkeit auswirkt [109, 115].
Gegenüber dem Konversionsmechanismus also, bei dem psychische Probleme des Individuums in körperliche Beschwerden konvertiert werden, bestehen die Persönlichkeitsstörungen, die mit sich selbst eins sind. Es gibt daher keine KONVERSION. Aber aufgrund der Überbetonung einzelner Charakterzüge werden die Patienten unflexibel gegenüber bestimmten Situationen. Diese Situationen bzw. diese fixierten Charakterzüge sind für die einzelnen Persönlichkeitsstörungen charakteristisch.

Was macht nun die narzißtische Persönlichkeit und die BPO aus, bezogen auf das Auftreten in der Medizin?
Hier interessieren nicht so sehr die Abwehrformen, sondern das, was Patienten klagen und wie sie sich gegenüber dem Arzt (oder auch der Gesellschaft) präsentieren.
Dies ist wichtig für die Beantwortung der Frage: Haben die beiden impulsiven Störungen etwas mit dem chronischen Schmerz des 20. Jahrhunderts zu tun?

Fangen wir zunächst damit an, wie sie nicht sind:
Ein Patient, der sich damit präsentiert, wie sehr er von den Schmerzen in Mitleidenschaft gezogen wird und was er alles nicht (mehr) kann, ist am ehesten doch eine hysterische/ histrionische Persönlichkeit (und nicht ein Narzißt oder Borderline-Patient.)

4.1 Der Narziss

Der NARZISS* versucht, für seine Großartigkeit gelobt zu werden („Ach hätte ich doch selbst Medizin studiert. Dann müsste ich jetzt nicht hier- dem Arzt gegenüber- sitzen. Dann wüsste ich mir selbst zu helfen." Bsp. d. Autors).
Er klagt nicht unbedingt über Schmerzen, sondern, dass etwas nicht mehr so geht wie früher (was nicht an ihm liegt).
Auffallend ist auch die arrogante Verhaltensweise im direkten Arztkontakt.
Er fühlt sich schnell nicht genügend verstanden. Dabei besteht ein eigener Mangel an Empathie.
Er läßt sich am liebsten von Ober- oder Fachärzten behandeln. Am allerliebsten aber von Professoren, die er auch schon aufgesucht hat und die er gern zitiert, was diese alles schon gesagt oder/ und getan haben.
Für das, was der Patient alles selbst schon getan hat, erzählt er in einem Ton, als erwarte er dafür schon Lob, obwohl andere Patienten in gleicher Situation evtl. viel mehr tun.

Wenn ILLICH 1995 von narzißtischen Zügen der Schmerzpatienten schreibt, andererseits von der Passivität der Schmerzpatienten, bedeutet dies, dass es sich wohl eher um zwei verschiedene Gruppen handelt. Nicht alle Schmerzpatienten sind direkt fordernd, sondern dies ist eine eigene Gruppe, eben die der Narzißten und der Borderline-Patient.

---

* Es wurde mehrfach schon darauf hingewiesen [26], dass der moderne Mensch die Schmerzfreiheit einfordert. Fraglich bleibt indes, ob man der Medizin anlasten kann [24, S. 21], der Urheber der Vorstellung von Gesundheit als einem Zustand der Schmerzlosigkeit zu sein, oder ob dies nicht, wenigstens zu einem Teil, bei den Patienten selbst liegt.

4.2 Die Borderline-Störung (BPO)

Der Borderline- Patient (im weiteren auch Borderliner genannt) neigt zu Wutausbrüchen. Da er sich aber über sich selbst nicht im Klaren ist (kein stabiles Selbstbild), sind seine Ausbrüche nicht nur bei geringstem Anlass sondern im Vergleich zum Narzißten viel unkontrollierter und brutaler. Es besteht keine Rücksicht gegenüber irgendetwas, auch nicht gegen sich selbst.

Der Borderliner wird in unregelmäßigen Abständen von seinen Ängsten gequält. Dies ist umso schlimmer, als er dabei Gefühle von Selbstauflösung erleidet. Die Ängste werden also nicht einfach nur gespürt (Herz, Bauch), sondern im ganzen Körper entsteht ein Gefühl der Nichtexistenz durch die Ängste. Dies führt zu verschiedenen Reaktionen wie

- Dämmerzuständen
- hypochondrischen Neigungen
- Exzessen: Drogen, sexuell
- schweren Depressionen als Form ohnmächtiger Wut
- frei flottierenden Ängsten
- polymorph-perversen Neigungen.

Über die Zeit bildet sich die Wut als eine dauerhafte Aggressionsform heraus: die Feindseligkeit.

4.3 Sonderfall Borderline?

Bei NISSEN wird 1997 S.77 * davon gesprochen, dass im 20. Jahrhundert die Männer narzißtisch sind und die Frauen Borderliner. Wie stellten sich diese Charakterzüge im 20. Jahrhundert dar? Was bedeuten sie im 20. Jahrhundert?

Die BPO zeigt zwei Charakteristika, die die beiden oben angesprochenen Züge in „Perfektion" aufweist:

- die Ich-Bezogenheit und
- die Affektarmut.

Interessanterweise hat in jüngster Zeit MERTZ (2000) den Versuch einer neuen Psychopathologie bei der Borderline-Störung vorgelegt. Dabei versucht er**, Borderline-Störung über die Beziehungsfähigkeit in den beiden Bereichen Authentizität und Beziehung zu definieren. Diese Beziehungsfähigkeit ist gestört. Der Grund liegt, um in den Begriffen des Kapitels 1 zu bleiben, darin, dass es bei dem Borderliner keine Innenwelt gibt. Gleichzeitig fehlen die Affekte, was MERTZ mit dem Begriff der fehlenden „Authentizität" belegt. Denn Authentizität ist an Subjektivität gebunden. Nur die subjektive Beziehung ist wirklich authentisch und damit eine „echte Beziehung". Subjektivität wird verstanden als individuell und affektbeladen. Der Versuch diese **Subjektivität zu objektivieren bedeutet somit eine Abschaffung der Affekte.** Die Beziehung wird durch die fehlenden Affekte und damit durch die fehlende Authentizität nun unpersönlich, dinghaft-automatisiert [108] bzw. „objektiv". Diese Art der unpersönlich-objektiven Beziehung wird in der Literatur als autistisch bezeichnet. MERTZ spricht deswegen auch vom Borderline- Autismus.
Objektivierung ist damit nach MERTZ krankhaft. Der Drang in die Objektivierung ist der Drang in die Psychose.

----

* In [115] schreibt KLUßMANN auf S. 77: „ Auffallend ist, dass narzißtisvhe Persönlichkeitsstörungen in Fachambulanzen zu 50 bis 75 Prozent bei Männern, während Borderline-Störungen zu 75 Prozent bei Frauen gefunden werden."
**anknüpfend an BÜRGER-PRINZ [108]

Während der Neurotiker stets Zugang zu seiner Affektivität hat, sie aber lieber unterdrücken möchte*, steht der Borderliner seiner eigenen Affektwelt fassungslos gegenüber [114]; ähnlich der Angst müsste der Theorie nach also der Borderliner von aufkommenden Schmerzen ständig überrascht und überwältigt werden.

Ob Borderliner tatsächlich chronische Schmerzen haben, darüber gibt es bisher keine Informationen in den Lehrbüchern. Selbst das Standardwerk zur Borderline-Störung von KERNBERG [113] wendet sich nur dem akuten Schmerz zu. Zu chronischem Schmerz äußert sich KERNBERG jedoch nicht.
Es bleiben also nur Parallelschlüsse und Querverweise. Es gibt zwei Wege, warum Neurosen im weiteren Sinne (zu denen auch die Persönlichkeitsstörungen zählen) Grundlage für chronischen Schmerz werden können.
1) Durch Affektlosigkeit im Außenraum/ Außenwelt
2) Durch Ich-Schwäche im Innenraum/ Innenwelt

Zu 1) Bei den Neurosen hatten wir bisher festgestellt, dass es durch die Abschaffung der Affekte in der Außenwelt letztlich zu chronischen Schmerzen käme. Also gar nicht die Hysterie selbst, sondern ihre zunehmende Affektlosigkeit und ihr Ersatz durch affektärmere Formen bewirke den Umschwung zum chronischen Schmerz. Das heißt also, dass der Neurotiker mit der zunehmenden Affektlosigkeit nicht zurechtkommt.
Wenn dem so ist, muß man sich fragen, ob nicht der affektarme Borderliner wie geschaffen ist für eine affektarme Umwelt. Braucht die derzeitige Gesellschaft nicht Borderliner, oder besser gefragt: sind Borderliner nicht sehr gut angepaßt an die gesellschaftlichen Verhältnisse? Dann gäbe es auch keinen Grund, nicht mit der Affektlosigkeit zurechtzukommen.

Zu 2) Wir hatten HOFFMANN/ HOCHAPFEL (HH) damit zitiert, dass die Neurose der Versuch einer Abwehr von Angst und Schmerz ist [110a]. Zur Angst gibt es viel zu sagen. Für das Folgende wollen wir aufgrund der Definition annehmen, dass dasselbe auch für den Schmerz gilt.
HH hatten gesagt, dass die generalisierte Angst/ Angstneurose dadurch entstünde, dass die Abwehr der Angst mißlinge [110b]. Sie mißlinge, weil das Ich zu instabil/durchlässig ist und deswegen die Abwehr nicht intakt sei. Die Übergänge zur Borderline- Struktur seien dabei fließend.

Beide Punkte lassen sich wie folgt verbinden:
Neurotiker können ohne Außenreize nicht leben. Wenn diese aber fehlen, entstehen Reize durch Projektion. Durch Aufnahme/ Rücknahme sind diese aber stärker als die einstigen Außenreize. Diese rückübernommenen Reize können nun nicht mehr abgewehrt werden.
Diese Schwäche in der Innenwelt ist die Voraussetzung für chronische Schmerzen.
Mehr lässt sich zum Verständnis von Borderline- Störung und chronischen Schmerzen aus der bisher zur Verfügung stehenden Literatur nicht entnehmen. Aber hier ist noch ein weites Forschungsfeld offen.
----
* mit insuffizientem Ergebnis

Wir können also die bisherigen vier Kapitel wie folgt resümieren:
Ein „gesunder" Mensch braucht keine Ängste oder Schmerzen. Er kommt damit zurecht, wie sie auftreten. Die Kultur ist daher nicht speziell auf ihre Beseitigung gerichtet. Im Prozess der Zivilisation kommt es über die Weiterentwicklung aller Prozesse aber auch zum Hinterfragen dieser Symptome und damit letztlich doch zum Prozess ihrer weitestgehenden Beseitigung. Der neurotische Mensch aber kommt mit Angst und Schmerz nicht zurecht. Sie beunruhigen ihn, schaffen ein Gefühl des Unwohlseins. Der Neurotiker ist daher auf Abwehr dieser Symptome eingestellt. Eine entsprechende Kultur hat die Beseitigung der Symptome als konkretes Ziel. Die Lösung liegt für den neurotischen Menschen aber nicht in der kompletten Beseitigung der Symptome. Werden diese nämlich aus der Außenwelt entfernt, muß der Neurotiker sie in die Außenwelt projizieren. Rückübernommene Projektionen sind schlimmere Reize als die ursprünglichen. Diese Reize können nun nicht mehr abgewehrt werden. Die Kombination von Affektlosigkeit im Außenraum und Ich- Schwäche im Innenraum stellt (über die bedrohlich werdenden Affekte im Innenraum) eine erste Möglichkeit dar, das Kultur-bedingte Aufkommen chronischer Schmerzen zu erklären. Gleichzeitig kann dadurch der Bereich psychischer Störungen mit dem Phänomen chronischer Schmerz verbunden werden.
Durch die Borderline- Störung ergibt sich nun aber ein Problem: Kommt ein schmerzhafter Außenreiz, wird der Borderliner ihn nicht verarbeiten können. Es entsteht keine Grundlage für chronischen Schmerz.
Bei nur innen erlebten schmerzhaften Reizen sieht das schon anders aus, weil der Borderliner keinen Zugang zur Affektwelt hat, sie aufgrund der Ich-Schwäche auch nicht kontrollieren kann und deswegen von den Affekten überrollt wird. Also entstehen chronische Schmerzen, weil Schmerz nicht abgewehrt werden kann.
Insofern steht die Borderlinestörung exemplarisch für das Verhältnis der Medizin zum chronischen Schmerz. In beiden Fällen geht es um den nicht vorhandenen Zugang zu den Affekten.

Vielleicht ist das der tiefere Sinn der Ausführung von SACHSSE [116]: „Selbstverletzendes Verhalten kann auch verstanden werden als eine neurotische Kompromißbildung zwischen dem Wunsch, sich zu zeigen („Seht her, ich bin verletzt") und dem Wunsch, etwas zu verbergen („Ich werde nie zeigen, was mich verletzt, traumatisiert hat")."
Gezeigt wird das Organische/ Affektlose, verborgen werden die Gefühle.

5. Versuch einer Definition:

Chronischer Schmerz entsteht, weil der neurotische Mensch Schmerzreize aus der Außenwelt braucht, aber keine erhält. Durch Projektion nach außen entstehen die benötigten Reize. Diese erweisen sich bei der Rückübernahme als stärker als die früheren Außenreize. Sie können daher nicht ausreichend abgewehrt werden. Übergänge zu Persönlichkeiten mit Ich-Schwäche (also: Abwehrschwäche) sind fließend. Chronische Schmerzen sind eine Äußerungsform der Neurosen. Die Häufigkeit chronischer Schmerzen in einer Bevölkerung hängt vom Grad ihrer Neurotisierung ab.

Der Borderliner ist durch seine fehlenden Affekte in der Innenwelt ebenso wie der Psychotiker schizophrener oder depressiver Prägung ein ideales Modell für das Verständnis chronischer Schmerzen. Dabei könnte der Borderliner als Abgrenzung, als Negativmodell, als auf die Spitze getriebene neurotische Entwicklung fungieren.

Der interessante Punkt dabei sind die Affekte. Der Neurotiker hat die in seinem Innenraum vorhandenen Affekte nicht im Griff, zum einen weil sie übermächtig sind, zum anderen, weil die Abwehr zu schwach dafür ist. Der Borderliner polarisiert dies insofern, als die Abwehr noch schwächer ist und er Sklave seiner Affekte ist, die er nicht unter Kontrolle hat und von denen er deshalb regelmäßig überrollt wird. So geschieht es bei den chronischen Ängsten und so ist es anzunehmen bei chronischen Schmerzen.

Wir haben dieses Phänomen der fehlenden Innenwelt und der fehlenden Affekte als Autismus kennengelernt.

Vom so skizzierten Verständnis des Autismus hat schon BÜRGER-PRINZ das Erleben des Depressiven abgegrenzt [108]. Nach BÜRGER-PRINZ ist die Innenwelt des Depressiven zwar qualitativ verändert, aber in ihrer Struktur erhalten: „Zwar stagniert die Beziehung zur Umwelt, aber die Bahnen sind noch vorhanden, können nur nicht benutzt werden; die Schienen, die vor der Krankheit die Verbindung zu den anderen ermöglichten und lenkten, liegen still, sind aber nicht abgebrochen." Gleichwohl ist phänomenologisch der Punkt der Selbstbezogenheit, des In-sich-Versunkenseins des Depressiven, der Schlüsselpunkt für die Frage: Wie und wo müssen Affekte sein/ empfunden werden, damit es zu chronischem Schmerz kommt?

Die bisherige in Kapitel 1 dargestellte Rolle der Affekte in ihrem Verhältnis zwischen Innen- und Außenwelt ließ noch die Vermutung zu, dass die Außenwelt erheblich beteiligt ist an der Entwicklung der Chronifizierung und sei es nur durch das Fehlen von Affekten im Außenraum. Die Darstellung der Borderline- Störung, bei der Affekte im Außenraum aber gar nicht authentisch wahrgenommen werden (nach MERTZ) zeigt, dass dem Innenraum die entscheidende Bedeutung zukommt. Zurückblickend auf Kapitel 2 lässt sich das dann auch für die Neurosen bestätigen.

Dieser Vermutung soll nun unter anderem im nächsten Kapitel bei den Depressionen nachgegangen werden.

Kapitel 5
Depression

5.1 Einführung

In den vorhergehenden Kapitel ging es um
a) Sinnlosigkeit chronischer Schmerzen
b) verminderte Belastbarkeit für Affekte
c) psychische Störungen.

Es wurde zunächst versucht, psychogene Störungen wie die Neurosen und
Persönlichkeitsstörungen mit der Verursachung chronischer Schmerzen in Verbindung zu
bringen.
Mit der dabei vorhandenen diffusen Ausbreitung des Schmerzes ist aber nur ein Teil des
chronischen Schmerzes beschrieben. Chronischer Schmerz kann nämlich auch nur einzelne
Körperregionen betreffen.
Zudem wurde gezeigt, dass Neurosen zwar ein gutes Modell für den chronischen Schmerz
abgeben würden, dieser Weg aber derzeit für die Psychiatrie mangels Erkenntnissen nicht
gehbar ist. Besser kennt sich die Psychiatrie da schon mit den Depressionen aus. Es handelt
sich um eine Gruppe von Störungen, die seit Anbeginn der wissenschaftlichen Psychiatrie
intensiv beforscht wird. Auch kann eine verminderte Belastbarkeit (bei bestehender
Überzeugung von der Sinnlosigkeit der Schmerzen) im Rahmen einer Depression bestehen.

Depressionen stehen in dieser Untersuchung in mehrfacher Hinsicht stellvertretend für
psychische Störungen.
a) zur Frage der Häufigkeit:
    Depressionen stellen unter den bei den Patienten mit chronischem Schmerz
    anzutreffenden
    psychischen Störungen mit etwa 30 % die größte Gruppe [119].
b) zur Frage des hier zu diskutierenden Schmerzmodells, wie es bisher beschrieben wurde:
    Depressionen führen ebenfalls zu verminderter Belastbarkeit und sind psychische
    Störungen [126]. Sie sind vor allem Affektstörungen. Und um die Affekte geht es
    hier.
c) zur Frage der Ausbreitung der chronischen Schmerzen:
    Beide Ausbreitungsformen (punktuell, diffus) sind bei den Depressionen anzutreffen.
d) zur Frage der Klärung einer Rolle bei den chronischen Syndromen:
    Depressionen kommen sowohl bei Konversion vor (wie Hysterie; DD: Somatisierung), als
    auch begleitend wie die Persönlichkeitsstörungen und auch als Schmerzursache bei
    organischer Depression mit gemeinsamer organischer Grundlage.
e) zur Frage eines organischen Modells:
    Für Depressionen gibt es bereits das Modell einer mit chronischen Schmerzen
    gemeinsamen Ursache in Form eines biologischen Substrates [136]. Dies ist aber erst
    Thema in Kapitel 9.

5.2 Problemstellung

In der bisherigen Literatur wird diskutiert, ob begleitende psychische Störungen ein Chronifizierungsmerkmal darstellen. Als Beweis dafür wird angeführt, dass die psychischen Störungen erst nach Erscheinen chronischer Schmerzen diagnostiziert werden. Nur selten ist es aber möglich, gleichzeitig vorhandene psychische Störungen einwandfrei als nur begleitend zu beweisen; das heißt, sie stünden dann also in keinem Zusammenhang mit dem sonstigen Prozess, vgl. [128, S.436; 125]. Am Beispiel der Depressionen soll nun stellvertretend für alle psychischen Störungen dieser Punkt der reaktiven Veränderung betrachtet werden.

5. 3 Definition einer Depression

Da der Begriff der Depression in vielerlei Zusammenhängen und häufig sehr unkritisch und allgemein gebraucht wird (etwa im Begriff der „major depression"*), soll er zunächst umrissen werden. Dabei soll unter 5.3.1. auf die Schwierigkeiten bei der Bestimmung des Begriffes aufmerksam gemacht werden. Danach wird unter 5.3.2 auf den Begriff der reaktiven Depression eingegangen.

5.3.1 Begriffsschwierigkeiten

Zunächst muss geklärt werden:
Was ist eigentlich schwierig am Begriff der Depression?
Mit NILGES (1993) sind wir der Meinung, dass gerade Depressionen zu häufig diagnostiziert werden.

- Dies gilt aber nur für die Betrachtung der bereits als depressiv diagnostizierten Patienten (also für die falsch positiv diagnostizierten). Unter den als nicht-depressiv diagnostizierten Patienten befinden sich viele Patienten mit einer sog. larvierten Depression, die nicht einfach und von einem Nicht-Psychiater gar nicht zu diagnostizieren ist.
- Die Schwierigkeiten der Diagnosestellung haben ihre Ursache auch darin, dass die Diagnose in den meisten Fällen mittels Tests wie dem HAMD (Hamilton Depressionsskala) gestellt wird. Die Tests sind für eine Diagnosestellung aber gar nicht zugelassen. Darauf weist nicht nur HÄRTER (2003) richtig hin. Dies steht auch in der Gebrauchsanweisung des Tests. Depressionen können nur mittels ICD-10** oder klinischen Schemata wie dem AMDP*** diagnostiziert werden. Tests erlauben, danach erst durchgeführt, nur eine Aussage über den Schweregrad einer bereits diagnostizierten Depression.

----

* Ein adäquates Beispiel wäre: Was würde in Arzt wohl sagen, wenn sein Patient auf die Frage nach dem Namen des eingenommenen Medikamentes antwortet: „Ein großes?" Ähnlich ist es mit der major depression. Dieser Begriff heißt nur „große Depression".
** Eigentlich darf die ICD-10 auch nur benutzt werden, um die Korrektheit der bereits gestellten Diagnose zu überprüfen. Eine Diagnosestellung mittels ICD-10 ist nicht möglich, da die Kriterien mehr als nur eine Diagnose erlauben.
*** Arbeitsgemeinschaft für Methodik und Dokumentation in der Psychiatrie (vgl. Kap.10)

- Aber auch aus einem anderen Grund wird Depression als Diagnose zu schnell gestellt. Dies hat mit dem zu tun, was wir das chronische Syndrom nennen [120].

 In der Palliativmedizin konnte schon immer gezeigt werden, dass Tumorpatienten häufig an Symptomen litten, die mit dem Tumor selber zu tun hatten und nicht mit einer Depression. Erst bei weiter steigendem Leidensdruck war hier keine Trennung mehr möglich. BRINKERS et al. haben mittels SCL-90-R zeigen können, dass auch andere Patienten mit einer chronischen Erkrankung, nämlich chronischem Schmerz, ähnliche Symptome angeben.

Hier handelt es sich um
- Gefühl der Anstrengung
- Gefühl sich Sorgen machen zu müssen
- verminderter Antrieb
- verminderte Sexualität.

Gerade die fehlende Berücksichtigung dieses „chronischen Syndroms" ist es, die FISHBAIN (1997) als Fehler bei allen internationalen Arbeiten über Depression und chronischen Schmerz moniert. Durch diesen Fehler seien Patienten als falsch positiv depressiv diagnostiziert worden.

Erst nach Berücksichtigung des chronischen Syndroms können also die verbleibenden Patienten auf Vorliegen depressiver Merkmale untersucht werden.

5.3.2 Die reaktive Depression in der Literatur
5.3.2.1 Ziel

Erst jetzt stellt sich die Frage nach dem Stellenwert der Depression bei vorhandenen chronischen Schmerzen. Das bisherige Verständnis einer reaktiven Depression ist folgendermaßen definiert: Der Patient hat nach seinen Schmerzen schließlich auch eine Depression.

Ist die Depression also nur die äußere Form der durch den chronischen Schmerz ausgelösten Affekte? Spielen Affekte bei chronischen Schmerzen wirklich eine so untergeordnete Rolle, dass sie erst berücksichtigt werden müssen, wenn es schon lange zu chronischen Schmerzen gekommen ist?

Sind Affekte wirklich nicht für die Entstehung chronischer Schmerzen verantwortlich?

Dies sind die Fragen, die sich als wichtig herausschälen, wenn scheinbar leichthin von der „reaktiven Depression" die Rede ist.

Was aber bedeutet es dann, wenn man bei dieser Auffassung von der Rolle der Affekte einen Patienten mit einer reaktiven Depression vor sich hat, die *vor* den chronischen Schmerzen entstanden ist? Spielen die Affekte auch dann noch keine Rolle für die Entstehung chronischer Schmerzen?

Da das bisherige Verständnis der „reaktiven Depression" einerseits zu einfach war, anderseits aber den Boden bildet für das bisher einfache und rein organische Verständnis chronischer Schmerzen, soll auf den Terminus näher eingegangen werden. Dabei werden die Schwachstellen offengelegt.

5.3.2.2 Reaktiv im Problemfeld des „Vorher/ Nachher"

Einigkeit mit der Schmerzliteratur besteht in folgenden Punkten:
- Chronischer Schmerz und Depression sind zwei Syndrome.
  Der Streit um die Identität von Schmerzen und Depression ist zugunsten der Annahme zweier eigenständiger Syndrome entschieden [139].

- Die Beziehung zwischen beiden ist noch nicht geklärt.
  Folgen die Schmerzen der Depression oder umgekehrt die Depression den Schmerzen [s. u.a. 121, 137, 132; Übersichten in 135a und b, 118], oder liegen etwa vermittelnde kognitive Prozesse zwischen Depression und Schmerz vor, vgl. [136, S.124]?

Formal gibt es aber nur zwei Möglichkeiten: Die Depression geht dem Schmerz voraus oder folgt ihm nach. Während die Depression als Schmerzursache seltener Berücksichtigung findet, zumal seitdem die endogene Depression als Diagnose nicht mehr existiert, scheint die dem Schmerz nachfolgende Depression im Hauptaugenmerk der Literatur zu stehen.*
Dies ist einer der „Geburtsfehler" für das Verständnis von „reaktiv" als einer zeitlich nachfolgenden Störung: reaktiv wird in der Gruppe der „nachher" entstandenen Depressionen gesucht. Nun wird aber der Sprung gemacht, ab dem in der bisherigen Literatur ein falscher Weg beschritten wird. Es wird die Behauptung aufgestellt, eine dem Schmerz zeitlich nachfolgende Depression sei immer eine reaktive Depression.
Beides ist aus psychiatrischer Sicht falsch:
Weder sind alle reaktiven Depressionen im „Nachher" zu suchen,
noch sind alle nachfolgenden Depressionen reaktiv.

5.3.2.3 Reaktiv im Problemfeld des „Primär/ Sekundär"

MORRISON/ HERBSTEIN [132] versuchten eine andere Herangehensweise. Sie definierten Depressionen in Beziehung zu anderen psychischen Ereignissen mit den Termini „primär-sekundär" – statt durch die zeitliche Komponente des „Vorher/ Nachher".
Laut dem Wörterbuch von PETERS [134] sind beide Begriffe hinsichtlich des Zeitkriteriums wie folgt definiert.
Primäre Depression: eine Depression, bei welcher sich in der Vorgeschichte keine andere psychische Krankheit außer Depression oder Manie findet.
Sekundäre Depression: Depression bei einem Kranken, der vorher schon mal eine andere psychische Krankheit hatte (z.B. Alkoholismus, Angstneurose, aber auch Apoplexie) [131b].
Die primäre Depression wäre demnach eine Depression ähnlich der früheren sogenannten endogenen Depression (oder auch eine psychogene also reaktive Depression); die sekundäre wäre entsprechend eine frühere exogene oder psychogene (neurotische, reaktive) Depression.
Die Verwendung des Begriffes „sekundäre Depression" im Rahmen des chronischen Schmerzes impliziert also, dass es sich bei chronischem Schmerz auch um eine psychische Störung handelt. Erst dann ist nach der genannten Definition die reaktive Depression auch eine sekundäre Depression. MORRISON und HERBSTEIN [132] haben in der Tat in ihrer Arbeit unterteilt nach dem zeitlichen Auftreten:
Depressionen ohne vorherige Schmerzen (bzw. sonstige somatoforme Störungen) seien primär, solche nach dem chronischen Schmerz auftretende sekundär. **
Nachteil bleibt, dass eine rein zeitliche Komponente berücksichtigt ist. Die unterschiedliche Psychopathologie der Affekte bei den einzelnen Formen bleibt unberücksichtigt.

---
* So stellt HARDCASTLE in seinem Buch „Myth of Pain" 1999 richtigerweise die Frage, ob chronischer Schmerz eine psychische Störung sei. Er führt als Beleg dann aber nur reaktive Depressionen an.
** Ähnlich sieht dies WESSELMANN[138]: vorher- nachher ist für ihn schon die Klärung der Frage Ursache oder Folge.

5.3.2.4 Zusammenfassung

Als Zusammenfassung und zur Verdeutlichung der Schwächen der genannten Einstufungen soll die Übersicht der folgenden Tabelle 5 dienen. Würden die verschiedenen möglichen psychiatrischen Diagnosen [126] mit Hilfe der bisherigen Einstufungen erfasst werden können?

BISHER VERWENDETE EINSTUFUNGEN

Mögliche Diagnosen	Vorher	Nachher	Primär	Sekundär
Vor dem Schmerz entstandene reaktive Depression; z.B. abnorme Trauerreaktion	Gibt es nicht	Als „nachher" falsch eingestuft	Erfasst	
Vor dem Schmerz eindeutig entstandene endogene Depression	Erfasst, weil nicht reaktiv		Erfasst	-------
Vor dem Schmerz zwar vorhandene aber erst durch den Schmerz eindeutige endogene Depression	Nicht erfasst	Als „nachher" falsch eingestuft		
Reaktive Depression	------	Erfasst	------	Erfasst
Endogene Depression, durch den Schmerz klinisch ausgelöst	Nicht erfasst	Als „nachher" falsch eingestuft	Nicht erfasst	Als „sekundär" falsch eingestuft

Tab.5: *Übersicht über die mit Hilfe bisheriger Einstufungsmöglichkeiten erfassten Diagnosen*

Die Übersicht zeigt:
• Bei den Termini „vorher/ nachher":
Außer den Standarddiagnosen einer endogenen Depression vor dem Schmerz und einer reaktiven Depression nach dem Schmerz werden andere Diagnosen nicht erfasst.
So könnte auch eine 2. Phase einer schon vor dem Schmerz bestehenden (endogenen) Depression vorliegen (3. Fall in der Tabelle). Mit der Diagnose als reaktive Depression wäre damit die endogene Depression übersehen worden, weil die psychogene Ursache in Form der Schmerzen so verführerisch eine reaktive Depression annehmen lässt.

- Bei den Termini „primär/ sekundär":

Der Vorteil bei der Einteilung „primär/ sekundär" ist,

- dass nach vorhergehenden depressiven Phasen gefragt werden *muss*. Das hat zur Folge, dass reaktive Depressionen theoretisch nun auch vor den Schmerzen stattfinden können, etwa im Rahmen eines vor den chronischen Schmerzen aufgetretenen Trauerfalls* oder eines Alkoholismus,
- dass damit über die Einbeziehung psychischer Vorerkrankungen wenigstens ansatzweise auch Affekte mitberücksichtigt werden.

Gleichwohl wird eine endogene Depression nach dem Schmerz immer als sekundär eingestuft. Dies ist eine unzulässige Hypostasierung.

Zusammenfassend heißt das: die bisher ausgeübte Verwendung des Begriffes „reaktive Depression" oder „primäre/ sekundäre Depression" ist ungenügend. Für den Schmerz ist die rein zeitliche Komponente bei der Definition einer Depression in Bezug auf die chronischen Schmerzen eben sowenig ausreichend wie bei der Definition chronischer Schmerzen selber. Um die dargelegten Fehlerquellen zu korrigieren, soll die richtige Stellung der einzelnen Depressionsformen zum chronischen Schmerz- aufgrund erfolgter korrekter psychiatrischer Definition- im Folgenden aufgezeigt werden.

Dieser nun erfolgende Schritt von der nur reaktiven Depression zu einer zu allen Zeitpunkten auftretenden Depression kann dann eine wichtige Grundlage für ein verändertes Verständnis der chronischen Schmerzen bilden.

5.3.3 Eigene Daten zur Differenzierung der einzelnen Depressionsformen

5.3.3.1 Ziel

Es bestehen somit drei Möglichkeiten, die im Folgenden zu unterscheiden sind:
eindeutig reaktiv vor dem Schmerz (Ursache des Schmerzes),
eindeutig reaktiv nach dem Schmerz (Folge des Schmerzes),
scheinbar reaktiv nach dem Schmerz (endogene Depressionen, durch den Schmerz oder durch Trauer ausgelöst).
Die Psychopathologie der einzelnen Gruppen gilt es dabei, im jeweiligen Vergleich gegeneinander, herauszuarbeiten.
Leitfragen sind dafür die folgenden:

1) Wann ist etwas reaktiv?
Dazu werden sogenannte „Reaktive Depressionen" (vor und nach dem chronischen Schmerz) untersucht: einerseits gibt es reaktive Depressionen als Ursache, andererseits als Folge von Schmerzen. Was ist der Unterschied zwischen den reaktiven Depressionen als Ursache der Schmerzen (= mit sekundärer Vitalisierung) und den reaktiven Depressionen als Folge der Schmerzen (= ohne sekundäre Vitalisierung)? (STICHWORT: Problemkreis „vorher/ nachher")

2) Haben reaktive Depressionen andere körperliche Symptome als endogene Depressionen?
Dazu werden Depressionen, die Ursache von Schmerzen sind untersucht: einerseits die früher sogenannte endogene Depression, andererseits die reaktive Depression- sekundär vitalisiert. Haben diese beiden Gruppen Gemeinsamkeiten, die sie von den Neurosen unterscheiden? (STICHWORT: Problemkreis „Somatisierung/ Vitalisierung zu Konversion")

3) Muss die Ursache einer Störung immer schon vor der Störung klinisch manifest diagnostizierbar sein?
Dazu wurden Depressionen in zeitlicher Folge auf den Schmerz untersucht: endogene Depression als Ursache und reaktive Depression als Folge von Schmerzen:
Woran erkennt man eigentlich, dass eine Depression erst durch die chronischen Schmerzen entstanden ist und nicht schon weit vorher bestanden hat? (STICHWORT: Problemkreis „nachher oder Ursache")

---
* Dann wären die reaktiven Depressionen allerdings primäre Depressionen, da die Trauer eine depressive Phase darstellt.

Zur Kenntnis der dafür benötigten Termini und um die genannten Fragen beantworten zu
können, müssen folgende Punkte definiert werden:

A) die reaktive Depression

B) Was bedeutet endogen?

C) der Unterschied der sekundären Vitalisierung zur Somatisierung

(s. dazu folgende Tab. 6a)

Zu A)

Eine reaktive Depression meint immer eine Depression, die durch einen Sachverhalt (z.B. Tod eines
Angehörigen) reaktiv verursacht wurde. Die Betonung liegt dabei auf dem Wort „verursacht", denn auch
organische Depressionen können durch einen solchen Anlass klinisch erst in Erscheinung treten, also reaktiv
ausgelöst werden.

Gleichwohl bestehen bei der reaktiven Depression zwei Varianten (in Bezug auf den Schmerz):

- die reaktive Depression, verursacht durch den Schmerz, also als Folge des Schmerzes,
- die reaktive Depression verursacht durch ein vor dem Schmerz liegendes psychogenes Ereignis, etwa
  Trauer, selber aber als Ursache des Schmerzes.

Zu B)

Der Begriff „endogen" meint eine Gruppe von Störungen, deren Symptome ähnlich den psychischen Störungen
mit körperlicher/ hirnorganischer Ursache sind. Aus diesem Grund wird auch für die endogenen Störungen eine
hirnorganische Ursache angenommen. Seit K. SCHNEIDER hat sich für diese Gruppe von Störungen eine
Gruppe von Ursachen herausgebildet: strukturelle Hirnveränderungen/ Veränderungen im Transmitterhaushalt
gehören dazu wie auch Erbfaktoren und letztlich bilden Stressoren die Auslöser der klinischen Symptomatik.
Auf das „endogene Prinzip" der alten Psychiatrie kann in diesem Rahmen nicht näher eingegangen werden.

Zu C)

Der Begriff der sekundären Vitalisierung ist dann wichtig, wenn man eine reaktive Depression vor dem Schmerz
annimmt und diese reaktive Depression dann aber auch noch die Ursache der chronischen Schmerzen sein soll.
Die Schwierigkeit in der Unterscheidung der sekundären Vitalisierung (einer reaktiven Depression) zur
Somatisierung der (endogenen) Depression beruht zunächst einmal darauf, dass im allgemeinen Sprachgebrauch
„die Depression" häufig als Ursache des Schmerzes und die reaktive Depression als Folge des Schmerzes
angesehen wird. Welchen Sinn machte dann bei der reaktiven Depression eine Verkörperlichung?
Die sekundäre Vitalisierung bedeutet also eine Verkörperlichung einer reaktiven (also nicht-endogenen)
Depression, die vor dem Schmerz besteht. Der Begriff weist darauf hin, dass bei einer reaktiven Depression die
Depression eben nicht notwendigerweise *Folge* des Schmerzes sein muß, sondern auch dessen *Ursache* sein
kann. Schmerz kann so gesehen also Symptom einer endogenen Depression wie einer reaktiven Depression sein.
Somit weist der Begriff darauf hin, dass nicht nur die früher sogenannten endogenen Depressionen sondern auch
psychogene Depressionen körperliche Symptome machen können. Heute würde man sagen: Nicht nur für F3
sind somatische Symptome kennzeichnend sondern sie können auch bei F43.21 vorkommen.
Somatisierung meint die Beeinträchtigung körperlicher Funktionen (das „Übergreifen" des Affekts auf die
Vitalfunktionen) durch die depressiven Affekte.
Als sekundäre Vitalisierung wird also nur der Prozess bei der reaktiven Depression bezeichnet, sonst nennt man
dies Somatisierung.

Tab. 6a: *Erklärung der Termini „reaktiv", „endogen" und „Vitalisierung/ Somatisierung"
als Begriffe aus dem Umfeld der reaktiven Depression.*

5.3.3.2 Beschreibung der Grundgesamtheit

Es wurde unsererseits zunächst versucht, in einer Grundgesamtheit von n=196 nacheinander aufgenommenen Patienten diejenigen mit dem obersten Symptom einer depressiven Herabgestimmtheit aufzufinden.

Dabei ergab sich eine Gruppe von n=77 depressiven Patienten.

Diese Gruppe beinhaltet nun folglich verschiedene Diagnosen aus dem großen Bereich der Depressionen, wiederzufinden als:

depressive Reaktion F43.2,

reaktive Depression F43.21, F34.1

und

depressives Syndrom F32.1 (s.a. nebenstehende Definitionen der ICD-10: F32, F34, F43).

Anschließend wurde die Gruppe nach einem herausragenden Ereignis in der Anamnese untersucht. In die Gruppe der Patienten mit einer „reaktiven Depression" wurden alle Patienten aufgenommen, die bei der Frage im Aufnahmebogen: „Führen Sie die Schmerzen auf ein besonderes Ereignis zurück?" ein solches benennen konnten. Dieses Ereignis sollte theoretisch die Diagnose einer „reaktiven Depression" zulassen. Dazu wurde bei den Patienten eine ausführliche Sozialanamnese erhoben. Die Zahl der Patienten, auf die diese Diagnose zutraf, betrug n=28.

Sodann wurde diese Gruppe nach den verschiedenen Möglichkeiten für eine reaktive Depression aufgeteilt: eindeutig reaktiv vor und eindeutig nach dem Schmerz sowie scheinbar reaktiv nach dem Schmerz.

Psychopathologisch sind dadurch also drei Diagnosesäulen unterscheidbar; für die Einteilung folgten wir dazu nachstehender Psychopathologie.

5.3.3.3 Differentielle Psychopathologie

1) reaktive Depression als Schmerzfolge (F43.2 oder F34.1):

Diese Depressionsform kann von zwei Seiten diagnostisch ergründet werden.

Zum einen ist „Psychogenese" eine Positivformulierung (s. HUBER, 1999). So müssen Motive, Konfliktsituationen, ein dauerhaftes, konflikthaftes, lebenseinschränkendes Erleben (Schmerz) vorhanden sein, die durch ihre Persistenz die Dauer des Zustands erklären können. Andererseits spricht das Vorhandensein einer deutlichen Antriebs- und Denkhemmung, der Nachweis eines phasischen Verlaufs und Tagesschwankungen für eine sog. endogene Depression (HUBER, 1999, S.204). Ihr Fehlen spricht also zusätzlich, neben fehlenden hirnorganischen Befunden, für eine reaktive Depression.

Zur Vermeidung von Mißverständnissen sollte aber diese Form auch besser als depressive Reaktion bezeichnet werden (zumindest bei einer Dauer unter 2 Jahren).

2) reaktive Depression als Schmerzursache (F43.21 oder F34.1):

Dabei führt die durch eine Situation erzeugte Depression zu Schmerzen. HUBER schreibt zu dieser Art der Depression, dass sie „tief in das vegetative Geschehen eingreifen kann und sekundär zu „Vitalstörungen" führt, wie sie – sonst (Anm. d. Autors) - für endogene Depressionen charakteristisch sind." [126]

Definition F32

Nach ICD-10:
Die betroffene Person leidet unter: depressiver Herabgestimmtheit, Interessenverlust, Freudlosigkeit, Verminderung des Antriebs, abnormer Ermüdbarkeit.
Daneben bestehen weitere Symptome: verminderte Konzentration und Aufmerksamkeit, vermindertes Selbstwertgefühl, Schuldgefühle, negative und pessimistische Zukunftsperspektiven, Suizidideen, Schlafstörungen, verminderter Appetit.
Dazu können aber auch bestehen: Morgentief, Früherwachen, psychomotorische Hemmung, Gewichtsverlust, Libidoverlust.
Damit entspricht diese Definition am ehesten dem alten Verständnis der endogenen Depression.

Definition F34.1

Nach ICD-10:
Die betroffene Person leidet unter: einer chronisch depressiven Herabgestimmtheit, die über mehrere Jahre – manchmal lebenslang – andauert, Gefühl der Müdigkeit, Gefühl der Anstrengung, Gefühl der Unzulänglichkeit., Schlafstörungen, Grübeln. Die Person ist aber in der Regel in der Lage, mit den Anforderungen des täglichen Lebens fertig zu werden.
Damit entspricht diese Definition am ehesten dem alten Verständnis der reaktiven Depression bzw. einer depressiven Reaktion, die länger als 2 Jahre andauert. Gleichzeitig werden im Begriff der reaktiven Depression nach ICD-10 aber bewusste Konflikte wie unbewusste Konflikte (=Komplexe) als gleichwertig angesehen.

Definition F43.2

Nach ICD-10:
Ein Zustand von subjektivem Leiden und emotionaler Beeinträchtigung, der die sozialen Funktionen und Leistungen behindert und während des Anpassungsprozesses nach einer entscheidenden Lebensveränderung, nach einem belastenden Lebensereignis oder auch nach schwerer körperlicher Krankheit auftritt. Das soziale Umfeld/ Netz ist betroffen. Die persönliche Vulnerabilität spielt beim Auftreten der Anpassungsstörung eine größere Rolle als bei der Belastungsreaktion.
Die betroffene Person leidet unter: depressiver Stimmung, Angst, Besorgnis, einem Gefühl, unmöglich zurechtzukommen, Einschränkung bei der Bewältigung der täglichen Routine.
Damit entspricht diese Definition am ehesten dem alten Verständnis der depressiven Reaktion, die maximal 2 Jahre andauern darf.

Tab. 6b: *Definitionen der in der ICD-10 gebräuchlichen Depressionsformen*

Dabei sind bei den vorliegenden Patienten die leiblichen Missgefühle mit der reaktiven Traurigkeit im Erleben so eng verbunden, dass der Kummer der Depression selbst leiblich/ schmerzhaft erlebt wird. Gleichwohl ist er aber psychisch erzeugt. Man nennt dies eine sekundäre Vitalisierung. (HUBER: „Der Entstehungsmechanismus ist derselbe wie sonst bei psychogenen Körperstörungen: ein Kummer schlägt auf ein Organsystem." [126]) Besteht die Depression länger als 2 Jahre (F34.1), so ist diese Form die eigentliche reaktive Depression.

Als ein Spezialfall im Rahmen dieser Depression besteht die abnorme Trauerreaktion. Dabei handelt es sich ebenfalls um eine reaktive Depression mit vitalem Charakter. Die Reaktion weicht nach Ausmaß, Dauer (bis zu mehreren Jahren) und Symptomatik von der normalen Trauer ab.

Statt der „normalen" Traurigkeit besteht (nach HUBER, 1999):

- Versteinerung
- Selbstvorwürfe wegen angeblicher Versäumnisse gegenüber dem Verstorbenen
- Wahrnehmung der verstorbenen Person in Form von Pseudohalluzinationen
- Abkapselung und Verbitterung
- Aggressive Haltung und Feindseligkeit gegenüber der Umwelt
- Oft ambivalente Einstellung gegenüber dem Verstorbenen

Auch hier findet man eine sekundäre Vitalisierung.

3) endogene Depression als Schmerzursache (F32.x)

Die dritte untersuchte Gruppe ist als Gegenstück zu den Patienten mit reaktiv verursachter Depression als Schmerzursache (Punkt 2) zu verstehen. Im Unterschied zu einer sekundär vitalisierten reaktiven Depression (hier zum Beispiel die abnorme Trauerreaktion) persistiert bei einer (endogenen) Depression der Auslöser (also z.B. die Trauer) nicht.

Bildet sich also die Trauer zurück und die depressiven Symptome wie die Schmerzen bleiben bestehen, können leibliche und affektive Symptome nicht- wie bei der abnormen Trauerreaktion üblich- miteinander verbunden gewesen sein. Es muss sich also um eine endogene Depression handeln [126, S. 206], was durch das Vorliegen weiterer für diese Depressionsform typischer Symptome (Wahn, Vitalstörungen, positive Familienanamnese etc.) erhärtet werden kann.

Die Einteilung in die einzelnen Formen wurde erst nach einer Beobachtungsdauer von mindestens einem Jahr vorgenommen. Außerdem wurde die Diagnose durch das Ansprechen auf die Therapie zusätzlich gestützt. So ist eine Depression, die erst seit kurzem besteht und auf adäquate Analgetikagabe mit dem Schmerz verschwindet, als depressive Reaktion einzuordnen, da Analgetika nicht als Antidepressiva funktionieren.

5.3.3.4 Ergebnisse
Die Zusammenstellung erfolgt in Tab. 7.

Reaktiv nach dem Schmerz (= Schmerz als Ursache) < 2Jahre = F43.2 n= 10 > 2Jahre = F34.1 n=5	Reaktiv vor dem Schmerz (= Schmerz als Folge I) < 2Jahre = F43.2 n=1 > 2Jahre = F34.1 n=3	Reaktiv ausgelöste endogene Depression (= Schmerz als Folge II) < 2Jahre = F32.1 n=1 > 2Jahre = F32.1 n=1
	.... sonstige sekundär vitalisierte Störungen: n=4	.... endogene Depressionen als direkte Ursache der Schmerzen: n=3

Tab. 7: *Depressionsformen*
1. *Spalte: reaktive Störungen des allgemeinen Sprachgebrauchs, in Bezug auf Schmerzen*
2. *Spalte: sog. sekundär vitalisierte reaktive Depressionen, in Bezug auf ein vor den Schmerzen liegendes Ereignis.*
3. *Spalte: endogene Depressionen, reaktiv durch Trauer ausgelöst*

ERGEBNIS laut Tab.7: Die depressiven Patienten der Grundgesamtheit ließen sich wie folgt im Sinne der obigen differentiellen Psychopathologie neu ordnen:
- Patienten (1. Spalte, 1. Zahl) haben eine depressive Reaktion im Sinne von F43.
- Patienten ließen sich lediglich einer reaktiven Depression (als Schmerzfolge) im Sinne von F34.1 zuordnen (1. Spalte, 2. Zahl). Dabei hatten aber insgesamt 17 Patienten eine Depression nach den Schmerzen (gesamte 1. Spalte und 3. Spalte oberer Teil).
- Dagegen haben aber immerhin 11 Patienten eine Depression vor den Schmerzen gehabt (Spalte 2 und 3. Spalte unterer Teil).

Wichtig ist der niedrige Anteil an „reaktiven Depressionen":
Die länger als 2 Jahre bestehenden neurotischen oder reaktiven (vor oder nach dem Schmerz) Depressionen (in beiden Fällen F34.1) haben einen Anteil von $8/28 = {<}30\%$ an den reaktiven Depressionen des Erkrankungsgutes.

5.3.3.5 Antworten

Als Antwort auf die Fragestellungen unter 5.3.3.1 können wir nun vorläufig antworten:
Die drei genannten Gruppen lassen sich wie folgt gegeneinander differenzieren:

Zu 1) reaktive Depression als Schmerzfolge vs. reaktive Depression als Schmerzursache (Spalte 1 vs. 2 der Tab. 5)

Auch Patienten mit psychogenen-reaktiven Depressionen können Schmerzen haben.
Dabei ist zu unterscheiden zwischen der reaktiven Depression als Folge von Schmerzen (besser: depressive Reaktion) und der reaktiven Depression z.B. als Trauerfolge, die dann Schmerzen verursachen kann. Dies wäre dann die Diagnose der sekundär vitalisierten reaktiven Depression.

Im Gegensatz zu HUBER wird aber die alleinige Verschlüsselung dieser Form der reaktiven Depression (sek. vitalisiert, **Ursache der Schmerzen**) unter die Anpassungsstörungen (F43.21) für nicht glücklich gehalten, da die körperlichen Symptome keine Berücksichtigung finden.

Damit besteht nämlich in der Diagnosenummer kein Unterschied mehr zu reaktiven Depressionen als **Folge von Schmerzen** (= damit ohne körperliche Symptome,) ebenfalls als F43.21*.

Eine eigenständige Verschlüsselung für die sekundäre Vitalisierung fehlt bisher. Es sei denn, man folgt RIEF & HILLER [135b] und verschlüsselt zusätzlich im 1. Fall als somatoforme Störung. Die ICD-10 gibt somit keine Möglichkeit, eine psychogene Depression als Schmerzfolge anders zu verschlüsseln als die psychogene Depression als Schmerzursache.
WICHTIG: reaktiv heißt also nur in jedem Fall: nach dem Schmerz.

Bei der psychogenen Depression ist also allein durch die Verwendung des Beiwortes „reaktiv" nicht möglich daraus abzuleiten, ob sie vor dem Schmerz oder nach dem Schmerz entstanden ist.

Zu 2) Depression (Trauer) als Schmerzursache: psychogene vs. endogene Depression oder: reaktiv verursacht vs. reaktiv ausgelöst (Spalte 2 vs. 3 der Tab. 5)

Günstigenfalls sollte es, vor allem für Nichtpsychiater, so sein, dass endogene Depressionen vor dem Schmerz auftreten und reaktive Depressionen nach dem Schmerz auftreten.
Dem ist aber oft nicht so. Aufgezeigt wird in der vorliegenden Untersuchung die Schwierigkeit der Unterscheidung durch den Spezialfall der Trauerreaktion:
Die Trauerreaktion ist eine reaktiv **verursachte** Depression vor dem Schmerz; die reaktiv durch Trauer **ausgelöste** Depression ist eine endogene Depression, die auch (scheinbar) nach dem Schmerz auftreten kann.
In dieser Klassifikation besteht einerseits der Fall der psychogenen Depression, die als (reaktiv verursachte) reaktive Depression unter F34.1 aufgeführt wird, andererseits aber besteht die Möglichkeit der endogenen Depression, die klinisch als (reaktiv durch die Trauer ausgelöste) endogene Depression als F32.1 auftreten kann.
WICHTIG: Ein vorliegendes psychogenes Ereignis (wie chronische Schmerzen) heißt nicht, dass auch die Depression psychogen (reaktiv) ist. Für den Schmerz heißt das: reaktive Depressionen können auch vor dem Schmerz auftreten, wenn nämlich vor dem Schmerz noch ein weiteres psychogenes Ereignis stattgefunden hat.**

----

*   für die Zeitdauer des Schmerzes <0.5 Jahr

** Genauso können Endogene Depressionen durch psychogene Ereignisse ausgelöst werden und dann scheinbar nach ihnen entstanden sein. In Wirklichkeit haben sie aber schon lange vor den psychogenen Ereignissen bestanden und es wurde jetzt nur eine neue Phase ausgelöst.

Andererseits garantiert die Bestimmung der Depression als „vor dem Schmerz aufgetreten" nicht die Diagnose, ob es sich um eine reaktive oder endogene Depression handelt. Zudem weisen beide Depressionsformen keine speziellen (Schmerz-) Symptome auf, die es erlaubten, diese beiden Formen von der Konversionssymptomatik einer Neurose eindeutig zu trennen. Weder der Zeitpunkt, noch die Schmerz-Symptomatik reichen also für die Differenzierung der einzelnen Depressionsformen aus.

.
Zu 3) Endogene vs. reaktive Depression als Schmerzfolge (Spalte 2 vs. 3 der Tab. 5)

Endogene und reaktive Depressionen (als Schmerzfolge) lassen sich nur schwer im Verlauf unterscheiden- sofern es sich um leichte Verläufe handelt, vgl. [131]. Bei schweren Depressionen ist dies anders: Reaktive Depressionen (hier als Schmerzfolge) sind, solange sie als F43.21 definiert werden, immer leichte Depressionen. Hier soll nicht nochmals von der reaktiven Depression der Spalte 1 die Rede sein; gemeint ist nun spezieller die neurotische Depression (F34.1). Analog zu Punkt 2) können wir dafür formulieren:
Die Bestimmung der Depression als „nach dem Schmerz aufgetreten" garantiert nicht die Diagnose, ob es sich um eine reaktive oder endogene Depression handelt.
Das Problem, dass aus einer dem Schmerz vorausgehenden oder folgenden Depression nicht geschlossen werden kann, ob sie endogen oder psychogen ist, wird hier nun noch zusätzlich verschärft:
Aus der Tatsache, dass eine Depression dem Schmerz folgt, kann bei der endogenen wie der neurotischen Depression nicht einmal gefolgert werden, dass sie wirklich erst auf den Schmerz folgte. In beiden Fällen war die Depression nämlich schon vor dem Schmerz da. Im Idealfall treten beide auch vor den Schmerzen klinisch in Erscheinung. Ihr Auftreten nach dem Schmerz ist also Zufall.
Vor allem bei der reaktiven Depression zeigt sich dieses Problem sehr deutlich. Dies liegt daran, dass sich häufig nicht mehr bestimmen läßt, ob die reaktive Depression nun reaktiv auf einen bewußten Konflikt oder auf einen ausgelösten unbewußten Konflikt entstanden ist.
Da Patienten mit chronischen Schmerzen bei Aufnahme in die Ambulanz schon über mehrere Jahre unter Schmerzen leiden (auf jeden Fall >2 Jahre) ist in beiden Fällen beim vorgestellten Patienten die Diagnose einer „reaktiven Depression, länger als zwei Jahre" erforderlich = F34.1 (Anpassungsstörungen gelten nur bis zwei Jahre Dauer). Damit besteht hier aber kein Unterschied zwischen der reaktiven Depression im Rahmen eines bewußten Konflikts als F34.1 und der reaktiven Depression im Rahmen eines unbewußten Konflikts (= F34.1).
HUBER nennt als Beispiel für die schwierige Unterscheidbarkeit den Autounfall: Ist eine daraus resultierende Behinderung Grundlage eines bewußten Dauerkonflikts wegen der verminderten Arbeitsfähigkeit, oder wurde durch den Unfall eine latente Neurose manifest und der Patient schiebt seine aus der Neurose resultierende Symptomatik auf den Unfall?

Unterschied zwischen den beiden Formen der F34.1 ist im Idealfall, dass die reaktive Depression meist auf ein Ereignis zurückgeführt werden kann (also Schmerz oder Trauer), während die neurotische Depression schon vor dem Ereignis bestanden hat und erst durch dieses Ereignis klinisch manifest wurde.
Am einfachsten zu diagnostizieren bleibt also die depressive Reaktion. Diese verschwindet bei guter Behandlung des verursachenden Ereignisses. Dies läßt sich daher auch gut von den beiden Formen der reaktiven Depression differenzieren; eine weitere Differenzierung ist aber nicht möglich.

Unterschieden werden also drei Positionen zum Thema „psychogen/ reaktiv":
- **Psychogen/ reaktiv heißt nicht immer nachher**
- **Aus dem Vorher oder Nachher können wir nicht zuordnen, ob endogen oder psychogen**
- **Selbst wenn wir psychogen oder endogen im „Nachher" fixiert haben, können wir nicht sicher sein, dass dies die Erstmanifestation war.**

Damit, v.a. dem letzten Punkt, ist das aufgezeigte Problem des Vorher/ Nachher kein künstliches Problem. Weder der Zeitpunkt des Auftretens noch die Schmerzsymptomatik reichen für die Bestimmung als reaktive Depression. Dies hat Konsequenzen, auch für die in der Literatur häufig vorgenommene Unterscheidung der Depression in primär und sekundär*: MORRISON & HERBSTEIN haben in einer Arbeit von 1988 versucht, Unterschiede zwischen beiden Gruppen zu finden. Allerdings unterlief ihnen dabei der Fehler der Patientenauswahl. Die Definitionen der beiden Depressionsformen wurden laut Methodenteil im übrigen gar nicht im weiteren Prozess überprüft, sondern nur die Gruppe der somatoformen Störungen. So sahen MORRISON & HERBSTEIN [132] als Unterschied, dass die sekundären Depressionen Wahnsymptome hatten (neurotische oder reaktive Depressionen haben niemals Wahnsymptome). Aus diesen wie anderen Anzeichen kann geschlossen werden, dass die Autoren als sekundäre Depressionen endogene Depressionen ausgewählt haben, die bereits einen längeren Krankheitsverlauf hinter sich hatten und bei denen durch die Somatisierung eine schwere Phase ausgelöst wurde, die irrtümlicherweise als verursachende Situation für die Depression angesehen wurde (wobei der Verlauf vor der Somatisierung keine Berücksichtigung fand). Gleichzeitig wurden für die primären Depressionen offensichtlich neu aufgetretene Verläufe (im Sinne eines direkten Vorher) verwendet.

Eine Einteilung in primär/ sekundär ist also ebenfalls allein aufgrund der zeitlichen Zuordnung zu einem psychogenen Ereignis nicht möglich.

Das Problem liegt darin, dass endogene Depressionen wie andere psychische Störungen (Neurosen) schon seit frühester Kindheit vorhanden sind. Sie werden durch psychische Traumatisierungen in späteren Jahren nicht erneut verursacht. Traumatisierungen können sie aber erst in späteren Jahren klinisch in Erscheinung treten lassen. Dies gilt für (reaktive) neurotische Depressionen ebenso wie für die endogenen Depressionen.

---

* Für die Schmerztherapie zeigt sich die Verführung, die in der ICD-10 steckt, nämlich alle bei Patienten beschreibbaren depressiven Syndrome als depressives Syndrom nach F32.1 zu etikettieren. Würden sekundäre Depressionen als ICD-Nummer aus dem Kapitel F4 gekennzeichnet (= reaktive Depression) , würde die Verwechselung einer reaktiven Depression mit einer endogenen Depression nicht passieren. Dann wäre aufgefallen, dass Wahn (synthymer Wahn) nur im Kapitel F3 als Symptom vorkommt. Aber wie KING & STRAIN (1989) glauben viele Autoren und Ärzte, es würde sich bei den einzelnen Depressionsformen nur um graduelle Unterschiede handeln.

5.3.3.6 Folgerungen

- **Vorgeschichte**

Es ging also nicht darum, darauf hinzuweisen, dass endogene Depressionen Ursache von Schmerzen sein können. Das Kennzeichen der beiden endogenen Fälle in der Tabelle ist, dass scheinbar als Reaktion auf Trauer Schmerzen entstanden bzw. verstärkt wurden. Erst der weitere Verlauf ergab nach den oben genannten Kriterien, dass es sich um endogene Depressionen handelte, die also schon vor dem Schmerz wie auch der Trauer angelegt waren. Dieses Beispiel zeigt, wie wichtig es ist, bei reaktiven Depressionen die Vorgeschichte vor Auftreten der Schmerzen genauestens zu erforschen (frühere Phasen, Stimmungsauslenkungen – auch in manische Stimmungsbereiche, bei Frauen Schwangerschaftspsychosen, etc.).

- **Erste Symptome**

Sind dann endogene Depressionen klinisch durch erste Symptome in Erscheinung getreten, so müssen endogene Depressionen zu Beginn der Erkrankung aber nicht durch massive Symptomausprägung klinisch in Erscheinung treten. Ansonsten sind die endogenen Depressionen im späteren Verlauf hinsichtlich ihrer Somatisierung durch die unterschiedliche Schwere der Symptome deutlich von der sekundär vitalisierten Depression, die nur als leichte Depression in Erscheinung tritt, differenzierbar [130].

- **Verlauf**

Diese Schwerezunahme kann gleichwohl im Anschluß an weitere schwerwiegende Ereignisse geschehen. So können endogene Depressionen dann scheinbar durch Ereignisse wie schwere Schmerzen verursacht sein, obgleich sie in Wahrheit deren Ursache stellen und durch die Schmerzen nur eine Phase einer schon lange vorhandenen psychischen Störung ausgelöst wurde.

- **Formen**

Nach den hier aufgestellten Definitionen ergeben sich vier Möglichkeiten:
Zwei Depressionsformen vor dem Schmerz
Zwei Depressionsformen nach dem Schmerz.
In beiden Gruppen gibt es jeweils eine Ursache und eine Folge als Merkmal der Depression:

- vor dem Schmerz die endogene Depression sowie sekundär vitalisierte reaktive Depression
- nach dem Schmerz die reaktiv ausgelöste endogene Depression sowie reaktive Depression.

Auch die reaktiv ausgelöste endogene Depression stellt keine reaktive Folge des Schmerzes dar (dann wäre sie reaktiv verursacht, nicht reaktiv ausgelöst).
Das Problem der Depression beim Schmerz wird von vielen Autoren [138] zu sehr vereinfacht: Natürlich ist wichtig zu wissen, ob eine Depression vor dem Schmerz bestand oder erst hinterher auftrat. Nur klärt dieses Wissen nicht die Frage nach Ursache und Wirkung/ Folge. Die diskutierten Fälle der reaktiv ausgelösten endogenen Depression als einer erst nach dem Schmerz auftretenden Depression, die schon vor dem Schmerz bestand, zeigen dies.

- **Bisherige Praxis der Diagnosestellung**

Die bisher ausgeübte Praxis der Diagnosestellung ist wie folgt zu kritisieren:
„Reaktiv" als Äquivalent zu „nach dem Schmerz" ist unzulänglich, da es weder die vor dem Schmerz aufgetretenen reaktiven Depressionen berücksichtigt noch die (endogenen), bei denen durch den Schmerz lediglich eine erneute Phase ausgelöst wurde.

„Primär/ sekundär" ist insofern als Beschreibung von Depressionen besser, als es die Möglichkeit sekundärer Depressionen, die vor den Schmerzen bestehen, prinzipiell eröffnet. Aber durch die wie von MORRISON und HERBSTEIN vorgenommene Definition [132] wird es unmöglich, primäre Depressionen nach dem Schmerz zu haben. Endogene Depressionen können aber vor dem Schmerz wie nach dem Schmerz auftreten. Sie bleiben dieselbe Depression, werden aber nun auf zwei Begriffe verteilt. Endogenen Depressionen aber nur deswegen eine neue Bezeichnung zu geben, weil eine erneute Phase (nach mehreren vorausgegangenen) nun nach Schmerzen auftritt, halten wir für eine nicht erforderliche Hypostasierung.

Die Daten zeigen, dass allein aus der Bestimmung der zeitlichen Reihenfolge die Einordnung der depressiven Syndrome in beide Systeme nicht möglich ist. Dazu braucht es zudem eine ausführliche Krankheitsanamnese (weitere Phasen?) sowie soziale Anamnese (weitere psychogene Ursachen) bzw. Familienanamnese (weitere erkrankte Familienmitglieder). Wie man aus der Anamnese oder dem erhobenen psychopathologischen Befund die Depression richtig zuordnen kann, zeigt nachfolgender Algorithmus.

Algorithmus

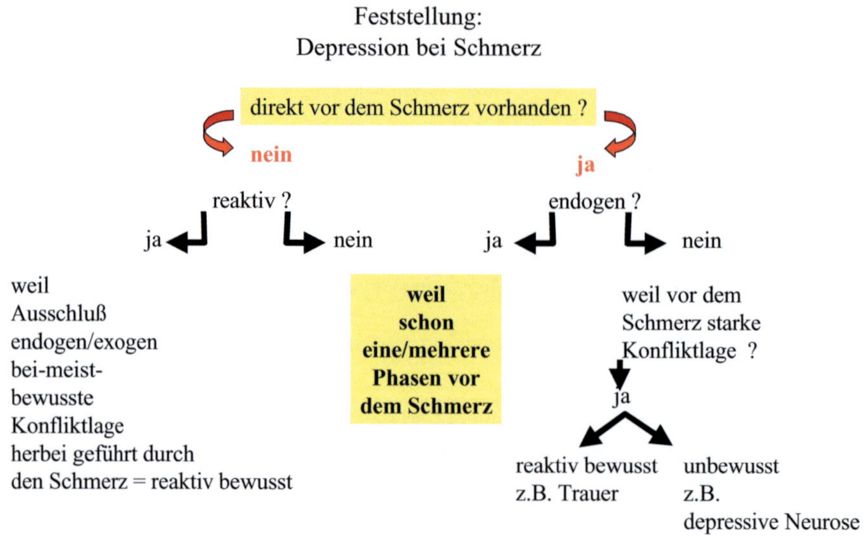

Abb. 4: *Algorithmus für die Depressionsdiagnostik*

5.4 Behandlung

- **reaktive Depressionen, Behandlung der Affekte**

Die reaktiven Depressionen im Sinne einer depressiven Reaktion, welche nach dem Schmerz auftreten und erst kurze Zeit bestehen (Spalte 1, <2J.) verschwinden mit den Schmerzen nach guter analgetischer Therapie. Reaktive Schmerzen vor dem Schmerz gleicher Dauer, aber nicht durch Schmerz sondern durch z.b. Trauer hervorgerufen, lassen sich nicht mit der gleichen Mühelosigkeit therapieren. Sind die Verläufe dann länger (F34.1. in Spalte 1 und 2), sprechen sie nur wenig auf Antidepressiva an und benötigen häufig zusätzlich Psychotherapie.

- **Reaktive und endogene Depressionen, Behandlung der somatischen Anteile**

Die sekundär vitalisierten Depressionen sind ebenfalls schwer behandelbar. Während die früher sogenannten endogenen Depression häufig gut auf Psychopharmaka ansprechen, sprechen die sekundär vitalisierten reaktiven Depressionen (hier Trauer) weniger gut auf Pharmaka an.

Es handelt sich dann häufig um Verläufe, die zu einem Prozeß führen, der in der Schmerztherapie als Chronifizierung bezeichnet wird und letztlich eine erlernte Hilflosigkeit bzw. eine Neurotisierung meint. HUBER schreibt dazu 1999, dass eine Kurzpsychotherapie mit nachträglichem Vollzug der nicht geleisteten „normalen" Trauerarbeit angezeigt sei.

5.5 Zusammenfassung

Die alleinige Unterscheidung reaktiv vs. Ursache ist nicht möglich allein aufgrund des VORHER vs. NACHHER.

Dies zeigt sich darin, dass eben nicht alle reaktiven Depressionen „nachher" diagnostizierbar sind oder alle verursachenden Depressionen direkt „vorher" diagnostizierbar sind .

Für diese Arbeit ging es hauptsächlich um die genauere Definition des Begriffes reaktiv. Darauf aufbauend sollte gezeigt werden, dass „reaktiv", so wie dieser Begriff heutzutage verwendet wird, nicht geeignet ist als Beweis dafür, dass psychische Störungen bei chronischen Schmerzen nur Chronifizierunsgzeichen sind.

Zusammentragen können wir Folgendes über den Begriff „reaktiv":

- Reaktiv heißt also nicht in jedem Fall: nach dem Schmerz. Es kann schon vor dem Schmerz andere schwerwiegende Ereignisse gegeben haben.
- Ein psychogenes Ereignis in der Anamnese, wie etwa Trauer, heißt nicht, dass die Depression psychogen (reaktiv) ist. Schwerwiegende Ereignisse können auch eine endogene Depression auslösen.
- Folgt eine endogene oder neurotische Depression nach dem Schmerz, heißt dies nicht reaktiv. Die Depression kann auch vor dem Schmerz bestanden haben.

Es konnte gezeigt werden, dass reaktiv und ursächlich nicht eine zeitliche Komponente im Sinne des vorher/ nachher impliziert. Weiter noch: die zeitliche Bestimmung im Verhältnis zu Schmerzen läßt keine Aussage über die Art der Depression zu. Gerade bei Depressionen nach den Schmerzen zeigt sich dies am deutlichsten.

DEPRESSION ist also letztlich ein Beispiel dafür, wie mit einer komplexen Diagnose simplifizierend umgegangen wird. Durch Aufteilung in primär und sekundär bzw. Ursache/ Folge wird letztlich versuchsweise der Beweis angetreten, dass psychische Störungen in der Regel begleitend und nachfolgend auf chronische Schmerzen sind. Von diesem Standpunkt aus werden dann die beteiligten kognitiven Prozesse für die Entstehung chronischer Schmerzen betrachtet.

Wir halten dieses Vorgehen für falsch. Das Wichtige an chronischen Schmerzen sind die beteiligten Affekte. Diese können Ursache wie Folge chronischer Schmerzen sein. Eben so gut können sie aber auch „nur" begleitend sein. Das Entscheidende ist nicht die Frage nach Ursache oder Folge, sondern dass durch die Stärke der beteiligten Affekte dem Patienten Ressourcen geraubt werden, die es ihm unmöglich machen, mit Schmerzen umzugehen.

Daher ist das Diagnostizieren begleitender psychischer Störungen wichtig, nicht um zu kategorisieren, sondern um durch ihre Behandlung dem Patienten erneute Ressourcenbildung zu ermöglichen. Deswegen muss die Einteilung in „reaktiv" oder „nicht-reaktiv", Folge oder Ursache, in die Irre führen. Im Gegenteil ist der Beweis, dass diese Aufteilung so nicht möglich ist, ein weiterer Hinweis dafür, dass psychische Störungen nicht ein reaktives Merkmal des Chronifizierungsprozesses oder des Chronifizierungsstadiums sind. Andererseits ist die Unmöglichkeit der Aufteilung ein Hinweis dafür, dass chronischer Schmerz selber durch die Kräfte-konsumierende Funktion der anzutreffenden Affekte eine psychische Störung ist. Als Erklärung bietet sich an, dass die psychischen Störungen (wie die chronischen Schmerzen) Ausdruck eines dem chronischen Schmerzes zugrunde liegenden Zustandes sind. Dieser könnte in einer hirnorganischen Veränderung zu suchen sein.

Psychische Störungen, Affekte, Depressionen, körperliche Erkrankungen: schon immer war es problematisch gewesen, eine Systematik der Zusammenhänge zwischen den einzelnen Begriffen zu finden. Schmerz stellt da dann ein zusätzliches Problem, das die Schwierigkeiten der Einordnungen nur noch verstärkt.

Es muss nun gefragt werden, wie die Psychiatrie mit diesem Problem bisher umging.

Kapitel 6
GRIESINGER

Narzißmus und Borderline- Störung (im weiteren als BPO) sind zunächst einmal nicht Hinweis auf psychische Störungen bei Patienten mit chronischen Schmerzen, sondern psychopathologischer Hinweis darauf, dass eine verminderte Belastbarkeit für Streß in der Bevölkerung besteht. Diese Störungen schaffen ein Klima, auf dem basierend sich eine DIATHESE entwickelt, welche bei aufkommenden Schmerzen den Schmerz chronifizieren läßt und gleichzeitig zu psychischen Störungen führt.*
Die Psychiatrie hat in Bezug auf chronische Schmerzen bzw. Schmerzen überhaupt wenig Erfahrungen mit Neurosen.
Es gab aber schon mal Ansätze in der Psychiatrie zum Thema Schmerz. Diese wurden von GRIESINGER entwickelt und bezogen sich auf Depressionen (die folgenden Zitate von GRIESINGER entstammen zwei Quellen: [147, 148]).

Doch dieses Kapitel soll nicht nur die Ansätze des Schmerzverständnisses in der Psychiatrie aufzeigen. Es soll vor allem zu einer Bestimmung von „Psyche/ psychisch", auch unter dem Blickwinkel der Affekte dienen. Daher fängt es bei den Vorläufern GRIESINGERs an.
Das folgende Kapitel steht unter dem Thema:
GRIESINGER zwischen „SOMATIKERN" und „PSYCHIKERN"- ein Paradigma für den heutigen Umgang mit dem Thema „chronischer Schmerz" ?

6.1 Einführung

GRIESINGER wird in der Literatur sehr widersprüchlich beurteilt.
Dies liegt vor allem daran, dass seine Beurteilung aus dem HIER und JETZT erfolgt, also dem heutigen Stand der Psychiatrie bzw. eines Teils davon, nämlich der biologischen Psychiatrie.
Er wird dabei von manchen Autoren [145] scheinbar dafür verantwortlich gemacht, was seine Epigonen vertreten haben, zumal er als der Begründer einer wissenschaftlichen Psychiatrie in Deutschland gilt. Tatsächlich war vieles, was Psychiater wie KRAEPELIN [159] später im Blickwinkel eingeengt haben, schon bei ihm angelegt - so die Verbindung von Schmerz und Depression. Jedoch darf nicht übersehen werden, dass sich GRIESINGER sehr wohl noch mit beiden Entstehungsmöglichkeiten des Schmerzes- dem körperlichen wie dem psychischen Schmerz- eingehend beschäftigte. Nach GRIESINGERs Auffassung gehen verschiedene psychiatrische Krankheiten (nicht nur die Depression) mit spontan auftretenden, körperlich erlebten Schmerzempfindungen** oder mit Veränderungen der Reagibilität auf Schmerzreize (genannt psychische Anästhesie oder psychische Hyperästhesie) einher.

----

* vgl. dazu von KORFF [158]
** Er nennt als Beispiele Kopfschmerzen, wandernde Schmerzen in verschiedenen Körperteilen, der Brust, der Wirbelsäule der Magengrube etc..

Um diesen Werdegang in der Auffassung von Schmerz näher zu beleuchten wird das Thema in drei Abschnitten behandelt:

1) Die Vorgänger
PSYCHIKER-SOMATIKER
Bei den Psychikern wollen wir uns an die nach BENZENHÖFER [140] fünf wichtigsten halten:
HEINROTH, IDELER, LEUPOLDT, GROOS und BLUMRÖDER;
bei den Somatikern an JACOBI sowie – hier im Gegensatz zu BENZENHÖFER - an NASSE.

2) Der Höhepunkt
GRIESINGER gilt als der Beginn der deutschen Universitätspsychiatrie.

3) Der Niedergang
KRAEPELIN, KRAFFT-EBING stehen für die organische Psychiatrie.

6.2   Die Vorgänger
6.2.1 Das zeitliche Umfeld

Waren die ersten Psychiater Unwissende, eine Ansammlung von Nichtskönnern? Begann der Start in die wissenschaftliche Psychiatrie mit einer Gruppe von Leuten, die mit Wissenschaft, wie wir sie heute verstehen, wenig im Sinn hatte?
Das 19. Jahrhundert wurde von zwei wesentlichen Faktoren geprägt:
a) das Ende der Napoleonischen Ära
b) der Beginn der Romantik.

zu a) Der Beginn der Reformen im Irrenwesen fiel zusammen mit dem Zeitalter der preußischen Reformen am Ende der Napoleonischen Ära. Die bürgerliche Gesellschaft war im Werden begriffen, wenn auch zu Beginn des 19. Jahrhunderts noch zu schwach, um zu gestalten. Das Bürgertum fühlte sich einem Gesellschaftskonzept verpflichtet, das unter anderem auch im Dienste der Schwächsten, hier also der Irren, stehen sollte. Aufgrund der Permanenz der alten Herrschaftsschichten blieb dies zunächst aber ein frommer Wunsch. „Die große Masse der Irren musste weiterhin in Gefängnisse" [141].
Im weiteren Verlauf wurde die Romantik zunehmend rigider [143].

Zu b) Die Romantik war in Deutschland nicht irgendeine Bewegung. Sie hatte soviel Ausstrahlungskraft, dass sie auch auf die europäischen Nachbarländer bis nach Rußland (PUSCHKIN) wirkte. Mit dem Aufkommen der Romantik einher ging der Versuch, das Primat der Vernunft durch eine Herrschaft der Gefühle abzulösen. Philosophisch stand damit der Wechsel an von den Sehnsüchten/ der Lust als Sklaven des vernunftgebundenen Urteils zu der nicht intellektgebundenen Lust [176], was sich letztlich bis zu FREUD auswirken sollte [176].
Problematisch war auch, dass die Romantik, gleichsam als Reaktion auf die RATIO der Aufklärung, sich für alles interessierte, was jenseits des Normalen, des Gewöhnlichen war.

Kumulationspunkt dabei war die Beschäftigung mit dem Wahnsinn [167] der Romantik bedeutete dies: „der Mythos von der Heilbarkeit". Der einzelne Irre stand dabei als wundersames Wesen, als Studienobjekt im Mittelpunkt des (bürgerlichen) Interesses. Dass die Irren als gesellschaftliche Masse unterhalb des Bürgertums existierten und in ihrem Elend stellvertretend für die anderen Teile der unterbürgerlichen Schichten (Arme) waren, wurde nicht zur Kenntnis genommen. So kann BLASIUS sagen [141, S.46]: „...die Innenansicht (der romantischen Psychiatrie, Anm. d. A.) war weit weniger romantisch."

6.2.2 Die Zielsetzung der ersten Psychiater

Auch GRIESINGER [147, 148] hat nicht autochthon seine Ideen entwickelt. Auch seine Auffassungen wurzeln auf dem Gedankengebäude des 19. Jahrhunderts, auf Auffassungen also, die er teils verwarf, teils annahm. Deswegen müssen zunächst seine Vorgänger betrachtet werden.

Der Beginn der eigentlichen, der wissenschaftlichen Psychiatrie wird in der Literatur aufgefasst mit Beginn des 19. Jahrhunderts. 1811 wurde der erste Lehrstuhl für Psychiatrie in Leipzig eingerichtet (für HEINROTH).

Für die junge Disziplin ging es, abseits der Realität der „Behandlung" der großen Masse von Geisteskranken in den Landesanstalten, darum, die Entstehung der Geisteskrankheiten zumindest theoretisch in den Griff zu bekommen. Es ist aus der Sicht der heutigen Zeit leicht, sich über die damaligen Anfänge lustig zu machen. Eine kritische Würdigung darf aber nur die Bedingungen des betrachteten Zeitabschnittes sowie der vorangegangenen Zeiten berücksichtigen. Nachdem psychisch gestörte Menschen in den Jahrhunderten zuvor nur weggeschlossen wurden weil sie störten, fing man nun an, Interesse für sie zu zeigen. Dies geschah zunächst in beschreibender Form. Man versuchte, soziale, lebensgeschichtliche Entstehungsbedingungen für die vorliegenden Manifestationen verantwortlich zu machen. Während die einen es dabei beließen und so zu einem ungeheuren Reichtum an Begriffen beitrugen, versuchten andere, die Phänomenologie mit bisherigem medizinischem Wissen zu koppeln.

Dabei wurde aufgrund von zwei Veröffentlichungen von NASSE und HEINROTH rasch ein „Koordinatensystem errichtet", in das alle weiteren Autoren eingereiht wurden: das System der „Psychiker" und das der „Somatiker".*

6.2.2.1 Die Psychiker

Doch wer waren diese Psychiker? Aus dem Abstand der Jahrhunderte kann SHORTER süffisant behaupten [173], kein Mensch würde sie noch kennen, wenn man FREUD nicht mit ihnen verglichen hätte, was diesen wohl sehr in Rage versetzte.

In einer ersten Annäherung kann man formulieren, dass die Psychiker psychische Störungen als Strafe für Fehlverhalten sahen.

Problematisch an den beiden Systemen (der Psychiker wie der Somatiker) ist, dass die Vertreter jener Schulen sich nachsagen lassen mussten, viele ihrer Abhandlungen am „grünen Tisch" verfasst zu haben. So konnte schon SCHOPENHAUER** von sich behaupten [172],

----

* Wie aktuell über weite Zeitstrecken die Frage nach der organischen oder nicht-organischen Verursachung von psychischen Störungen blieb, mag daran zu erkennen sein, dass ein Psychiater dafür den Medizin-Nobelpreis bekam, dass er andere Menschen mit Malaria infizierte.
** Auch SPATZ äußerte sich über SCHOPENHAUER, dass dieser „ein ausgezeichneter Kenner der Hirnforschung seiner Zeit" war [174].

mehr psychiatrische Praxis gehabt zu haben als etwa REIL oder IDELER. Aber mangelnde Praxis war nicht allein ein Privileg der Psychiker. Das wiesen auch spätere Organiker vom Range eines FLECHSIG auf, von dem SHORTER sagt, HITZIG und er seien „grauenvolle Kliniker" gewesen [173].

6.2.2.2 Die Empirie oder die Somatiker

Die Somatiker waren im Gegensatz zu den Psychikern die Empiriker unter den romantischen Psychiatern. Aber auch die Somatiker verlegten sich auf das Beschreiben von Zuständen (so in Siegburg) und nicht auf die Hirnbiologie, wie man aus ihrem Namen schliessen könnte. Therapeutisch hatte dies die Konsequenz, dass Psychiker wie Somatiker im Falle des Unheilbaren (als Verstoß gegen den obersten Glaubenssatz von der Heilbarkeit des Irren) zurückgriffen auf die damals üblichen drastisch-brutalen Mittel (s. Kap.3).*

Dies kam hinzu zu der oben schon erwähnten Lage, dass die Universitätspsychiatrie auch nicht annähernd einen gewichtigen Teil der Psychiatriepatienten überblickte. Erst mit KRAEPELIN sollte sich ein Psychiater in die Landeskrankenhäuser begeben, vgl. [141].

----

* Auch heute werden in manchen Bereichen der Medizin – so der Schmerztherapie – hehre Theorien propagiert, für deren Effizienz sich dann keiner wirklich zuständig fühlt (z.B. dass ein Schmerzpatient keine Analgetika bekommen darf, weil sonst der Druck für die Durchführung einer Psychotherapie fällt und fehlt). Ähnlich der frühen Psychiatrie (Psychiker wie Somatiker) werden viele gute Gedanken entwickelt. Wenn diese dann frustrane Ergebnisse zeigen (z.B. das Operieren von Schmerzen), scheint das Niemandes Problem zu sein. Auch heutige Universitäten zeigen jenes Interesse der frühen psychiatrischen Universitätseinrichtungen am einzelnen Menschen als Objekt, nicht aber an komplexen Problem seiner Erkrankung, die nicht nur an seine Person geknüpft ist (vgl. Kapitel 1).
Hier geht es wohlgemerkt nicht darum, dass ein Patient in die Universität kommt, weil der niedergelassene Arzt vergessen hat, ein Medikament zu geben, oder weil der Arzt nicht weiß, um welches Krankheitsbild es sich handelt. Deswegen wächst nicht die Zahl der Patienten mit chronischen Schmerzen.
Hier geht es
- um kulturelle, gesellschaftlich relevante Probleme, die durch die Medizin in individuelle organische Krankheiten umgeprägt werden.
- um komplexe, langwierige Therapien, die die Universität gern propagiert, deren Wirksamkeit sie aber aufgrund der Komplexität und Länge (Kosten?) der Behandlung im Einzelfall gar nicht überprüfen kann. Würde sie diese überprüfen und selbst therapieren, bekäme sie schnell mit, wie frustran die eigenen Vorschläge sind. Stattdessen wird der Therapieablauf geändert: Ist der Patient durchdiagnostiziert, wird die Therapieempfehlung an den niedergelassenen Arzt gegeben, was dieser alles machen muss/ soll und nicht machen darf. Der niedergelassen Arzt ist dabei jedoch überfordert und fragt sich zurecht, warum diese Vorschläge nicht das interdisziplinäre Team der Universität umgesetzt hat.
Bedeutet die Parallelität der Entwicklungen bei damaliger Psychiatrie und heutiger Schmerztherapie auch eine ähnliche Anfälligkeit für brutale Methoden (Entfernung des Steißbeins wegen andauernder Schmerzen) bei „therapieresistenten" Verläufen?

6.2.3 DILEMMA: Nachdenken vs. Klinische Erfahrung

Während Psychiker und Somatiker als universitäre Psychiater sich Gedanken um die Theorie der psychischen Störungen machten, wurden in den Kliniken Patienten auf der Basis überlieferter Maßnahmen behandelt.

So bestand folgendes **Dilemma**:

A) Die führenden Traktate jener Zeit, so

- LANGERMANN: *Dissertatio de methodo cognoscendi curandique animi morbos stabilienda* [160]
- REIL: *Rhapsodien über die Anwendung der psychischen Curmethode auf die Geisteszerrüttungen* [170]
- HEINROTH: *Lehrbuch der Störungen des Seelenlebens* [151]
- HAINDORF: *Versuch einer Pathologie und Therapie der Gemüths- und Geisteskrankheiten* [150]

stammen von Theoretikern (Somatikern oder Psychikern), von Personen, die entweder den Irren „interesselos gegenüberstanden", wie ZENTNER dies 1995 ausdrückt, oder von Personen, denen nachgesagt wurde, sie hätten kaum oder gar keinen einzigen Patienten behandelt. (BENZENHÖFER über REIL [140, S.67]: „... der selbst über keine nennenswerten praktischen Erfahrungen mit geisteskranken Patienten verfügte." Siehe auch E. HORN über FRIEDREICH [176]). Ihre Psychiatrie erschöpfte sich in anthropologischen Theorien ohne Interesse an empirischer Grundlage. So konnte es passieren, dass IDELER trotz jahrelanger Tätigkeit an der Charite sich nicht in seinen vorklinischen Ideen beirren ließ, vgl. [176].

B) Die Praktiker der damaligen Zeit aber- wie etwa HORN- verfassten keine Lehrbücher. Sie setzten sich nicht mit anderen Kollegen wissenschaftlich auseinander und blieben daher in der Theorie auf niedriger Stufe. Das Ergebnis war für die Therapie dasselbe: Von beiden Gruppen wurde bei Unheilbaren auf drastische Mittel zurückgegriffen* (s. Abb. nächste Seite).

HOFF und HIPPIUS zitieren deswegen 2001 zurecht zwei Aussagen von GRIESINGER, mit denen er die Ziele seiner Arbeit beschreibt und die gleichzeitig dieses Dilemma verdeutlichen:

„...damit nicht mehr lange blosse Irrenhausverwalter sich für Irrenhausärzte ausgeben können,

--- damit geistreich klingender phantastischer Schwulst mit dem sich gegenwärtig allein noch in der Psychiatrie etwas machen lässt, auch hier baldigst der nüchternen, klaren, ärztlichen Beobachtung das Feld räume."

Mit dem Wissen, dass GRIESINGER den „Psychikern" mangelnden Empirismus vorwarf, wollen wir uns die oben schon aufgezählten Personen im folgenden genauer ansehen. Diese Betrachtung soll v.a. dazu dienen, sich Begriffen zu nähern, die heute anders gebraucht werden, aber unkritisch [140, S.73] und rückwirkend für die Erschließung der damaligen Gedankenwelt benutzt werden, so die Begriffe „psychisch" und „somatisch" bzw. „Psychose". Gleichzeitig soll dem nachgegangen werden, was diese Psychiater der ersten wissenschaftlichen Generation („Psychiker" wie „Somatiker") miteinander verband.

6.2.4   Die Lehren der ersten Psychiater
6.2.4.1 Deduktion der psychischen Störung (Die Psychiker)

Im Negativen verband die ersten Psychiater die Vernachlässigung der Hirnsubstanz als organisches Substrat psychischer Störungen. Was verband sie im Positiven?

A) HEINROTH [151]

Schon bei diesem ersten Vertreter der Schule der „Psychiker" soll geklärt werden, was es mit diesem Begriff auf sich hat, um dann zu zeigen, dass er meist verkürzend gebraucht wird.

Als Psychiker werden zunächst die Ärzte verstanden, die die Ursache psychischer Störungen nur in der Seele suchen. Sie sind somit gleichsam Monisten.

Dieses Urteil trifft schon auf HEINROTH nicht zu.

So ist HEINROTH nie ein Arzt gewesen, der nur an psychische Verursachung jedweder Krankheit geglaubt hätte; im Gegenteil. (Auch für die anderen Psychiater jener Zeit kann ähnliches gesagt werden.) Nach HEINROTH besteht der Mensch als psychophysische Einheit aus Seele und Leib. Menschsein bedeutet, Leib und Seele seien verbunden. Aber nicht als zwei Teile, die vereinigt sind, sondern als ein und dasselbe (= psychophysische Einheit). Ein (körperlicher) krankhafter Zustand (bei Mensch und Tier) entsteht durch inneres „Übelbefinden", ist aber eben nicht nur dadurch, sondern auch durch „Hemmung der Lebenstätigkeit" gekennzeichnet (1818). Beim Menschen speziell ist Krankheit aber durch Beschränkung des Bewußtseins gekennzeichnet. Erkrankungen der Psyche allein gibt es, Erkrankungen des Körpers allein gibt es nicht. Immer ist die Psyche mitbetroffen. Dabei geht die Beeinträchtigung von der Vernunft aus. Diese kann auf dem Boden geschehen, dass Vernunft ein Sklave der Leidenschaft* wird; durch die hervorbrechende Leidenschaft entsteht Verlust der Vernunft** und der Mensch wird unfrei/ gehemmt. Diese Unfreiheit besteht in Störungen des Denkens (Geist), Fühlens (Gemüt) und Wollens (Willen). Ein Gesundheitsgefühl wird unmöglich. Es entstehen Seelenstörungen.

Für diese gibt es keine direkte äußere Ursache, sondern ein internes Bedingungsgefüge durch die Kombination von *Seelenstimmungen* und auslösendem *Reiz*.

- Die *Seelenstimmungen* werden in drei Kategorien eingeteilt:
  Aufregungszustände, Depressionszustände, Mischformen.
  Bei allen drei Kategorien gibt es jeweils Formen der Störungen des Denkens, Fühlens und Wollens.

- Der *Reiz* trägt nach HEINROTH immer den Charakter der Sünde, die die Vernunft überwindet und damit auf dem Boden der Seelenstimmungen zu den Seelenstörungen führt.

Wegen seiner Hervorhebung des Geistes in der Theorie der Seelenstörungen wandte er sich folgerichtig sowohl gegen Physiologen wie BURDACH als „materialistische Anthropologen wie auch gegen die „Dualisten" wie NASSE [140]. Grund für die Wendung gegen NASSE war, dass dieser die „...Beziehungen und Einflüsse der organischen Einrichtung und Thätigkeit auf Erscheinungen des psychischen Lebens..." darstellte (während es nach HEINROTH doch andersherum war und die Patienten auch erkranken konnten, wenn sie scheinbar leiblich gesund waren).

----

* Im Gegensatz dazu ist nach SCHOPENHAUER die Vernunft ein Sklave der Leidenschaft, vgl. [176]
** Wie kommt es nun zu dem Verlust der Vernunft? HEINROTH wies einzelne Ursachen zurück. Man müsse den Menschen als Ganzes in den Blick nehmen [151].

B) IDELER [156]

Auch IDELER sah ähnlich HEINROTH die Leidenschaften und Affekte als gefährlich für den Menschen an. Sie störten die Vernunft und damit die Oberherrschaft der Seele.

Diese Annahmen fußen auf der Idee, dass das Wollen sonst eigentlich Sklave der Gedanken ist. Wird aber Vorstellen und Urteilen (durch Sünde?) beeinträchtigt, bleibt also nur Willen übrig, so bewegt sich der Mensch auf dem Niveau der Tiere. Bei mangelhafter Kontrolle der Gemütstriebe durch den Verstand entsteht zunächst Leidenschaft, bei fortgesetzter Aktivität der Leidenschaften wird daraus später Wahnsinn. Dadurch wird (tierischer) Wahnsinn zum Gegenteil des (menschlichen) Genies.*

So folgte denn IDELER in seinem Hauptwerk „Grundriss der Seelenheilkunde" LANGERMANN, dass Leidenschaften mit dem Wahnsinn übereinstimmen und letztlich Wahnsinn eine Extremform der Leidenschaften sei. Er selber drückte dies 1838 so aus: „Jede Leidenschaft ist eine Gemüthskrankheit". Dies waren die Hauptpunkte seiner Lehre der Seelenkrankheiten.

Teilte er zwar die Seelenkrankheiten in sympathische (somatische) und idiopathische ein - wie LANGERMANN - , so grenzte er doch die somatischen als nicht zur Psychiatrie gehörig aus.** Für die idiopathischen aber gelten immer mehrere Ursachen.*** Neben alters- und geschlechtsspezifischen Einflüssen sowie körperlichen Ursachen sah er die Affekte und vor allem die Leidenschaften als Ursache an: „Der Wahnsinn ist niemals die Wirkung einer einzigen Ursache, sondern stets das Erzeugnis einer bis zur vollständigen und anhaltenden Unterdrückung der Besonnenheit gesteigerten Leidenschaft, deren Entwicklung bis zu diesem Grade als das gemeinsame Ergebnis aller vorangegangenen Lebensumstände und ihrer Verhältnisse zur Außenwelt angesehen werden muss."(1838)

C) LEUPOLDT [161-164]

LEUPOLDT war Schüler von NASSE. Dabei war er weder so somatisch (BENZENHÖFER nennt das somatizistisch) ausgerichtet wie NASSE, wandte sich aber gleichfalls gegen die „mystischen Tendenzen" von HEINROTH. Auch er betonte die Einheit des somatischen und psychischen Lebens. Er unterschied die physischen Krankheiten, psychischen Krankheiten (Manie, Melancholie und fixer Wahn***) und vitale Krankheiten als psychophysische Mischform (LEUPOLDT, 1834).

Neben Leib und Seele definierte er den Geist, der im eigentlichen Sinne nicht erkranken könne, wohl aber durch die Willkür der Sünde verfallen könne. Auf dieser Definition von 1819 aufbauend, trennte LEUPOLDT in seiner „Gesamten Anthropologie" von 1834 im Kapitel „Pathologie" die psychischen Krankheiten als „Abnormsein des Organismus" ab von der Sünde als „Abnormsein der Person". Damit suchte er den Sündenbegriff aus der Vorstellung von psychischen Krankheiten herauszuhalten. Mit einer gewissen Berechtigung könnte LEUPOLDT daher auch unter die Somatiker gerechnet werden. Nachdem er den Begriff des „Geistes" so aus der Diskussion um psychische Erkrankungen entfernt hatte, definierte er psychische Erkrankungen auf somatisch/ physischer und auf psychischer Grundlage. Somatische Krankheiten seien dabei oft weder zu erklären noch zu heilen, ohne dass auf das psychische Leben Rücksicht genommen werde (1821).

Um die damals riesige Vielfalt an psychischen Störungen zu erklären entwarf er 1837 ein kompliziertes Geflecht aus prädisponierenden Ursachen, Störungen des Selbstbewußtseins, und angeborenen widernatürlichen Anlagen.

---

* Erst durch SCHOPENHAUER kam die Erkenntnis, dass Genie und Wahnsinn eng beieinander liegen und das Gegenteil von Genie die Demenz sei, vgl. [176].

** Erst mit KRAEPELIN nahm die Psychiatrie sich auch dieser Formen systematisch an, vgl. [141].

*** ähnlich den endogenen Psychosen K. SCHNEIDERs [171]?

76

D) GROOS [149]

Das Hauptwerk war sein „Entwurf einer philosophischen Grundlage für die Lehre von den Geisteskrankheiten" (1828). Auch er glaubte an die Einheit von Körper und Seele, die er als die Psycho-somatische Natur des Menschen benannte.

Geisteskrankheiten entstehen für ihn aus einer Entwicklungshemmung des „intelligenten Triebes", die die Selbstbestimmmung des Menschen unmöglich machen würde (s. zur Grundidee des Sklaventums auch IDELER [156]). Ähnlich IDELER sieht er als Hemmfaktor die Leidenschaften. Doch reichen bei ihm die Leidenschaften nicht aus, um zur Seelenstörung zu führen. Ein somatisches Substrat (welches, führt er nicht näher aus) müsse hinzukommen. Diese Kombination führe letztlich zum Unterschied der Leidenschaften vom Wahnsinn.*

E) BLUMRÖDER [142]

BLUMENRÖDER lehnte den Begriff der Seelenkrankheiten als zu einseitig ab. Er ließ aus demselben Grunde auch den Begriff der Körperkrankheiten nicht zu. Stattdessen sprach er wie NASSE lieber vom Irresein.

Unter das Irresein fasste er die Manie, den Wahnsinn und den Blödsinn (1836).

Auch er grenzte Irresein von Sünde ab.

Zusammenfassung Psychiker

Das eigentliche Problem der Psychiker ist also nicht so sehr, dass sie Krankheiten nur auf die Seele als Verursacher schoben. Das Problem besteht eher darin, dass die Psychiker eine Zeit repräsentieren, die mit dem Aufkommen einer Theorie der Psychiatrie unter der Trennung von Theorie einerseits und Praxis andererseits leidet. Die Notwendigkeit, eine Theorie zu erstellen, schuf ein Vakuum, das die Psychiker mit Anthropologie als Grundlage der Psychiatrie zu füllen gedachten (statt mit Praxis und klinischer Erfahrung wie die nicht ernst genommenen Ärzte der großen nicht-universitären Kliniken**). Dabei vernachlässigten sie die Praxis.

Ist die Anthropologie bis heute ein ehrenwertes Denkgebäude, so litt sie doch damals – je nach Autor - unter der Verbindung mit der Theologie. Unter der Idee, dass Geisteskrankheiten keine Folge einer Versündigung darstellen, war GRIESINGER ein entschiedener Gegner zumindest dieses Teils der Vorstellungen seitens der Psychiker, vgl. [141, 175].***

Die Bemühungen der ersten wissenschaftlichen Psychiater stellen einen Fortschritt gegenüber allem bisher dagewesenen dar. Sie waren nicht einfach Verirrungen von Praxis-scheuen Theoretikern. Dies zeigt schon die Tatsache, dass die Psychiker Neuerungen brachten, die sich bis in unsere heutige Zeit auswirken.

----

* Laut IDELER besteht der Unterschied in der Besonnenheit der Leidenschaften [156].

** SHORTER berichtet von einer Tagung, auf der die Neurologen den Anstaltsärzten vorwarfen, keine richtigen Ärzte zu sein [173].

*** „Psychose" als Begriff wurde daher auch nicht im Sinne etwa von BLEULER oder Kurt SCHNEIDER gebraucht, sondern im Sinne von Versündigung. Dem heutigen Begriff der Psychose entspräche eher der damalige Begriff der Neurose, unter dem eben die Zustände subsumiert wurden, die als „Nervenkrankheiten" aufgefasst wurden, als deren Ursache man ein organisches Korrelat auch vermutete, ohne dass man ein solches nachweisen konnte (also mit aller Vorsicht ähnlich dem Begriff der „endogenen" Psychose).

.Psychose wurde als seelische Störung verstanden, die aus dem bisherigen Lebenswandel des Patienten zu erklären sei. Dabei hatte der Patient Schuld auf sich geladen, welche in der Folge zur Erkrankung der Seele (gr.: psyche) geführt hatte. Siehe dazu auch Wörterbuch der PSYCHOANALYSE.

So seien folgende Autoren erwähnt:

In seiner oben erwähnten Schrift unterschied LANGERMANN [160] die psychischen Krankheiten aus psychischer Ursache (idiopathische Formen) von den psychischen Krankheiten organischer Ursache (sympathische Formen der Geisteskrankheit).

REIL [170] führte die Unterscheidung von organischen (organisches Korrelat sichtbar) und dynamischen (auf pathologischen inneren Zuständen beruhend, aber ohne sichtbares organisches Korrelat) psychischen Krankheiten ein. Von REIL stammt im übrigen auch der Begriff „PSYCHIATRIE", vgl. [140, S. 70].

Auf HAINDORF (nicht KRAEPELIN) zurück geht die Einteilung in „Gemüths- und Geisteskrankheiten" (1811). Weitere Autoren fassten psychische Störungen als eine Gruppe zusammen, die später die Bezeichnung „endogene Psychosen" erhalten sollte [171]. So beschrieb HEINROTH 1818 Aufregungszustände, Depressionszustände und Mischformen, teilte LEUPOLDT 1819 die psychischen Krankheiten in Manie, Melancholie und Wahn (später zusammen mit Blödsinn) auf, beschrieb IDELER 1835/ 1838 die Trias der Seelenkrankheiten: Melancholie, Manie und Wahn (darüber hinaus die Amentia und den Blödsinn).

HEINROTH (1818) beschrieb die Krankheitsformen des Denkens, Fühlens und Wollens. Einzelne Ursachen wurden von IDELER und HEINROTH abgelehnt [156, 151]. IDELER und GROSS schrieben über die Leidenschaften [156, 149], NASSE und LEUPOLDT über die organischen Ursachen des Wahnsinns [168, 164]. HEINROTH erhielt 1811 in Leipzig ein erstes Extraordinariat für „psychische Therapie", vgl. [140, S.70].

Psychiker wie LANGERMANN versuchten sich außerdem in der politischen Umsetzung ihrer Ideen. So wurde LANGERMANN bekannt durch seine versuchte Umwandlung des „Tollhauses" in Bayreuth in eine „psychische Heilanstalt für Geisteskranke". Daneben war er federführend bei der Errichtung von zwei Modellanstalten (Leubus, Siegburg) für die Behandlung psychisch Kranker [141]. So kann BLASIUS über LANGERMANN schreiben [141, S. 23]: „Durch Persönlichkeiten wie LANGERMANN wurde in Preußen die Tradition einer modernen Irrenfürsorge zu begründen versucht."

6.2.4.2 Körperliche Beobachtung ohne Hirnforschung (Die Somatiker)

Demgegenüber waren die Somatiker stark in der Anstaltspsychiatrie verwurzelt. „Hier hatten Ärzte wie JACOBI die Möglichkeit, eine Annnäherung an das Thema Geisteskrankheit über die Beobachtung von Geisteskranken zu vollziehen." [141, S.33].

Was vertraten die Somatiker ?

Als ihr prominentester Vertreter kann JACOBI angesehen werden. Nach einer Arbeit von FRIEDREICH von 1836 (zit. nach [140, S.73]) ist diese Gruppe derjenigen, die eine körperliche Ursache des Wahnsinns postulierten, aber zu unterteilen in

- diejenigen, die daneben psychische Krankheiten als selbständige Formen anerkannten (NASSE, HASLAM, AMELUNG, GROHMANN u.s.w.).

A) NASSE [168]

Hier soll vor allem NASSE erwähnt werden, der von BENZENHÖFER (1993) unter die Psychiker, von anderen Autoren (so HOFF und HIPPIUS, 2001) unter die Somatiker gezählt wird. NASSE versuchte zu bestimmen, welche Symptome notwendigerweise zum Irresein gehören. Dabei verwarf er als dazugehörig: Erstorbensein des Gefühls, dauernde Unvernunft, Unreifsein.*

----

* Neben dem Irresein sah er die Gruppe der Gemüthskrankheiten.

1818 bereits führte er dagegen 12 Gründe an, warum alles für eine somatogene Entstehung des Irreseins spräche. „Somatisch" ist hier eine theoretische Formulierung, da keine entsprechende Forschung stattfand. Organe wurden angeschuldet, weil es in die Modellvorstellung passte, nicht weil organische Veränderungen gefunden wurden. So schreibt BENZENHÖFER über NASSE [140, S.105]: „...daß seine somatogene Auffassung nicht mit der Lehre von der somatischen Verursachung von Geisteskrankheiten der späteren „naturwissenschaftlichen" Medizin identifiziert werden darf." Auch der Begriff des „Psychischen" muß dann natürlich in diesem Kontext gesehen werden.

Gleichwohl sah NASSE (1818) aber auch, dass die Bestimmung des Irreseins als körperlich verursacht durch mehrere Faktoren erschwert sein kann, so etwa durch die rein psychische Äußerung eines Körperübels oder die Vermischung körperlicher mit psychischen Symptomen. Eine Lösung des Problems, ob man bei einem bestimmten Pat. von vornherein erkennen kann, dass sein Irresein primär körperlich oder psychisch bedingt ist, konnte er nicht anbieten. Er wich dem Problem eher aus:„ Die Natur trennt nicht so strenge wie unsere Bücher; Seele und Leib sind in steter Wechselbeziehung(1818)."

NASSE vertrat daher die Meinung [168], der psychisch tätige Arzt solle besonders das Leib-Seele-Verhältnis untersuchen, und zwar sowohl die Einwirkung des Geistigen auf das Körperliche als auch die des Körperlichen auf das Geistige; so in der 1844 erschienen Monographie „ Die Behandlung der Gemüthskranken und Irren durch Nichtärzte".

• diejenigen, die die Meinung vertraten, Wahnsinn sei immer Symptom einer Körperkrankheit (gleichwohl nicht hirnorganisch) (JACOBI, COMBE).

B) JACOBI [157]
Für die zweite Gruppe - so etwa JACOBI – war Irresein also nur ein Begleitsymptom von krankhaften Veränderungen des Gesamtorganismus; aus diesem Grunde existieren (in Siegburg) Aufzeichnungen über Respiration, Verdauung etc. bei den psychisch Kranken.

Gerade aber die zweite Gruppe musste ebenfalls das Missfallen GRIESINGERs erregen, der sich für eine hirnpathologisch ausgerichtete Psychiatrie verwandte. Er tat dies nicht, weil er die Hirnpathologie als einziges Medium schätzte, sondern weil er meinte, daß einem in einem Stadium der „Ahnungslosigkeit" wenig anderes übrig bleibt. Gleichwohl erklärt die Gegnerschaft zu JACOBI und dessen Negierung eigenständiger psychischer Krankheiten den allein mit GRIESINGER immer wieder in Verbindung gebrachten Ausspruch (als hätte er sonst nichts formuliert): Geisteskrankheiten sind Gehirnkrankheiten. Dieser Ausspruch war mit Blick auf JACOBI als Lokalisation gedacht, nicht als Klärung sämtlicher Ätiologie der Geisteskrankheiten. Verwiesen sei hier auch auf die Kritik GRIESINGERSs an der Schrift JACOBIs über die Tobsucht.

6.2.4.3 Gemeinsamkeiten der ersten Psychiater

Was charakterisierte nun die beiden Gruppen der Psychiker sowie der Somatiker???
Zusammenfassend lassen sich die Psychiater der Romantik (Psychiker, Somatiker) wie folgt charakterisieren:

A) Der Beginn der wissenschaftlichen Psychiatrie wird mit dem Aufkommen der psychiatrisch universitären Einrichtungen festgesetzt. Man versuchte, wenn auch langsam, Ursachen für die psychischen Auffälligkeiten zu finden. Die psychosoziale Umwelt der Patienten wurde zur Ursachenforschung mit einbezogen. Darauf fußend wurde versucht, die Unterbringung der Pat. zu ändern (vom Gefängnis zur Anstalt): Erstmals wurden psychiatrisch Kranke nicht nur weggeschlossen.

B) Erstmalig (und letztmalig) kam es zu einer Betrachtung des ganzen Menschen (körperlich und seelisch*) bei der Überlegung nach der Ursache psychischer Auffälligkeiten. Es ging also beiden Richtungen nicht darum, die biologische oder die seelische Ebene zu leugnen [153]. Das ist mehr als die dann folgenden Vertreter der „ersten biologischen Psychiatrie", FLECHSIG und HITZIG, von sich behaupten konnten.

C) Nachteil 1: Diese Ursachen waren weder „psychisch" noch „somatisch" im heutigen Verständnis. Somatisch und psychisch waren philosophisch-abstrakte Begriffe. Die Krankheitsbeschreibungen waren nur Beschreibungen auf der Grundlage der Biographie. Es gab keine Untermauerung der Thesen durch hirnbiologische Untersuchungen. ERGEBNIS: Psyche war nicht mehr als ein metaphysisches Konstrukt.

D) Nachteil 2: Bei Versagen der Kenntnisse, also letztlich Unbehandelbarkeit, kam es zum Rückgriff auf brutale Therapiemethoden (s. Abb. 5 nächste Seite).

Es sollten hier vor allem deswegen die Gemeinsamkeiten dieser beiden Gruppen betont werden, um dem sonst eher üblichen allgemeinen Mißverständnis zu entgehen, es handele sich bei diesen beiden Gruppen um sich ständig und nur gegenüberstehende Fronten.
Im philosophischen Bereich kam es zudem nach der Aufklärung langsam zur Abkehr vom Primat der Vernunft als Beherrscherin des Wollens und Begehrens [172].
Die Romantik verlegte dazu ihren Betrachtungsschwerpunkt auf die Affekte, weg von der (wissenden?) Vernunft hin zum Unbewussten, vgl. [140].
GRIESINGER versuchte, sich durch sein Verständnis des Zusammenwirkens von Psyche (Funktion) und Gehirn (Form), vor allem im Punkte C) von beiden Gruppen abzugrenzen.
Insofern ist sein Ausspruch über die „Geisteskrankheiten als Gehirnkrankheiten" nur als Teilaspekt zu verstehen, zu dessen vollem Verständnis die dazu benötigte Kenntnis der romantischen Psychiater gehört.

---

* Es wird hier besser nicht von psychisch gesprochen, da die damit verbundenen Vorstellungen erst durch GRIESINGER in unsere Zeit übernommen wurden. Als Kompromiss bietet sich an, von seelisch zu sprechen.

80

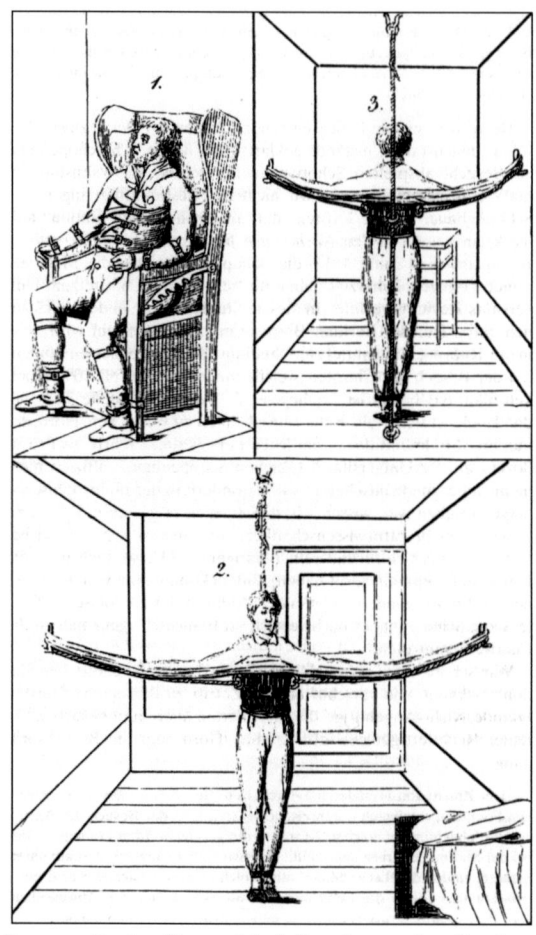

Abb. 5: *Behandlungsmethoden für psychisch Kranke aus dem Buch von Dr. Horn. Aus: ZENTNER, 1995.*

6.3 GRIESINGER

Mit GRIESINGER erreicht das Verständnis von Schmerz und gleichzeitig das Verständnis von Psyche als einem mit dem Gehirn verbundenem Faktum einen vorläufigen Höhepunkt. Es entsteht durchaus eine Linie von den Ärzten der vorwissenschaftlichen Ära, die sich nur *vereinzelt* mit den „Irren" befassten über die ersten „romantischen" Psychiater, die sich in der *Theorie* mit den „Irren" befassten bis hin zu GRIESINGER, der sich in einer *Mischung* aus Verlaufsbeobachtung und Hirnforschung mit den „Irren" beschäftigte. Die reine Hirnerforschung a la FLECHSIG erscheint dabei ebenso als Polarisierung wie eine reine Verlaufsbeobachtung, zu der eher KRAEPELIN tendierte.

Zwischen diesen vielen Polen suchte GRIESINGER seinen Weg, der sich folgendermaßen beschreiben läßt:

1 Ablehnung alles damaligen Philosophischen.

Nicht, weil er ein Hasser der Philosophie gewesen wäre, (er scheute selber nicht vor philosophischen Argumentationen zurück) sondern weil ihm die damals praktizierte Philosophie (Naturphilosophie) sich zuwenig auf Konkretes stützte.

2 Zuwendung zur Hirnforschung.

Klärung des Organischen wurde nicht als Selbstzweck verstanden, sondern diente zunächst zur Schaffung von Tatsachen in einer der Romantik anhängenden Psychiatrie. Nicht umsonst wird das Erscheinen seines Hauptwerkes „Die Pathologie und die Therapie der psychischen Krankheiten" (1845) als ein Grund für das Abflauen der Kontroverse zwischen Psychikern und Somatikern gesehen [144, 140].

Durch die Verlegung der Ursachen von psychischen Krankheiten ins Gehirn konnte er sich zum einen durch die Lokalisation von JACOBI, andererseits durch die Annahme einer organischen Grundlage von den Psychikern abgrenzen.

3 Betrachtung psychischer Vorgänge

Dabei war nicht das primäre Ziel, *in jedem Falle* endgültige Aussagen machen zu müssen und zu können, wie es von einer (hirnbiologisch beobachtbaren) Störung der Form zu einer (phänomenologisch beobachtbaren) Störung der Funktion kommen kann.

HOFF und HIPPIUS schreiben denn auch richtig [153]:

„Und wenn Psychisches als „Funktion" des Materiellen angesehen und nicht etwa geleugnet wird, dann wird – erklärtes Ziel psychiatrischer Forschung seit GRIESINGER – auch das Psychische der empirisch-quantifizierenden Forschung zugänglich."

Derartig befreit von Sinndiskussionen des Psychischen bzw. der Störungen des Psychischen* konnte sich GRIESINGER einerseits der Beschreibung psychischer Phänomene und der Entwicklung dieser im Rahmen eines übergeordneten Konzeptes (Einheitspsychose**) sowie andererseits der Pathologie der psychischen Krankheiten widmen ohne für jeden psychischen Zustand direkt einen Zusammenhang zu einer hirnorganischen Veränderung herleiten zu müssen (wie KRAEPELIN, mehr noch WERNICKE dies versuchte, s. dazu [173]).

----

* (ein Nachhall dieses Abgrenzungsvorgangs findet sich letztlich noch bei K. SCHNEIDER: „Krankheit ist eine Seinsdefinition, keine Wertedefinition.")

** Die Idee vom Wahn als höchster Form eines entgleisten Affektes und in der Folge dieser Idee die Annahme eines Kontinuums von Schizophrenien und affektiven Psychosen wird durchaus auch nach GRIESINGER weiterverfochten. Ähnliches spiegelt sich etwa wider in der Idee der fünf Grundgefühle von LUNGWITZ (1970), die MACHLEIDT 1999 auf die Psychosen anwendet.

Wir können also GRIESINGER als den Protagonisten einer ersten verstehenden Psychiatrie psychischer Symptome (unter Nutzung hirnbiologischer Untersuchungen wie philosophisch-anthropologischer Argumentationen) sehen.[*] Auf dieser Grundlage erwuchs seine Beschreibung von Schmerzen.

Dies führt uns nun zu GRIESINGERs Schmerzverständnis:
GRIESINGER beschäftigte sich in seinem Aufsatz: „Über den Schmerz und über die Hyperämie" mit dem Verständnis des peripheren Schmerzes und im Artikel: „Neue Beiträge zur Physiologie und Pathologie des Gehirns" 1844 mit zentral entstandenem Schmerz (wörtliche Zitate sind kursiv geschrieben).
Die Arbeit über den peripheren Schmerz schließt er ab mit den interessanten Worten: *„ Es lässt sich nämlich eine Betrachtung der Sache denken, bei welcher der Hemmungszustand, den wir beim Schmerz anzunehmen nothwendig finden, nicht am Orte der Einwirkung auf den Nerven selbst, sondern erst im Bewusstsein entstehend gedacht, und das Wesen des Schmerzes eben in diese Affection des Bewußtseins allein gesetzt würde."* Damit brachte er die Idee auf, dass Schmerz weniger mit peripherer Schädigung als vielmehr mit einer Veränderung im Gehirn zu tun haben könnte. Aus diesem Grunde folgt nun die Betrachtung seiner Erörterungen über den zentralen Schmerz. Gibt es (zentrale) Gemeinsamkeiten zu peripher entstandenem Schmerz, die die Annahme dieser Idee bestärken könnten? Der zentral entstandene Schmerz wurde von ihm im Rahmen des Vorkommens bei Depressionen betrachtet. Dieser zentrale Schmerz ist für ihn **vergleichbar dem peripher** entstanden Schmerz (S.51): *„...jenes psychische Wehethun können wir schon vorläufig mit dem Verhalten der die Empfindung vermittelnden Theile bei den Neuralgieen vergleichen.*
Es klingt einerseits das Prinzip der (endogenen?) **Disposition** an (S.51): *„Schon innerhalb der Gesundheit besteht die Disposition zu beiden (*psychischer Schmerz bei Melancholie und physischer Schmerz bei Neuralgien, Ergänzung des Autors*) in derselben abnorm gesteigerten Reaction und frühzeitigen Erschöpfung, bei welcher die äußeren oder inneren Eindrücke frühe als körperlich oder geistig schmerzhaft empfunden werden, und alle psychischen Neurosen haben mit den übrigen das gemein, dass die Heftigkeit der Affection mehr im Verhältnis zur vorhandenen Disposition, als zur einwirkenden Ursache steht."*
Gleichzeitig wies er also dem Schmerz mit der Beschreibung als **„Erschöpfung"** den Platz, der in späteren Jahren als Störung der Vitalität definiert wird (so HUBER, der dies als „vitale Störung" benennt). Gleich den nachfolgenden Psychiatern wie Kurt SCHNEIDER oder HUBER sah er die vitale Störung als Absenken des körperlich/ psychischen Grundumsatzes (der vitalen BAISSE) (S.55): *„Diese beiden Zustände (Melancholie und Neuralgie) setzen als nach aussen tretendes Resultat eine verminderte Lebhaftigkeit und Energie...die Kranken geben jede Beschäftigung auf, wir finden sie thatlos, willenlos... "* Phänomenologisch können sich dabei zentrale Schmerzen und periphere Schmerz in der Energielosigkeit ähneln: *„...theils weil ihnen das Wollen Schmerzen macht, theils wegen eines wirklich krampfhaften, ganz gehemmten oder in einer einzigen Richtung festgehaltenen Zustandes der Strebungsaction."*
Aufgrund der Disposition wie der Erschöpfung bietet sich an, bei beiden Schmerzformen eine **hirnorganische Komponente** anzunehmen. GRIESINGER zieht die Möglichkeit hirnorganischer Verursachung der Schmerzen in Betracht (S.61): *„Es wäre nun eine Frage von höchstem Interesse, ob aus den bisher betrachteten Symptomen, physischer Neuralgie und psychischen, tonischen und clonischen Krampfzuständen, rückwärts auf den Zustand des Organs geschlossen werden kann, dessen abnorme Lebensäußerungen sie darstellen, des Gehirns. "*

Zumindest für die psychischen (zentralen) Schmerzen findet er keine hirnorganischen Veränderungen (S.70): *„Häufig findet man bei dieser Krankheit gar keine wahrnehmbare Veränderung...."* Dabei erinnern die „Gehirnstörungen ohne sichtbare Veränderungen (S.74)" an die ähnlich formulierten „endogenen Psychosen" Kurt SCHNEIDERs (S.74): *„Wir sind demnach...genöthigt, beim Gehirn ebenso, wie es in neuerer Zeit beim Rückenmark geschah, die **Symptome psychischer Neuralgie**, psychischer Krämpfe, Convulsionen in sehr vielen, die der Paralyse in einzelnen Fällen Gehirnstörungen ohne sichtbare Veränderungen, **blossen Cerebralirritationen** zuzuschreiben, wobei die Functionen des Gehirns,..., nach demselben allgemeinen Schema des Erkrankens sich verändert zeigen, wie beim Rückenmark."*
Der Begriff der „blossen Cerebralirritation" ist dabei tatsächlich die Beschreibung GRIESINGERs für die in späteren Jahren von K. SCHNEIDER beschriebenen endogenen Formen psychischer Störungen. Er schreibt nämlich an anderer Stelle (S.51): *„In den Schwermuthszuständen, der Form, mit welcher die sehr bedeutende Majorität aller Fälle von Wahnsinn beginnt, haben wir eine Cerebralirritation vor uns, deren vorherrschender Charakter theils in Abnormitäten der Stimmung und der Vorstellungen von schmerzhafter, trauriger Art, theils in verschiedenen Störungen der Strebung, der motorischen Seite der psychischen Gehirntätigkeit besteht."*
Der Idee einer zentralen Ursache für die chronischen Schmerzen war GRIESINGER nahe, wie sich am Zitat aus seinem Artikel über den peripheren Schmerz zeigt. Ein endogenes Prinzip oder eine psychophysische Disposition wie die heutige Psychiatrie es für die Depressionen vertritt, mochte er aber für periphere Schmerzen in dieser Eindeutigkeit nicht annehmen. Wie er sagte: *„Manches spricht für, aber eben so vieles gegen eine solche Auffassung, welche der Untersuchung eine ganz andere Wendung gäbe, und weiterer, rein psychologischer Erörterung vorbehalten bleibt."*

6.4 KRAEPELIN

Für KRAEPELIN dagegen war der Richtung der romantischen Psychiater nichts abzugewinnen. HOFF [152] schreibt dazu: „...für ihn krankte die ganze Richtung schlichtweg an einem Mangel an klinischer Erfahrung und geeignetem Rüstzeug. Er sah diese Ära als geprägt von der unwissenschaftlichen „Herrschaft der theologisierenden und spekulierenden Psychologie,...(in der) jeder Irrenarzt je nach Zufall und Neigung seine besondere psychologische Sprache redete." Hier wird der Unterschied KRAEPELINs zu GRIESINGER und den romantischen Psychiatern aber auch vielen Psychiatern nach KRAEPELIN deutlich: KRAEPELIN sah keinen Sinn in philosophischen Exkursen, wohl auch aufgrund seines geringen Interesses an ideengeschichtlichen Zusammenhängen.

---

* Demgegenüber steht KRAEPELIN als Vertreter einer (naturwissenschaftlich) erklärenden Psychiatrie.

KRAEPELIN grenzte sich aber nicht nur von den Psychikern ab. Er grenzte sich auch von der reinen Hirnforschung ab.* Dies kommt dadurch zum Ausdruck, dass in den verschiedenen Auflagen die Verlaufsforschung immer mehr – zuungunsten der reinen Hirnforschung – an Platz und Bedeutung einnahm. Wie sehr er der reinen Hirnforschung (ohne klinische Verlaufsbeobachtung) abgeneigt war, zeigt seine Reaktion auf den Ausspruch GRIESINGERs, Geisteskrankheiten seien Gehirnkrankheiten. Dabei stellt KRAEPELIN fest, dass *„ diese Beziehung* (Veränderung der Hirnsubstanz und psychische Krankheit) *mit der Annahme eines einfachen ursächlichen Zusammenhanges nicht erschöpft ist, wie das etwa Griesinger in dem bekannten Satze „ Geisteskrankheiten sind Gehirnkrankheiten" unzutreffend formuliert hat".*

Doch GRIESINGER war nie der Meinung gewesen, dass sich eine psychische Störung schon dadurch diagnostizieren lässt, dass man sich das sezierte Gehirn betrachtet. Es muss also gefragt werden dürfen, inwieweit KRAEPELIN sich selber gemeint hat. Der Grund für diese Aussage war vermutlich, dass er nichts von reiner Hirnforschung hielt. KRAEPELIN machte in puncto reiner Hirnforschung in seiner Zeit bei FLECHSIG „leidvolle Erfahrungen", wie SHORTER schreibt. Dies läßt sich leicht denken bei einem Mann wie KRAEPELIN, der viel von klinischer Verlaufsbeobachtung hielt.

Gleichwohl war es auch KRAEPELIN, der Leute wie ALZHEIMER und NISSL um sich scharte, um dem nachzugehen, was hirnbiologisch sichtbar zu machen wäre.

Aber nicht die Hirnbiologie interessierte KRAEPELIN vorrangig, sondern die klinische Forschung. Deswegen war er auch der erste der „großen Psychiater", der die große Zahl der in den Landeskrankenhäusern befindlichen Patienten in seine Beobachtungen mit einbezog (BLASIUS). Unter diesem Aspekt ist sein Handeln zu verstehen.

Deswegen war er aber mit GRIESINGER in dem Punkte einverstanden, dass Patienten beobachtet werden müssten, was GRIESINGER in seiner Berliner Zeit durch die Umstrukturierungen an der Charite zum ersten Mal in Deutschland ermöglicht hatte.

Durch Beobachtung sollte nach KRAEPELIN zweierlei erreicht werden:

- Die große Zahl chronischer Patienten mit scheinbar unbeeinflussbaren Verläufen zumeist versehen mit nichtssagenden Diagnosen wie „einfache Seelenstörung" sollte handhabbar gemacht und in Unterteilungen aufgebrochen werden.**

----

* Den ganzen Menschen zu betrachten war sicher sinnvoll, v.a. im Hinblick auf die Zeit vor dem 19. Jahrhundert, als irre Menschen nur weggeschlossen wurden. Für die nachfolgende Zeit reichte das aber nicht mehr, so für GRIESINGER als auch für KRAEPELIN nicht.
„Somatisch" war selbst für die meisten Somatiker kaum mehr als eine metaphysische Idee. Etwas anderes musste her. Dieses Neue bezeichnet SHORTER als die „erste biologische Psychiatrie", die von Männern wie FLECHSIG betrieben wurde.
** Wir sind hier nicht mit SHORTER einer Meinung. Dieser schrieb (S. 82): „Eine Geschichte der Psychiatrie, die nicht zwischen Demenz, Psychose und Schwachsinn differenziert, gleicht einer Geschichte des Lärms, die das Geräusch eines Computers nicht von dem eines Panzers unterscheidet....Wer völlig undifferenziert von Verrückten, Wahnsinnigen, Zerstreuten u.s.w. spricht, verzichtet von vornherein auf jede Möglichkeit, tiefere Einblicke zu gewinnen...Meiner Meinung nach ist es von entscheidender Bedeutung, Verrücktheit aufzuschlüsseln..." Dies ist für Psychiatriegeschichte deswegen unserer Meinung nach schwierig, weil bis KRAEPELIN die meisten Kranken dieselbe Diagnose hatten: die „einfache Seelenstörung" (s. BLASIUS). Sie waren eben nicht schon als Schizophrene und Maniker/ Depressive diagnostiziert. All das erfolgte erst später. Vor KRAEPELIN waren die Diagnosen der Patienten in den Anstalten eben nur eins: Lärm.
Eine Differenzierung kann daher historisch erst für die Zeit nach KRAEPELIN möglich sein.

- Die große Zahl an Diagnosen, die den Grund der Störung in dem sozialen Verhalten/ Rollenbild der Patienten sahen wie Altjungfernwahn, Masturbationswahn [173, S.161, S.166] oder Hochzeitsnachtpsychose, aber auch die vielen Begriffe für Wahnsinn wie Vesanie oder Lunatismus sollten in ein einfaches Schema eingeordnet werden.*

Er erreichte dies durch eine Zweiteilung in:
- heilbare Störungen mit guter Prognose, das spätere manisch-depressive Irresein
- unheilbare Störungen mit schlechter Prognose, die Dementia präcox, aus der später von BLEULER die Gruppe der Schizophrenien noch einmal herausgelöst wurde.

Verlaufsforschung hieß das Motto, in dessen Dienst die Anatomie gestellt wurde. Deswegen war er auch mit WERNICKE nicht einverstanden, obwohl der ebenfalls kein Vertreter der hirnanatomischen Forschung nach FLECHSIG war. WERNICKE versuchte, nach erfolgreichem Zuordnen von neurologischen Krankheitsbildern zu Hirnveränderungen dafür spezifischer Regionen, dies auch in der Psychiatrie zu erreichen.

Nach KRAEPELIN aber waren die deutlichsten Hinweise auf eine bestimmte psychische Störung durch ihren Verlauf, nicht durch Symptome, die ein Patient zu einem bestimmten Zeitpunkt hatte, zu erreichen.

KRAEPELIN begründete damit einen Ansatz, der zur Entthronung der Ursachenforschung hin zu einer Prognose aus dem Krankheitsverlauf führte. Nicht der Inhalt der Symptome interessierte (Masturbationswahn), sondern die große Anzahl chronischer bisher als unbehandelbar geltender Verläufe in den Landeskrankenhäusern neu einzuteilen.

Damit folgte er eigentlich der Kritik GRIESINGERs
a) an den Zuständen in den Irrenhäusern, die zu einer reinen Verwaltung der Kranken geführt hatten, weil man die Kranken aus der Erfahrung heraus für unheilbar hielt. Diese Einstellung erhielt durch KRAEPELIN eine Wendung.
b) an den Psychiatern, die sich nicht um die große Zahl der Kranken in den Irrenhäusern kümmerten, weil diese für sie (sowohl die Psychiker wie die Somatiker und auch die Hirnforscher) ohne Interesse waren.

----

* Hier wird das damalige zweifache Verständnis von psychischer Störung deutlich. Auch wenn solche Begriffe heute lächerlich erscheinen, müssen sie als der erste Versuch gelten, Symptome in ihrer Entstehung aus dem Umfeld des Patienten begreifbar zu machen. Nicht ohne Sinn schreibt daher SHORTER (S. 167f.: „Es ... betrachtete sich als „Kraepelianer", wer seine Diagnosen anhand eines „medizinischen Modells" anstatt eines „bio psycho sozialen" traf. Ein medizinisch orientierter Psychiater näherte sich einer psychischen Krankheit wie ein Kardiologe einer Herzerkrankung, allerdings in dem Bewußtsein, daß die Psyche im Gegensatz zum Herzen auch kulturellen Einflüssen unterliegt. Ein Psychiater, der den Freudschen oder Meyerschen biopsychosozialen Weg einschlägt, betrachtet psychische Krankheit eher als Resultat der Mißgeschicke im Leben des Patienten denn als Ergebnis anlagebedingter Kräfte."

Durch KRAEPELIN wurden damit die nichtorganischen Psychosen der Manie, Depression und der Schizophrenien in den Mittelpunkt psychiatrischen Interesses gerückt.
Gleichwohl blieben der mehr Symptom-orientierte Ansatz wie auch die Hirnforschung weiter bestehen. In dieser Umlenkung des Interesses weg von den „Nichtpsychosen" kam es in der Folge dazu, dass Schmerz als Thema für KRAEPELIN immer weniger interessant wurde.
So schreibt WÖRZ (S.26): „Er (Kraepelin) beschrieb psychopathologische Veränderungen als Folge organischen Schmerzes (wie Reflexdelirien, Reflexpsychosen), während er auf die Phänomenologie des Seelenschmerzes und auch auf die Psychogenese körperlich erlebten Schmerzes verzichtete."

**Mit KRAEPELIN konzentrierte sich die Psychiatrie auf die „Psychosen", also psychische Zustände, als deren Ursache organische Veränderungen bewiesen oder vermutet wurden. Psychogene Störungen im Sinne der „Variationen seelisch-geistigen Wesens" nach HUBER wurden nicht untersucht. Dieses ist aber das Gebiet, dem der Seelenschmerz oder die Psychogenese körperlich erlebten Schmerzes zuzuordnen wäre. Die Vernachlässigung des Themas „Schmerz" im zuletzt gesamten Gebiet der Psychiatrie führte zu einem Rückzug auch des ganzheitlichen Verständnisses von Krankheiten. Es gelang der Psychiatrie im Folgenden nicht, das Verständnis von „Psyche" als Substrat einer nach außen gerichteten Reagibilität auf den Feldern „Denken, Fühlen und Wollen" herüberzubringen. Psychisch wird daher heute in der übrigen Medizin nur als das Krankhafte verstanden und die Situation ist ähnlich der, die NASSE als Meinung über die damaligen Verhältnisse von BENZENHÖFER zugeschrieben wurde (S.96f.): „Nachteilig sei...vor allem die cartesianische Unterscheidung von Leib und Seele geworden, die dazu geführt habe, daß der Leib den Ärzten, die Seele aber den Philosophen überlassen werde."
Die wissenschaftliche Psychiatrie begann mit einem ganzheitlichen Verständnis des Menschen. Dieser Satz kann gar nicht oft genug wiederholt und betont werden. Durch GRIESINGER wurde ein Ansatzpunkt gebildet für ein komplexes Verständnis des Phänomens Schmerz. Dieser kann die Grundlage für ein modernes Verständnis vor allem der chronischen Schmerzen bilden.**

TEIL 2
Psychiatrie und Schmerzmodelle

Kapitel 7
Interim- Von der Zeit **nach GRIESINGER bis Heute**
Die derzeitige Diskussion um chronische Schmerzen wird kompliziert durch die Standortbestimmung des Bereichs „Psyche". Dies soll deswegen zunächst versucht werden unter den zwei Punkten: psychogene Veränderungen sowie psychische Störungen.

7.1 Schmerz und Psyche: chronische Schmerzen und psychogene Veränderungen
7.1.1 Das bio-psycho-soziale Modell

Der Begriff des bio-psycho-sozialen Modells meint,
• die Ablösung eindimensionaler Überlegungen (Ursache A hat Konsequenz B) durch ein mehrdimensionales System
• die Berücksichtigung aller biologisch/ organischen, genetischen sowie psychosozialen Faktoren, die für den jeweiligen Patienten von Bedeutung sein können [191].
Der Patient ist dabei hinsichtlich seiner Erkrankung die Summe der Faktoren aus Anlage und Umwelt. Dabei wird nicht der Fall behandelt, sondern das Individuum.

Das konkrete Modell wurde von ENGEL (1977, 1980) entwickelt. Dabei folgte er der Systemtheorie mit ihren folgenden Aussagen [197].
• Jeder Einzelne ist mit der Gesamtheit so verbunden, dass die Veränderung eine Veränderung der Gesamtheit bewirkt.
• Lebende Systeme sind selbstregulierend und selbsterhaltend. Selbstregulierende Prozesse gewährleisten ein Gleichgewicht (Homöostase) und die Anpassung an die Umwelt.
• Lebende Systeme sind zielorientiert.
• Lebende Systeme sind immer offen und befinden sich im Austausch mit der Umgebung.

ZIMMERMANN hat hier in neuerer Zeit (1995) Anpassungen für das heutige Schmerzverständnis erarbeitet [209].

Es folgt dazu Abb. 6 [186a] *

---

* vgl. dazu: [191, S.30]: Nachteil des dortigen Modells ist der Begriff der Hierarchie, der den Eindruck aufkommen lässt, als hätte die Ebene des Moleküls keine Verbindung mit der Ebene der Biosphäre.

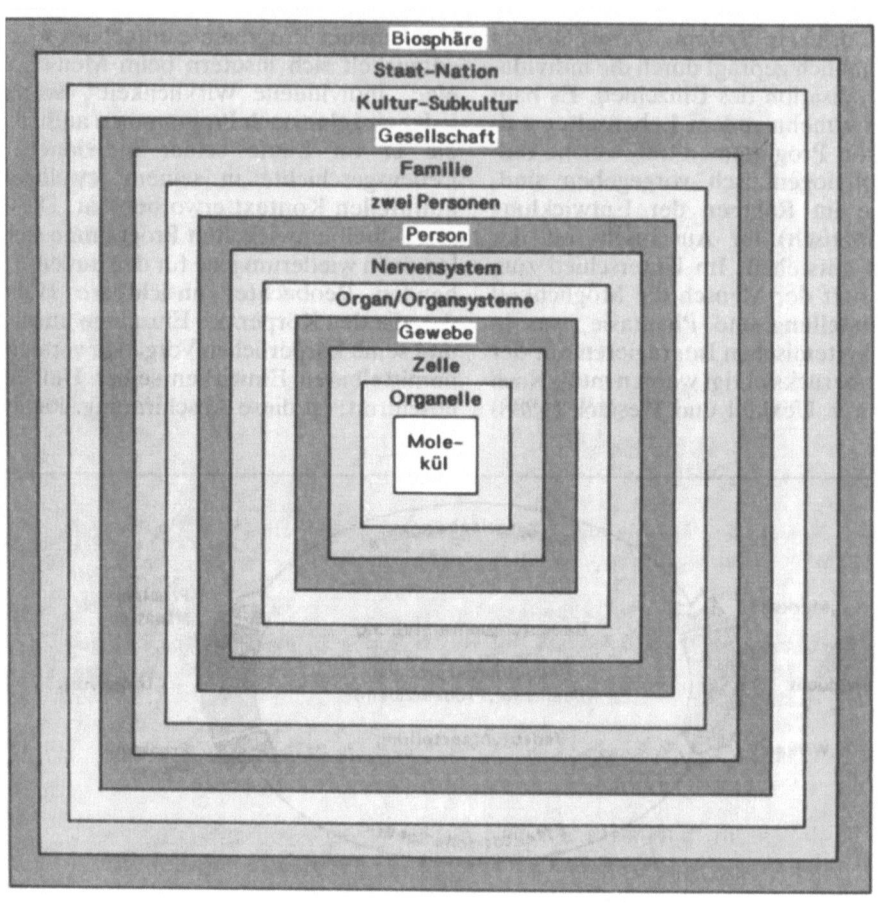

Abb. 6: *Bio-psycho-soziales Krankheitsmodell nach G.L. ENGEL (1977 und 1980)*

7.1.1.1 Stärke des Modells

Die Stärke des bio-psycho-sozialen Modells gegenüber organischen Modellen liegt auf der Hand. Statt eines Rückführens der Symptome auf eine einzige Ursache, wird eine Vielzahl möglicher Ursachen/ Anlässe berücksichtigt. Dies bedeutet auch die Möglichkeit, aus der strengen Schiene des Ursache-Wirkungs-Denkens ausbrechen zu können hin zu einem mehr kybernetischen/ funktionellen Denken.

7.1.1.2 Schwächen des Modells

Die Schwächen liegen vor allem darin, dass der Begriff sehr modern geworden ist. Er wird deswegen gern und viel benutzt.

- Historisch

So ist im weitesten Sinne das Krankheitsverständnis FREUDS – vor allem im Vergleich zu den damaligen nur hirnorganisch orientierten Psychiatern wie FLECHSIG - ein bio-psycho-soziales Modell gewesen [173].

- Diagnostisch

In der Schmerztherapie insgesamt wird das Modell nur in seinen einzelnen Komponenten vertreten. Selten wird eine integrative Ansicht verfolgt (s. Kritik bei [194]).

- Therapeutisch

In der Verhaltenstherapie wird es ebenfalls gern verwendet. EGLE hatte hier bereits kritisiert, dass es sich eigentlich dabei um ein bio-behaviorales Modell handele [186a]. Dessen Schwächen stecken in der geübten Praxis der Zweiteilung: hier die Mediziner, dort die um die Psyche sich (als einzige) bemühenden Verhaltenstherapeuten. Das Problem, welches daraus erwächst ist, dass der integrative Ansatz des Modells dadurch verloren geht.

Für die heutige Psychiatrie stellt das bio-psycho-soziale Modell keinen Widerspruch zu sonstigen Konzepten wie dem Vulnerabilitäts- Stress-Modell dar. „Das bio-psycho-soziale Modell stellt den Versuch dar, verschieden Ursachen für psychische Störungen in einem integrativen Konzept zu vereinen. Hinsichtlich psychiatrischer Diagnosen wird dabei von einem Diathese-Stress-Modell ausgegangen, d.h. eine genetische Vulnerabilität erklärt, warum Patienten, konfrontiert mit denselben Stressoren, unterschiedliche psychische Störungen entwickeln". [182] Ohne das Vulnerabilitäts- Stress-Modell ist das bio-psycho-soziale Modell aber unvollständig.

- Einordnung psychischer Störungen

Das bio-psycho-soziale Modell verleitet zu der Annahme, auftretende psychische Störungen seien Störungen im Sinne einer Komorbidität. Dabei werden sie dann, v.a. außerhalb der Psychiatrie, noch am ehesten als reaktiv eingeordnet [186 b]. Die Folge davon ist:

- Psychische Störung werden als Auswirkung des Schmerzerlebens etwa am Arbeitsplatz eingestuft.
- **Psychische Störungen** wären somit wirklich **sekundär**.

Im Gegensatz dazu wird psychiatrischerseits das bio-psycho-soziale Modell (b-p-s) im Rahmen des Diathese-Stress-Modells verwendet. Dabei hat dann das **b-p-s** eine **sekundäre** Funktion gegenüber dem Diathese-Stress-Modell. Es wird zuständig für die Erklärung des Einflusses psychosozialer Faktoren, nicht aber der Ursache psychischer Störungen.

7.1.2 Ergänzende Modelle: Bindungstheorie

Die Frage ist, inwieweit unsichere Verfügbarkeit und fehlende Feinfühligkeit der Bezugsperson das heranwachsende Individuum anfällig für Stressoren (biologisch, psychisch) macht. Auf der Grundlage dieser angenommenen Anfälligkeit könnte es zu einer vermehrten Schmerzwahrnehmung (oder verminderten Unterdrückung unwichtiger Schmerzreize?) kommen.

Mit diesem Problem der Verfügbarkeit beschäftigt sich die sogenannte Bindungstheorie. Gegenstand der Theorie ist das Bindungsverhalten von heranwachsenden Kinder zur primären Bezugsperson - in der Regel die Mutter - , seine Merkmale, seine Entwicklung*, seine Typen. Dabei wird die Frage untersucht: Was passiert, wenn die Bindung unterbrochen wird? Die Bindung des Kleinkindes ist nach BACH et al. [178] gekennzeichnet durch vier Merkmale:

- Das explorative Verhalten ist am größten in Anwesenheit einer Bezugsperson.
- Die Nähe einer Bezugsperson verringert die Angst eines Kindes und erhöht sein exploratives Verhalten.
- Angst hemmt das Spiel und das Explorationsverhalten und verstärkt momentan die Bindung.
- Bei Trennung von der Bezugsperson erfolgt Protest und die gedämpfte scheinbare Annahme von Ersatzobjekten.

Gerade letzten Punkt hat BOWLBY genauer untersucht [180]. Was passiert mit der Bindung bei Trennung von der Mutter? Wie verhält sich das Kleinkind?

BOWLBY [180]

BOWLBY befasste sich mit dem Verhalten von gesunden Kindern, die 2-3 Jahre alt waren. Er untersuchte ihr Verhalten, wenn sie ihrer Mutter entzogen werden mussten, weil sie in ein Krankenhaus kamen oder zur Pflege weggegeben wurden.

Das dabei resultierende Verhalten der Kleinkinder fasste er in drei Phasen zusammen:

- Auflehnung: Das Kind verlangt zunächst wütend und weinend seine Mutter zurück. Es beschäftigt sich auch dann noch mit dem Problem, dass die Mutter nicht vorhanden ist, wenn es sich äußerlich beruhigt hat.
- Verzweiflung: Schließlich sind dann aber bei längerer kontinuierlicher Abwesenheit der Mutter die Hoffnungen, sie zurückzuerhalten geschwunden. Das Kind ist verzweifelt.
- Loslösung: Letztlich tritt dann eine größere Veränderung ein. Das Kind scheint seine Mutter zu vergessen. Dies gilt auch dann, wenn seine Mutter wieder erscheint. Das Kind zeigt nun wenig Interesse. Der Eindruck entsteht sogar, dass es sie nicht einmal erkennt.

In allen drei Phasen neigt das Kind nach BOWLBY zu oft beunruhigenden Wutanfällen und destruktivem Verhalten.

Kehrt das Kind nun nach Hause zurück, hängt sein Verhalten von der Phase ab, die während der Trennung vorherrschte. Wie lange sein Verhalten anhält hängt davon ab, wie lange die Trennungsphase gedauert hatte und wie häufig sie von Besuchen unterbrochen wurde.

---

* zur Entwicklung der Bindung siehe BACH et al. [180, S.26]

BRONISCH schreibt dazu (1995):

„Wenn es z.B. einige Wochen oder Monate weggewesen ist, ohne besucht worden zu sein, und somit die ersten Phasen der Loslösung (-sphase; Ergänzung des Autors) erreicht hat, wird seine Teilnahmslosigkeit wahrscheinlich eine Stunde, einen Tag oder länger anhalten. Wird sie schließlich aufgegeben, kommt die starke Ambivalenz der Gefühle für die Mutter zum Vorschein. Das Kind ist einem Sturm von Gefühlen ausgesetzt, es klammert sich an, und, wann immer die Mutter es für einen Augenblick verlässt, bricht es in Angst und Wut aus. Von da an ist seine Mutter vielleicht Wochen oder Monate lang ungeduldigen Forderungen ausgesetzt, bei ihm zu bleiben und wütenden Vorwürfen, wenn sie es allein gelassen hat. Wenn das Kind jedoch mehr als sechs Monate wiederholt von seiner Mutter getrennt war, so dass es ein fortgeschrittenes Stadium der Loslösung erreicht hat, besteht die Gefahr, dass es die Zuneigung zu seinen Eltern nie mehr zurückgewinnen kann."

BOWLBY beschrieb diese drei Phasen auch für den Trauerprozess [183]. Auflehnung und Verzweiflung können sich lange abwechseln. Schließlich kommt es im Normalfall aber doch zur Loslösung. Dies bedeutet dann emotionales Loslassen.

Die hier besprochenen Verhaltensmuster bei Trennungen werden als Anpassung des Individuums an seine Umwelt verstanden. Beim Kleinkind wie beim Erwachsenen dienen sie als Appell an die Umwelt. Dies gilt für die Depression und den Trauerprozess aber auch für Suizidalität.

Aber nicht nur die Aufhebung der Bindung ist wichtig zu untersuchen. Denn gerade bei Schizophrenie hat sich als individueller Risikofaktor für das Auslösen eines Schubes/ einer Phase das sogenannte „ungünstige Temperament" herausgestellt. Damit ist ein Verhalten gemeint: Rückzugstendenzen bei neuen Reizen, langsame Anpassung an Veränderung. Im Gegenzug ist die schnelle Anpassung an Veränderungen und exploratives Verhalten bei neuen Reizen ein protektiver Faktor [195].

Also auch die Frage der Ausgestaltung des explorativen Verhaltens ist ein wichtiger Punkt. Es ist nicht nur wichtig, ob Exploration oder abgebrochene Bindung stattfindet, sondern: ist das Kind explorativ bei vorhandener Bindung?

Hier setzt vor allem die neueste Forschung an:

So haben FONAGY et al. (1991, 1996) festgestellt, dass Bindungsverhalten weitergegeben wird und zwar von einer Generation auf die nächste. Möglich ist das, weil erlerntes Bindungsverhalten aus der Kindheit, ähnlich den Identifizierungen bei den Neurosen (s. Kapitel 1), für immer in der Innenwelt installiert wird. BACH spricht von den „inneren Arbeitsmodellen" [178]. Verblüffend daran ist, dass Kinder ab 1,5 Jahren die Fähigkeit haben, das Bindungsverhalten gegenüber dem einzelnen Elternteil auf diesen Teil abzustimmen. Hat also der Vater ein unsicheres Bindungsverhalten, verhält sich das (explorative) Kind ihm gegenüber unsicher. Verfügt die Mutter dagegen aus ihrer Kindheit über ein sicheres Bindungsverhalten, ist das (explorative) Kind in seinem Verhalten zu ihr sicher. Erst später – wie, ist noch unklar – entscheidet sich das Kind dann für eines der beiden Arbeitsmodelle. Wichtig ist dabei auch, dass das Bindungsmodell des einen Elternteils keinen Einfluss auf die Bindung zwischen dem Kind und dem anderen Elternteil hat.

Aber es gibt nicht nur das sichere und das unsichere Bindungsverhalten.

<u>AINSWORTH</u> [177]

So hat Mary AINSWORTH (1978) insgesamt vier Bindungstypen unterschieden:

- Die sichere Bindung: Explorationsverhalten und Suche nach Nähe zur Bezugsperson (Mutter) sind untereinander ausgewogen. Entfernt sich die Bezugsperson, ist das Kind irritiert. Bei Rückkehr der Bezugsperson beruhigt es sich aber schnell.
- Die ambivalente unsichere Bindung: Das Kind ist anhänglich. Bei Trennung ist es sehr irritiert. Es lässt sich bei Rückkehr der Bezugsperson nur schwer beruhigen, zeigt starke Gefühlsausbrüche.
- Die unsichere, verminderte Bindung: das Kind exploriert nur wenig, obwohl die Mutter anwesend ist. Es ist unsicher. Ist die Mutter abwesend, ist das Kind nur wenig irritiert. Kommt die Mutter wieder, wird sie evtl. sogar abgelehnt. Äußerlich scheinbar wenig interessiert, ist das Kind dennoch vegetativ erregt (erhöhte Pulsfrequenz).
- Die desorganisierte Bindung: Es wechseln wiederholte Bindungsstrategien ab, so die intensive Suche mit der intensiven Ablehnung. Sie können auch widersprüchlich kombiniert sein. Bei Wiederbegegnung ist das Kind erstarrt und blickt die Bezugsperson unbewegt an (z.B. bei psychotischen Eltern).

Die ersten drei Bindungstypen lassen sich offensichtlich problemlos mit den drei Phasen von BOWLBY [180] in Beziehung setzen, während der letzte Typus auch bei Psychotikern vorkommt.

7.1.3 Ergänzende Modelle: Stressoren

Den psychologischen Arbeiten über chronischen Schmerz liegt derzeit die Vorstellung zugrunde, dass abstrakte psychische Momente chronischen Schmerz verursachen.

Dabei handelt es sich um Themen der Traumatisierung wie Vergewaltigung oder „schlechtes Elternhaus" (sogenannte broken-home-Situation), die wie oben beschriebene Deprivation und ähnliches. (vgl. Modell von VIOLON [207], nächste Seite).

Dass es dadurch zu hirnorganischen Veränderungen kommen kann, die ihrerseits nachgewiesenermaßen den chronischen Schmerz begünstigen, ist bereits mehrfach bewiesen worden [184].

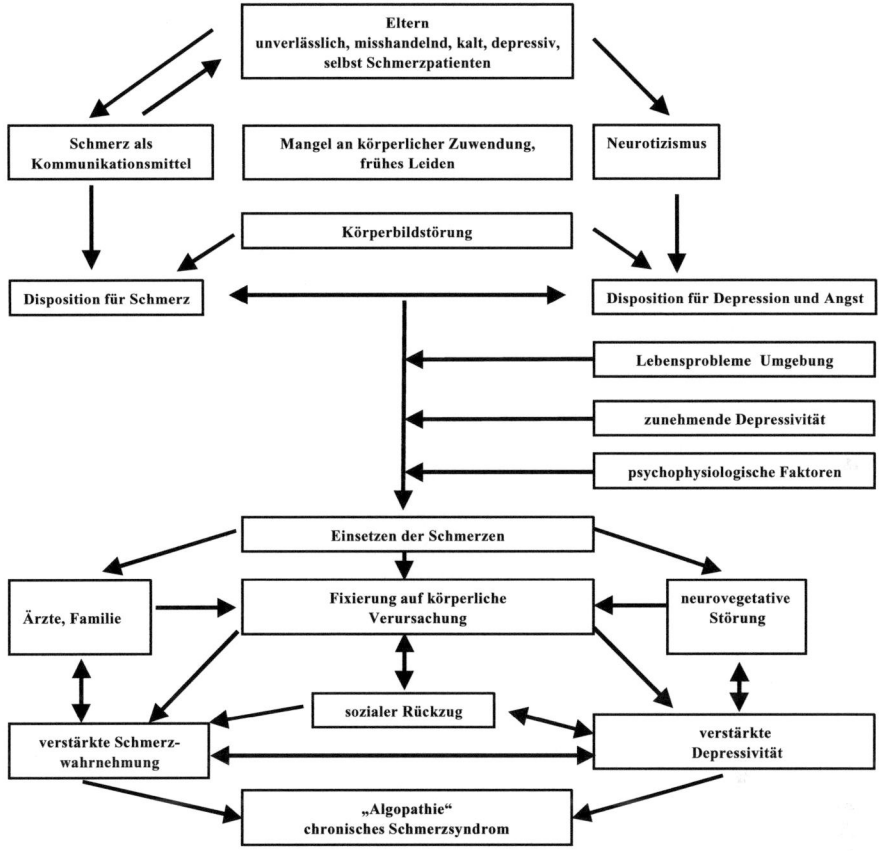

Abb. 7: *Entstehung chronischer Schmerzen nach VIOLON (1982); aus: EGLE, 1993,*
S.165.

Diese Themen sind nun unter der Bezeichnung der „Stressoren" auch außerhalb der Schmerztherapie gültig für alle Erkrankungen mit psychischen Anteilen (s. Lehrbücher der Dermatologie/ Orthopädie/ Innere Medizin). Dabei wird im allgemeinen Wert auf die sogenannten sozialen Stressoren gelegt. KNÖLKER et al. haben in ihrem Buch zur Kinder- und Jugendpsychiatrie diese Stressoren aufgeführt [195]. Dabei teilen sie ein in
a) Familiäre Faktoren und
b) Außerfamiliäre Faktoren
Siehe dazu folgende Tabelle 8:

Familiär	Außerfamiliär
Soziokulturell wie Armut, soziale Randständigkeit oder Diskriminierung der Familie	Allgemeine sozioökologische Lebensbedingungen der Familie (soziale Brennpunkte)
Niedriger Ausbildungsstand und Berufsstatus der Eltern	Soziale Kontakte der Eltern
Fehlen eines Elternteils, insbesondere Elternverlust nach Scheidung	Beziehungen des Kindes zu Gleichaltrigen
Psychiatrische Erkrankung der Eltern	Einflüsse der Schule Nach RUTTER: Hohe Lehrer-Fluktuation Hohe Schüler-Fluktuation Ungünstige Lehrer-Schüler-Quote Hoher Anteil von Immigranten-Kindern
Häufiger Streit zwischen den Eltern oder anderen Familienmitgliedern	Einflüsse der öffentlichen Medien
Fremdunterbringung (Heimaufenthalte) des Kindes	
Körperliche und psychische Vernachlässigung, mangelnde Förderung des Kindes	
Misshandlung und sexueller Missbrauch	
Dysfunktionale Beziehungsangebote der Eltern an das Kind, ungünstiger Erziehungsstil	
Dysfunktionale Bewältigungsstrategien der Eltern	

Tab. 8: *Übersicht über familiäre und außerfamiliäre Stressoren.*
Nach KNÖLKER et al., 2000.

Der Vollständigkeit halber muss gesagt werden, dass die alleinige Vorstellung von Stressoren als Faktoren, die in der Umgebung des Individuums angesiedelt sind und die Ursache chronischer Schmerzen darstellen, sehr die Möglichkeiten der Entstehungsmodelle psychischer Störungen begrenzt. Im klinischen Alltag bleiben dann als Fragen zu klären:
- Wieso führt ein und derselbe Stressor - z.B. sexuelle Traumatisierung - zu verschiedenen Störungen (neben chronischem Schmerz auch zur Borderline- Störung oder Suizid)?
- Wieso ergeben viele Stressoren am Ende das Krankheitsbild der chronischen Schmerzen?

Ein erweitertes Verständnis von Stressoren kommt zustande, wenn diese Stressoren ihren spezifischen Status als Ursache verlieren und ihnen die unspezifische Rolle von Auslösern zugewiesen wird. Auch in der Dermatologie sind zum Beispiel die Allergene Auslöser, nicht Ursache einer Atopie (vgl. auch Kapitel 9). Bei Stressoren als Auslöser stellt sich dann unweigerlich die Frage nach protektiven Faktoren, mit denen die Stressoren zu verrechnen sind (und nach individuellen Stressoren), wenn die Stressoren eine psychische Störung auslösen sollen. Dies wird im Kapitel 9 genauer ausgeführt.

7.2 Schmerz und Psyche: chronische Schmerzen als psychische Störungen

Wenn aber Stressoren nur als Auslöser des chronischen Schmerzes fungieren, dann muss es neben den bekannten Hirnveränderungen eine vorgeschaltete bisher unbekannte Veränderung im Gehirn geben, die darüber entscheidet, ob die Stressoren überhaupt die bekannten Veränderungen auslösen/ verursachen. Dies hat zur Folge, dass chronischer Schmerz eine psychische Störung wäre.
Chronischer Schmerz als psychische Störung wird derzeit im allgemeinen geleugnet.
Argumente **dagegen** sind [202]:

- Die untersuchten Gruppen, anhand derer eine psychische Störung bewiesen wurde, waren zu selektiert.
- Die verwendeten Kriterien für das Vorhandensein psychischer Störungen waren zu wenig streng.

Ausgangspunkt ist die Frage: Sind psychische F-Diagnosen wirklich nur ein Effekt der Chronifizierung, vgl. [205, 208]? Hat also GRIESINGER Unrecht wenn er Schmerzen bei Depressionen beschreibt - handelt es sich dabei um eine selektierte Gruppe?
Oder sind F-Diagnosen ein Hinweis darauf, dass es sich bei chronischen Schmerzen um eine psychische Störung handelt?

7.2.1 Bisheriges Modell: Psychische Störung als Zeichen der Chronifizierung

Für den Standpunkt, psychische Störungen bei chronischen Schmerzen seien nur ein Produkt der Chronifizierung spricht:
A) Je unausgelesener die Patientengruppe [179],
   je eindeutiger (strenger?) die Kriterien für die Diagnosestellung einer psychischen Störung [198, 203],
   umso mehr ist der Anteil von Schmerzpatienten mit psychischen Störungen gleichgroß wie bei Patientengruppen mit anderen organischen Krankheiten [202].
B) Nach WURMTHALER (1996) steigt die Häufigkeit psychischer Störungen in Abhängigkeit vom Chronifizierungsstadium [208].

7.2.2 Neues Modell: Psychische Störung als Teil der chronischen Schmerzen

Für den Standpunkt, psychische Störungen bei chronischem Schmerz seien Ausdruck der Tatsache, dass chronischer Schmerz selbst eine psychische Störung ist, spricht
A) es handelt sich bei chronischem Schmerz um eine Diagnose des 20./ 21. Jahrhunderts [200]. Dies schließt in dieser Größenordnung eine oder mehrere organische Erkrankungen, also eine alleinige somatische Verursachung aus.
B) bisherige Untersuchungen waren fehlerhaft.

Zum einen wurden die Patienten nicht durch einen Psychiater untersucht (vgl. [199] bzw. [186c] = zu wenig psychische Störungen?) oder aber zu spät, also nicht schon bei der Aufnahme (vgl. [204] = zu viel psychische Störungen?). Die schwierige Differentialdiagnose (s. Kapitel 6) reaktiver Störungen ist unter diesen Bedingungen aber gar nicht möglich. Eine psychische Diagnose lässt sich aber am besten in der längeren Verlaufsbeobachtung ab dem 1. Aufnahmetag stellen. Ist dies bereits nicht erfolgt, lässt sich die psychische Diagnose auch nicht in ein Verhältnis zum geklagten somatischen Befund des Patienten setzen. Die hohen Zahlen für psychische Störungen bei Patienten mit verschiedenen organischen Erkrankungen lassen aber nicht den (Kurz-)Schluss einer auf den Chronifizierungsprozess reaktiven psychischen Störung zu (psychiatrische Konsile wären dann eher erfolgt) .

Die Autoren mehrer Arbeiten (vgl. u.a. NIEMEIER et al., 2002) äußern selbst, dass die Patienten einem Psychiater/ Psychosomatiker vorgestellt wurden, weil sie sich als schwierig zu behandeln erwiesen (heißt: nachdem sie sich aufgrund der Behandlungsresistenz als schwierig erwiesen). Die Patienten waren aber nicht durch die lange Behandlung schwierig. Eher muss hier also geschlossen werden, dass sie sich deswegen als schwierig zu behandeln erwiesen, weil von Anfang an eine psychische Störung mit zu diagnostizieren gewesen wäre. Diese beeinflusste die Grunderkrankung, war aber offensichtlich durch einen Nicht-Psychiater nicht zu erkennen. Also ist zumindest bei einem Teil schon von Anfang an eine F-Diagnose vorhanden gewesen.

C) Weniger schlüssig wäre es anzunehmen, dass Patienten nach im Durchschnitt 9 Monaten [201] einem Psychiater vorgestellt wurden, und dies wäre dann gar nicht nötig gewesen. Es gibt – außer bei neu auftretenden Störungen – keine organische Krankheit, die gut therapierbar wäre und dennoch lange nach Therapieende eine psychische Störung aufweist. Es ist also unwahrscheinlich, dass Psychiater zu rein organisch erkrankten Patienten hinzugezogen werden,
- obwohl/ weil sie von Anfang an rein organisch (waren) und sehr gut zu therapieren waren, oder
- aufgrund einer mangelhaften Kenntnis des eigenen Faches (z.B. Dermatologie), die schließlich zu einer Chronifizierung der Erkrankung führte und damit eine psychische Diagnose entstehen ließ. (s. a. Kapitel 8 chronische Syndrome.) Eher muss man annehmen dürfen, dass Pat. in anderen Fächern bei organischen Diagnosen von Anfang an eine psychische Mitbeteiligung haben - etwa aufgrund psychosomatischer Störungen.*

D) Chronifizierung bedeutet mangelnde Behandelbarkeit. Dies liegt häufig aber im nicht behandelten/ behandelbaren psychischen Anteil.

----

* Die andere Frage wäre: wie viele rein organische Erkrankungen gibt es, die nicht therapierbar sind, weil wir sie noch nicht genug kennen?

E) Der Anteil psychischer Diagnosen bei chronischen somatischen Erkrankungen (wie in der Dermatologie) liegt bei der Erstuntersuchung bei 30 % [201]. Demgegenüber liegt der Anteil bei allen chronischen Schmerzpatienten mit psychiatrischen Diagnosen bei der Erstuntersuchung bei 80 % [181]. Unter gleichen Bedingungen nähern sich die beiden Gruppen also nicht an, wie das NILGES und BRINKMANN behaupten [202].

F) Die Nichtdiagnostizierbarkeit einer psychiatrischen Diagnose ist nicht der Beweis für die Nichtexistenz einer psychischen Störung. So haben viele psychische Störungen eine Latenzzeit für das Entstehen einer ordnungsgemäß diagnostizierbaren F-Diagnose. Bei Schizophrenien etwa liegt die Latenzzeit bei bis zu 35 Jahren. Dies gilt also gerade dann, wenn wie von NILGES und BRINKMANN [202] gefordert, strenge Maßstäbe an die Diagnose einer psychischen Störung gestellt werden. Die Latenzzeit liegt zum Beispiel bei Schizophrenien daran, dass die Diagnose wegen Vorliegens nur einzelner uncharakteristischer Beschwerden nicht rechtzeitig (manchmal eben erst nach 35jähriger Krankheitsdauer) gestellt werden kann [193].
Da also manche psychische Diagnosen eine gewisse Zeit für das klinische In- Erscheinung- Treten brauchen, kann auch dies erklären, warum mit Zunahme der Dauer einer Erkrankung die Anzahl psychischer Diagnosen steigt. Dies hat dann aber nichts mit der Chronifizierung zu tun [208] sondern mit den Eigengesetzlichkeiten psychischer Störungen.

G) Zu klären bleibt also eher die Frage: was ist mit den Patienten ohne psychische Störung [192]? Haben sie eine Latenzzeit vor sich? Wird irgendwann eine psychische Störung zu diagnostizieren sein [206]?

H) Aus dem Miteinander
   • einer schon bei Behandlungsbeginn bestehenden – evtl. nicht zu diagnostizierenden - psychischen Störung als Ursache einer schwierigen Behandelbarkeit
   • zusammen mit der Annahme einer Latenzzeit für psychische Störungen [196] sind die bisherigen aufgezählten Punkte mindestens ein Hinweis auf chronischen Schmerz als eine psychische Störung.

Miteinander versöhnen lassen sich die beiden hier aufgezeigten Standpunkte durch die Definition von chronischem Schmerz:
Die These, psychische Störungen seien nur Begleiterscheinung chronischer Schmerzen, wird vor allem dann vertreten, wenn man chronischen Schmerz über die Dauer definiert. Selbst wenn man sagt, die Chronifizierungsstadien gehen nicht linear mit der Dauer der Schmerzen [248], so ist die Position einer Zunahme psychischer Störungen mit den steigenden Chronifizierungsstadien [208] doch nur eine Variante dieser Definition. Als chronische Schmerzpatienten werden dann grundsätzlich alle Patienten aufgefasst, die der Zeitdauer genügen. Nun ist die Zeit natürlich ein notwendiges Kriterium für chronischen Schmerz, aber nicht das entscheidende. Die bisherige Definition der Patienten mit chronischen Schmerzen ist eine „Negativdefinition": Es handelt sich dabei um Patienten, die deswegen über eine längere Zeit Schmerzen ertragen haben, weil sie nicht richtig behandelt wurden. Sollte man eine Definition zulassen, deren Grundmerkmal die Unfähigkeit der Ärzte ist, die betroffen Patienten zu behandeln?

Die entgegengesetzte Position ist die vom chronischen Schmerz als einer verminderten Belastbarkeit für das Ertragen dieser Schmerzen. Dabei wird die Belastbarkeit unter anderem nach außen hin phänomenologisch deutlich durch die sich entwickelnden psychischen Störungen. Wird chronischer Schmerz nun so aufgefasst, wird es sich am Ende bei den Untersuchungen chronischer Schmerzen immer um selektierte Grundgesamtheiten handeln. Als chronische Patienten werden dann die in Erscheinung treten, die von den nicht-psychiatrischen medizinischen Fächern als „Problem-Schmerzpatienten" eingestuft werden. Oder anders formuliert: Eine psychische Störung findet man nicht bei einem kleinen Teil der Patienten mit chronischen Schmerzen, sondern bei allen Patienten mit chronischen Schmerzen. Als Patienten mit chronischem Schmerz wird dabei nur ein kleiner Teil der bisher als solches aufgefassten Patienten gewertet. Dies ist der Teil, bei dem die (übersehene) psychische Mitbeteiligung eine Chronifizierung entstehen ließ. Psychische Störung wird also als Grund der Chronifizierung, nicht als Folge der Chronifizierung gesehen. Dies gilt als Hypothese zunächst für alle chronischen Erkrankungen. Man könnte sagen: chronische Patienten sind die Problemfälle der einzelnen medizinischen Disziplinen. Das, was sie chronifizieren lässt, ist die übersehene „Psyche".

Bezogen auf chronischen Schmerz könnte man hier folgendermaßen definieren:

6. Versuch einer Definition:

Die chronischen Schmerz-Patienten der Psychiatrie verbergen sich hinter den von den einzelnen medizinischen Disziplinen als „Problemfälle" aufgefassten Schmerz-Patienten. Chronischer Schmerz bedeutet daher: diese Patienten sprechen nicht auf die jeweils in den einzelnen Fächern übliche analgetische Therapie an. Selbst bei Kombination weiterer organischer Fächer hinsichtlich Diagnostik und Therapie scheitern die therapeutischen Bemühungen, solange die Patienten nicht auch psychiatrisch hinsichtlich ihrer Affekte untersucht wurden.

Auf der Grundlage dieser Definition könnte man argumentieren, dass es dann in den einzelnen medizinischen Disziplinen viele chronische Erkrankungen gibt, die alle psychische Auffälligkeiten/ Mitbeteiligungen haben müssten. Also spielt doch die Psyche eine Rolle im Rahmen der Chronifizierung, wie WURMTHALER [208] und NILGES [202] nahe legen; aber nicht als Reaktion auf die Chronifizierung sondern als deren Ursache. Dazu nächstes Kapitel.

Kapitel 8
Das andere Heute: Chronische Syndrome

Im Kapitel 6 über Depressionen konnte das Missverständnis des Wortes „reaktiv" und seine Folgen aufgezeigt werden. Es ließ sich zeigen, dass die Behauptung, die bei Schmerz vorkommenden psychischen Störungen (wie etwa die Depressionen) seien reaktiv, nicht zutrifft. Die sogenannten reaktiven Depressionen sind nämlich häufig gar nicht reaktiv. Wie sich zeigen ließ, können dem chronischen Schmerz zeitlich/ phänomenologisch nachfolgende psychische Störungen diesen trotzdem verursacht haben. Die sogenannten reaktiven Störungen können damit nicht als Beweis dafür dienen, dass bei chronischem Schmerz psychische Störungen keine verursachende Rolle spielen.

Im Kapitel 7 konnte nun argumentativ dargelegt werden, dass psychische Störungen hinter den „Problem-Patienten" der einzelnen Fächer verborgen sind und dadurch diese Patienten überhaupt erst zu Patienten mit chronischen Erkrankungen werden lassen. Dies wurde auch für den chronischen Schmerz postuliert.

Die Frage ist, ob diese psychische Beteiligung als Ursache einer Chronifizierung sich auch wirklich bei anderen Erkrankungen finden lässt. Ist das Auftreten psychischer Symptome Ursache der Chronifizierung nicht nur bei chronischen Schmerzen sondern bei verschiedensten Krankheiten in der Medizin?

8.1 Die Schwierigkeit des „Psychischen"

Im vorliegenden Kapitel geht es nun darum, die Frage von chronischem Schmerz als psychischer Störung zu untermauern.
Chronischer Schmerz ist nicht das einzige chronische Syndrom.
In den letzten Jahren hat sich bei den Erkrankungen ein Wandel vollzogen. Über 60 % der Personen einer Mikrozensuserhebung von 1980 litten an einer von drei der folgenden Erkrankungen: Kreislaufsystem, Atmungsorgane, rheumatischer Formenkreis. Davon waren bis zu zwei Drittel bei den einzelnen Erkrankungsbereichen bereits in einem chronischen Stadium [212a].
HOFFMANN und HOCHAPFEL (HH) schrieben schon 1992 [211c] (in Ergänzung der psychosomatischen Erkrankungen, vgl. [211a und b]) von den somatopsychischen Störungen, die sie damals die sekundären psychosomatischen Störungen nannten. Gemeint waren Störungen, die dadurch entstanden waren, dass die Behandlung der Medizin versagt hatte. Warum war das geschehen? HH schrieben von den sogenannten „Überlebensfällen" [211d]. Sie reihten darunter die Karzinomkranken und Dialysepflichtigen sowie die AIDS-Kranken ein.

War bei diesen Erkrankungen auch ein psychischer Anteil vorhanden, der nicht erkannt wurde? Dies ist eines der Probleme der Medizin: Sie bleibt für ihre wissenschaftstheoretische Basis auf das Denken in physikalischen und biochemischen Prozessen eingeengt. HÜPER weist darauf hin, dass die Medizin „mit ihrer Fixierung auf den somatologischen Krankheitsbegriff" unfähig ist, „die Vielzahl existentieller und sozialer Fragen wahrzunehmen oder gar zu beantworten, die chronische Erkrankungen in weitaus höherem Maße aufwerfen als jede andere Erkrankung" [212b]. HH schrieben [211d], dass vor 1980, allerhöchstens 1970, sich kaum ein Operateur über solche Fragen Gedanken machte. Gemeint waren Fragen wie „Wie lebt es sich mit einem Ileostoma, wie fühlt sich eine möglicherweise noch junge Frau nach ein- oder doppelseitiger Brustamputation?" HH [211c]: „Die Gewißheit, dass die Erhaltung des Lebens der Ziele höchstes sei, war und ist Basis aller ärztlichen Tätigkeit. Sie entlastete erstaunlich lange von der Verpflichtung für eine Nachsorge auch in Fragen emotional zentraler Probleme."

Soweit dies in dem hier gesteckten Rahmen interessiert, bleibt jedoch weiterhin die Frage, ob Krankheit, zumal chronische Krankheit, erst ein Problem durch die schon erfolgte Chronifizierung darstellt, durch ihren dauerhaften und meist irreversiblen Verlauf, „der den Lebensentwurf des Betroffenen erheblich beeinflußt" [212b]. Oder entsteht Chronifizierung schon im Prozess der Auseinandersetzung der psychosozialen Konflikte (Individuum contra Umgebung) – also vor der klinischen Manifestation der Krankheit [213, 214]?

Oder anders ausgedrückt: Ist „Psyche" eine Folge des chronischen Verlaufs oder Ursache desselben? Gerade auf letzteres weisen die Kasuistiken von HOFFMANN und HOCHAPFEL, in denen Menschen nach ausgeheiltem Tumor dennoch psychische Störungen entwickeln, in denen sich psychische Konflikte aus der Zeit vor dem Tumor erst nach dem Tumor klinisch manifestieren. Interessant dabei ist, dass dies funktionell geschieht; d.h., die Störungen folgen der durch den Tumor vorgegebenen organischen Bahnung [211d]. Die Patienten kamen in den Kasuistiken mit den Tumoren also deswegen nicht klar, weil sie schon vor dem Tumor durch psychische Konflikte ihrer Ressourcen beraubt waren.

Mit zur Chronifizierung trägt aber auch die Verkennung psychischer Elemente bei organischen Erkrankungen durch die Ärzteschaft bei. HH zitieren dazu THURE von UEXKÜLL [211e] unter der Überschrift: Warum chronifizieren psychovegetative Störungen? Die wichtigsten Punkte zeigt die nachfolgende Tabelle 9 (aus [211e]):

Warum chronifizieren (im weitesten Sinne) psychovegetative Störungen?
1. Die Beschwerden passen nicht in den nosologischen Katalog der modernen, technologischen Medizin. Sie haben keine, oder keine adäquate organpathologische Grundlage.
2. Die Symptome werden trotzdem in eine der gerade verfügbaren Diagnosen dieses Katalogs gepresst.
3. Therapeutische Misserfolge führen zur ständigen Wiederholung oder Intensivierung sowohl der somatischen Diagnostik als auch der medikamentösen oder operativen Eingriffe mit dem Effekt einer iatrogenen Krankheit oder zumindest einer weiteren Somatisierung und Chronifizierung.
4. Der Zusammenhang mit psychosozialen Problemen wird weder erwogen noch überhaupt für möglich gehalten.
5. Die Kosten für die organmedizinischen Verfahren werden ungeachtet ihrer Höhe und ihrer Auswirkungen anstandslos übernommen. Psychotherapeutische Verfahren werden (für den Allgemein- oder Facharzt) nicht oder nur mit Schwierigkeiten und in zeitlich eng begrenztem Rahmen vergütet.
Tab.9: *Gründe für Chronifizierung. Aus: Thure von Uexküll: „Patientenkarrieren" (1989)*

Die Tab. 9 zeigt deutlich: Die Patienten mit chronischen Beschwerden klagen ihr Leiden aufgrund der gleichzeitig vorhandenen psychischen „Probleme", selbst wenn die somatischen „Probleme" längst behandelt sind. Der Arzt verkennt dies aber und bezieht das weiter bestehende Klagen des Patienten auf die somatische Störung.

Dies bedeutet ein Konfliktpotential zwischen dem Patienten, der sich durch die Misserfolge in der Behandlung letztlich nicht verstanden fühlt und dem Arzt, der sich bei manchen Krankheiten immer wieder fragt, ob der Patient sich die Symptome nicht einbildet. Letzteres gipfelt dann in dem Ausspruch, das Patienten mit einer bestimmten Erkrankung „besonders schwierig" seien.
Es ist von hier aus kein weiter Weg zum nächsten Punkt, einer Hierarchie chronischer Syndrome: je „organischer" um so beliebter.

8.2 Hierarchie der chronischen Syndrome

Gibt es eine Hierarchie für die unterschiedlichen Gewichtungen organisch zu psychisch, wie HÜPER [212c] andeutet ?
TATSACHE ist:
Auch in anderen Bereichen gibt es chronische Syndrome, so in der Dermatologie (Atopie), Inneren Medizin (M. Crohn) und Orthopädie (Wirbelsäulenbeschwerden).
Dermatologie/ Innere Medizin zeichnen sich durch die Vielzahl an psychosomatischen Erkrankungen aus (M. Crohn, Herzinfarkt, Asthma bronchiale, Ulcera ventriculi et duodeni, Schilddrüsenerkrankungen, Atopie etc.).

Die genannten Fachbereiche haben aber auch schwierige Patienten. Sind diese Patienten nun schwierig, weil sie von vornherein psychisch verändert waren, aber dies nicht von den Ärzten erkannt wurde, vgl. [215]? Blieb im Einzelfall deswegen die Psyche unberücksichtigt, weil die Schwierigkeit des Patienten auf die „Typica" der Klientel dieses Krankheitsbildes geschoben wurde, oder die psychischen Veränderungen als reaktiv angesehen wurden?
Durch die Nicht-Berücksichtigung der Psyche als von Anfang an begleitendes Symptom der Krankheit* wird der unzufriedene Zustand des Patienten aber zementiert, so dass die Patienten deswegen ein schlechtes Outcome haben. Das ändert sich durch Behandlung der Psyche: Die Patienten sind plötzlich mit der ursprünglichen Behandlung zufrieden.
Was sich nicht ändert, ist, dass Ärzte im zwischenmenschlichen Bereich der Therapie auf ihre „Alltagspsychologie" angewiesen sind. Dies führt dann nicht selten aufgrund der fehlenden psychischen Kenntnisse dazu, dass Mediziner sich über das Verhalten der Patienten beklagen statt es zu therapieren. Konsequenz davon ist das Vorkommen der von den Medizinern geklagten psychosozialen Belastungen bei den Medizinern selber (Burnout).

----
* Es geht hier um die Frage der Chronifizierung durch psychische Störungen. Psychische Störungen, die dem Patienten die Ressourcen rauben, machen es ihm schwer, dann noch mit der Grundkrankheit fertig zu werden. Ein solches kybernetisches Verständnis von chronischem Schmerz heißt nicht, dass psychische Störungen die Ursache von Tumoren bilden. Es heißt lediglich, dass durch psychische Störungen der Patient nicht mehr mit der somatischen Erkrankung zurecht kommt. Denn gerade das Ursache-Wirkungs-Denken sollte mit diesem kybernetischen Modell vermieden werden. Doch führt dieses Thema zu weit vom eigentlichen Thema weg. Aber als Stichworte seien erwähnt: Psychoonkologie und Psychoimmunologie.

8.2.1 Einteilung

ABHOLZ und SCHAFSTEDDE haben 1990 versucht, eine Einteilung der chronischen Erkrankungen zu schaffen:

1 weitgehend asymptomatische chronische Erkrankungen:
- Diabetes mellitus
- Hyperlipidämie,
- Hypertonie

2 symptomatische chronische Erkrankungen
- Nicht lebensbedrohliche Krankheiten:
  Rheumatische Erkrankungen, psychosomatische Erkrankungen
- Potentiell lebensbedrohliche Krankheiten:
  KHK, Niereninsuffizienz, Schizophrenie,
- Lebensbedrohliche Krankheiten:
  Carcinome

Aus psychiatrischer Sicht und nach dem, was wir bisher erörtert haben, müsste diese Einteilung sicher umgeschrieben werden, da die bisherige Einteilung nicht genug die psychische Mitbeteiligung berücksichtigt. Ein alternativer Vorschlag (auf Grundlage der bisherigen Literatur) wäre die Einteilung nach wachsender psychischer Mitbeteiligung:

1 asymptomatische chronische Erkrankungen
- Diabetes mellitus
- Hyperlipidämie

2 symptomatische chronische Erkrankungen
A) organische Erkrankungen
- mit vermutlicher (reaktiver) psychischer Beteiligung
  Somatopsychische Erkrankungen:
  Stabile AIDS-Stadien
  Dialyse-Patienten
  Behandelte Tumore
- mit vermutlicher (ursächlicher?) psychischer Beteiligung
  Tumore
  Systemerkrankungen

B) psychische Erkrankungen
- mit erheblicher psychischer Mitbeteiligung
  Psychosomatisch: z.B. Arterielle Hypertonie, Rheumatoide Arthritis, Asthma, Herzinfarkt
- chronische psychische Erkrankungen
  Depression
  Schizophrenien

FAZIT:
Chronische Syndrome stellen keine Verläufe dar, in denen psychische Diagnosen als Chronifizierungsmerkmal auftauchen. In den meisten Fällen ist der psychische Anteil bereits vor der klinischen Manifestation installiert gewesen.

Kapitel 9
Moderne Psychiatrie und Schmerzerklärung

Moderne Psychiatrie hat nach einem Modell zu suchen, das chronische Prozesse mit organischen und psychischen Störungen mit wechselnden organischen und psychischen Anteilen phänomenologisch erklärt.
Depressionen sind deswegen als Modell geeignet, weil sie viel untersucht sind. Es sind dabei Erklärungsansätze vorhanden, die als Ausgangsbasis für ein Modell verwendbar sind.

9.1 Psychische Veränderungen im psychologischen und psychiatrischen Verständnis

Welche Rolle spielen psychische Veränderungen bei chronischem Schmerz? Dies soll am Beispiel der Depressionen erläutert werden, um die unterschiedlichen Standpunkte der Psychiatrie und der Psychologie darzustellen. Der Psychologe RUOß hat in seinem Buch ausführlich die verschiedenen Denkmöglichkeiten durchgespielt, die sich für den Zusammenhang Depression und chronischer Schmerz ergeben [295, S.118 u.S.124].
Seine Kernaussagen bilden die Überschriften der folgenden Kapitel.
Der Kommentar aus psychiatrischer Sicht ist dabei immer fett gedruckt.

9.1.1 Chronischer Schmerz und Depression entwickeln sich unabhängig voneinander.

Wenn chronische Schmerzen keine Depressionen zusätzlich hervorrufen bedeutet dies, dass depressive Störungen bei Schmerzpatienten nicht häufiger als in der Allgemeinbevölkerung auftreten.
**Der 2. Teil des Satzes beweist nichts: Es ist aus psychiatrischer Sicht nicht notwendig anzunehmen, dass alle Schmerzpatienten depressiv sind. Diese Ansicht von BLUMER & HEILBRONN ist von WILLIAMS & SPITZER bereits 1982 widerlegt worden. Auch wenn also bei chronischen Schmerzpatienten weniger Depressionen als in der Allgemeinbevölkerung vorhanden wären, wäre dies noch nicht der Beweis für die Unabhängigkeit der beiden Störungen.
Selbst wenn aber eine solche Unabhängigkeit anzunehmen wäre, so etwa bei „endogener" Depression und Coxarthrose, so ist dies dann aber immer noch nicht der Beweis, dass die Depression nicht auf die Schmerzempfindung der Coxarthrose einwirken würde. Es kann also auch hier eine Abhängigkeit trotz unabhängiger Entwicklung angenommen werden (und klinisch bewiesen werden). Daraus folgt das weiter unten näher erläuterte Modell.**

9.1.2 Chronischer Schmerz ist Ausdruck einer Depression

Dies gilt für die früher sogenannten endogenen Depressionen wie für die sekundär vitalisierten reaktiven Depressionen ([258]; vgl. auch Kapitel 6).

9.1.3 Depression als Reaktion auf chronischen Schmerz

Ausführlicher beschreibt RUOß die Depression als Reaktion auf chronischen Schmerz oder auf funktionelle Einschränkungen (die zusätzlich auch Schmerzen verursachen). **Der 2. Fall ist eine Reaktion auf die funktionelle Einschränkung, nicht auf den Schmerz. Gleichwohl handelt es sich auch hier um eine reaktive Depression. Was ist eigentlich eine reaktive Depression, woran erkennt man sie klinisch? Was in den Punkten 9.1.2 und 9.1.3 fehlt, ist der Fall der nach dem Schmerz sich ereignenden Depression, die dennoch aber schon vor dem Schmerz angelegt war, wie es im Falle der endogenen Depression möglich ist. In diesem Falle würde die Depression nicht durch den Schmerz verursacht sondern ausgelöst. Diese Problematik ist bereits im Kapitel 6 (Depressionen) ausführlich erläutert worden, und die verschiedenen Möglichkeiten wurden dort gegeneinander abgegrenzt.**

9.1.4 Chronischer Schmerz und Depression sind durch kognitive Faktoren verbunden

Über die kognitiven Faktoren tragen Depressionen mit zur „Etablierung" chronischer Schmerzen bei und andererseits modifizieren Schmerzen die Kognition, so dass Depressionen begünstigt werden.
Kognitive Modelle sind kein Widerspruch zu organischen Depressions-/ Schmerzmodellen. Sie lassen sich durchaus sinnvoll miteinander, v.a. für die Therapie, kombinieren. Die Frage muss nämlich vor einer Besprechung von Coping- Strategien gestellt werden, ob der Einsatz dieser Coping- Strategien nicht durch die zugrunde liegende psychische Erkrankung gestört oder zumindest umgelenkt wurde (vgl. BECK zu den Glaubenssätzen der Depression, [221]). Deswegen wird im folgenden der Versuch einer Integration entsprechend einem Modell von TYRER beschrieben ([303, S.143ff.]: Krankheitsmodell, kognitives Modell, Verhaltensmodell, psychodynamisches Modell, sozialpsychiatrisches Modell).

- Das KRANKHEITSMODELL ist besonders geeignet für bereits in der Erstuntersuchung stellbare Diagnosen (sowohl auf körperlichem wie auf psychischem Gebiet). Dementsprechend folgen die Lösungsmodelle den entsprechenden Krankheiten.
  Die Therapie ist in der Regel medikamentös. Die Psychodynamik kann zudem helfen, Einzelaspekte, die sonst als sinnlos erscheinen würden (wieso klagt ein Patient bei schon erheblich reduzierten Schmerzen?), zu verstehen.

- Darüber hinaus haben viele Patienten aber schon Sekundärschäden. Beispielhaft mag hier das Gebiet der Psychiatrie herangezogen werden, in dem sowohl endogene Depressionen neurotisch erscheinen als auch neurotische Patienten scheinbar eine familiäre Belastung haben. Auch für Schmerzpatienten gelten solche Entwicklungen, so dass die Dynamik im weiteren Verlauf erstmal abgewartet werden muss (ist eine morose Persönlichkeit Folge des Schmerzes bzw. prämorbid schon vorhanden oder Zeichen eines zusätzlich bestehenden Prozesses?).
  Hier hilft das KOGNITIVE Störungsmodell, welches davon ausgeht, dass irrationale Gedanken + Glaubenssätze [221] eine Bedeutung für viele Symptome haben können.

Die Therapie ist hier schon beim Schmerztagebuch angesetzt. Ausbaufähig ist die Therapie im Sinne der Verhaltenstherapie mit der kognitiven Umstrukturierung oder im Sinne der Hypnotherapie.

- Das VERHALTENSMODELL
  Außerdem fallen chronische Schmerzpatienten durch massive Verhaltensänderungen auf, wie der soziale Rückzug, der beim Phobiker oder beim Depressiven zu beobachten ist. Im Gegensatz zu den negativen Gedanken greifen Verhaltensstörungen teilweise massiv ins soziale Gefüge des Patienten ein. Hier geht es therapeutisch in den Gesprächen (unter Beteiligung aller Personen in unserer Klinik wie etwa der Seelsorger, aber auch der Verwandten des Patienten) darum, offenes soziales Verhalten zu fördern. Ein übriges tun Verordnungen von Krankengymnastik und Sport, wobei die Patienten größtenteils die Übungen selbst und regelmäßig zuhause durchführen sollen um mehr Eigen-Aktivität zu erlangen. Wichtig ist hier der enge Kontakt zu den Physiotherapeuten.

- Nach dem vordergründigen Bearbeiten der Verhaltensstörungen folgt das Durcharbeiten psychodynamischer Zusammenhänge, so etwa bei der Trauerarbeit (PSYCHODYNAMISCHES MODELL).

- Als letzter Punkt ist der Komplex zu betrachten, den man den SOZIALPSYCHIATRISCHEN Komplex nennen könnte. Wichtig sind hier (therapeutisch) soziale Kontakte, Regelung des Arbeitsprozesses (nicht alle Schmerzpatienten wollen nur die Rente!).
  In diesem Zusammenhang wird es künftig wichtig werden, Sozialarbeiter, aber auch Seelsorger (s. Bemerkungen in [211f] zu den Tumor-Patienten) mit einzubeziehen.

9.1.5 Chronischer Schmerz und Depression haben ein gemeinsames biologisches Substrat

RUOß hat in seinem Buch [295] über psychologische Schmerztherapie bereits darauf hingewiesen, dass bei Depressionen ein gemeinsames biologisches Substrat mit den chronischen Schmerzen diskutiert wird (Amine oder Endorphin-Stoffwechsel) [290, S.76; 253].

Von der Überlegung einer gemeinsamen Basis von chronischen Schmerzen und affektiven Störungen lässt sich erneut zurück eine Verbindung ziehen zum Kapitel VI, den Arbeiten GRIESINGERs. Außerdem stellt diese Hypothese eine Grundannahme für chronischen Schmerz insgesamt dar. So gesehen haben GRIESINGER wie RUOß am Beispiel der Depression das Modell des chronischen Schmerzes erarbeitet.

Wie sähe dieses Modell nun im einzelnen aus?

9.2 Ein mögliches Schmerzmodell der Psychiatrie

Dies gilt für alte wie neueste Erkenntnisse aus der Psychiatrie wie den angrenzenden Gebieten. Aus der Psychiatrie lassen sich folgende Punkte übernehmen:

9.2.1 Chronischer Schmerz ist kein peripheres sondern ein zentrales Phänomen

Hier muss man sich erneut der Hysterie zuwenden. Das wichtige Merkmal der HYSTERIE ist:
Sie ist eine zentrale Ursache peripherer Erscheinungen. Damit ist bewiesen, dass es dem Gehirn möglich ist, Symptome zu imitieren. Diese werden dabei genauso erlebt, als wären sie peripher erzeugt.
Dies gilt aber nur fast. Periphere Symptome/ Mechanismen haben nämlich eine Abgleichmöglichkeit - dies haben zentrale Symptome nicht.
So hat PERRY 1988 und 1991 mehrere Untersuchungen an Patienten mit organisch verursachten Beschwerden im Vergleich zu Patienten mit Schmerzen in derselben Körperregion (jedoch ohne fassbare organische Ursache) durchgeführt. Dabei ergab sich jedes mal der Befund, dass Patienten mit Schmerzen organischer Ursache in der Einschätzung ihrer Schmerzen vom reinen Zahlenwert her in der VAS- Skala unter der Einschätzungen von Patienten mit Schmerzen ohne fassbare organische Ursache lagen. Eine Erklärung dafür lieferte er aber nicht.

Da die Hysterie mit ihrer zentral bewirkten Imitation peripherer Symptome wichtig für das Verständnis des chronischen Schmerzes ist, soll hierauf etwas näher eingegangen werden.
Kann nämlich gezeigt werden, dass chronische Prozesse im Prinzip immer zentral entstehen (also bei zentralen wie bei scheinbar peripheren Störungen), so ist eine eigene periphere Entstehung der Erkrankung nicht mehr erforderlich. Die peripher entstandenen Erkrankungen wären dann nur noch die Auslöser eines ansonsten zentral ablaufenden chronischen Prozesses (etwa bei chronischem Schmerz nach operierter Coxarthrose).

9.2.1.1 Historische Grundlagen
Hier kann auf das aufgebaut werden, was die Psychiatrie an Erkenntnissen bereits in früheren Jahrhunderten zusammengetragen hat. Für die Klärung dieser Frage muss man sich erneut der Historie zuwenden:
Schmerz ist in der Psychiatrie seit Anfang des 20. Jahrhunderts, genauer eigentlich seit WEBER´s Aufsatz zur Physiologie der Rezeptoren [307], kaum ein Thema.
So kam es mit steigender Bedeutung der Neurophysiologie zu einem rein peripheren Verständnis von Schmerz, das die Vorstellung eines von peripheren Rezeptoren zum ZNS laufenden Schmerzsignals beinhaltete.
Auch heute haben daher Bücher über den Schmerz fast nur Notizen zu diesem Schmerzverständnis zum Inhalt. Selbst die Bemerkungen zu zentralen Mechanismen im ZNS (etwa über Aufmerksamkeit, affektive und motorische Komponente [297, S. 16]), sind noch mühelos in diese Schemata einfügbar.

Dem war nicht immer so. Neben diesem rein zentripetalen Verständnis von Schmerz bestand in der älteren Psychiatrie das Verständnis einer zentrifugalen Wahrnehmung. Was ist unter diesem scheinbaren Paradoxon zu verstehen? Es bedeutet ein Schmerz, der als peripher entstanden empfunden wird, der aber zentral entstanden ist. Zu sagen, dass Schmerz ein Konversionsmechanismus wie etwa bei Neurosen sein kann, reicht dafür nicht.

Die ältere Psychiatrie verstand unter psychischem Schmerz einen im ZNS entstandenen aber peripher wahrgenommenen Schmerz. Um dieses zu verstehen erfolgt zunächst die Beschreibung unter den Begriffen HYSTERIE und DEPRESSION.
Beide Syndrome sind zum einen bekannte zentrale Geschehen und bekannte psychische Ursachen von peripheren Schmerzen.

HYSTERIE
So schrieb W.v. LEUBE in seinem Buch über „Innere Krankheiten" [272] auf S.292ff:
„ Nicht minder wichtig, als die Krankheitserscheinungen auf motorischem Gebiete, sind für die Diagnose der Hysterie die sensiblen Störungen. Dieselben beziehen sich auf die Gesamtheit der Sinneswerkzeuge: Das Sehorgan, Gehör, den Geruch, Geschmack und den Tastsinn (im generellen Sinn des Wortes) und äußern sich bald in der Richtung der Hyperästhesie, bald als Anästhesien."
„In vielen Fällen herrscht die Hyperästhesie vor. Die leichtesten Berührungen der Haut werden schmerzhaft empfunden, gewöhnlich nur an ganz bestimmten, eng umschriebenen Stellen, häufiger am Rumpf als an den Extremitäten, am constantesten in der unteren Bauchgegend („Ovarie") und an einzelnen Wirbeln. In anderen Fällen wird über heftige Schmerzen geklagt, denen keine nachweisbaren Veränderungen der betreffenden Körperstellen entsprechen, - so über quälenden Kopfschmerz, sowie bald diffus, bald in Form der Migräne, zuweilen (übrigens nicht so häufig als gewöhnlich angenommen wird) als ein auf eine kleine Stelle des Scheitels concentrirter Schmerz auftritt („Clavus hystericus").
In einzelnen Fällen bestehen förmliche Neuralgien oder Arthralgien. Besonders reich ist das Register der Schmerzen in inneren Organen: Blasenschmerzen, Gastralgien, Koliken, Uterusschmerzen, Angina pectoris und mit der veränderten Reaction der sensiblen Herznerven zusammenhängend Verlangsamung und Unregelmäßigkeiten des Pulses u.s.w. ."

BLEULER [224] schrieb auf S. 33 zur Hysterie:
Hysterische Vorgänge können die Schmerzempfindung ganz oder an begrenzten Körperteilen absperren (Hexenschlaf). Die Kranken verletzen sich aber im Gegensatz zu den organischen Analgetikern deshalb doch nicht, da die Empfindungen nur von dem bewußten Ich abgesperrt sind, aber in der unbewußten Orientierung doch verwertet werden.

NORTHOFF [286] beschreibt die Katatonie auch als Pseudohysterie. Interessant, dass auch schon BLEULER [224] schrieb: „Merkwürdig ist die Analgesie mancher Katatoniker, die den ganzen Körper betrifft und absolut sein kann, so daß sich die Kranken mit oder ohne Absicht die schwersten Verletzungen beibringen. Sie ist dabei von der bewußten Aufmerksamkeit unabhängig. Dennoch (oder gerade deswegen, Anmerkung des Autors) handelt es sich wahrscheinlich auch hier um psychogene Absperrung."

DEPRESSION

Dass dieser Weg (der einlaufenden, nicht bewussten Information) im Prinzip auch bei anderen Störungen möglich ist, wird auch von anderen Autoren beschrieben. So beschreibt NORTHOFF [286] die Katatonie als depressive Störung; bei der Depression aber beschreibt FUCHS die Leibhaftigkeit von Gefühlen. Leibhaftigkeit bedeutet: zentrale Empfindungen werden nach peripher projiziert und von dort „bewusst" wahrgenommen als von peripher kommend.
BLEULER schrieb [224, S.33], dass Depressive manchmal klagten, alle Farben kämen „ihnen gleichmäßig grau vor". Prüft man aber die Empfindungen, so erscheinen sie objektiv normal. Bei Gesunden kann ein starker depressiver Affekt die nämlichen Erscheinungen hervorbringen.

HYPNOSE als Mittler zwischen den beiden Kategorien

Sowohl bei Hysterie als auch bei Depressionen finden sich also Phänomene zentraler Empfindungen, bei denen der betroffene Mensch aber das Gefühl hat, es handele sich um von peripher kommende Wahrnehmungen. Diese Phänomene lassen sich auch künstlich mittels Hypnose erzeugen. KRONBERG [269] erwähnte 1924, ähnlich wie BLEULER bei den Depressiven [224], dass Wahrnehmungen einer Veränderung unter Suggestion unterliegen können (rote Gegenstände werden durch Suggestion farblos).
Noch wichtiger sind aber seine Beschreibungen eines unter Suggestion versteiften Armes, ohne dass es zu einem Müdigkeitsgefühl kommt, aber auch ohne, dass es zu einer Zunahme der Muskelkraft kommt. Er schreibt dazu, dass „...es sich nicht um eine körperliche Änderung im Muskelzustand (handelt), sondern um eine seelisch bedingte Leistungssteigerung - ähnlich der Katalepsie bei Schizophrenen."
Zudem schreibt er: „Wir können in der Hypnose verschiedenartige Lähmungstypen und verschiedene Abgrenzungen der Lähmungsgebiete suggestiv erzeugen; niemals aber folgt die Lähmung der körperlichen Ausbreitung eines Nervenstammes oder eines Rückenmarkabschnittes oder Gehirnabschnittes....Sie betrifft immer solche Bewegungen und Handlungen, die übungs- und gewohnheitsmäßig als Einheiten vollzogen werden, ganz ohne Rücksicht auf die Muskeln und Nerven, die im einzelnen daran beteiligt sind. Diese Lähmungen sind immer unter seelischen Gesichtspunkten „systematisiert."
Ähnliches fand er bei Empfindungen, dass nämlich die Hautareale unempfindlicher für Berührungen wurden. Dennoch blieben die Hautreflexe, wie etwa der Bauchhautreflex, bestehen. Dies kann als Hinweis gelten dafür, dass die suggestive Ausschaltung der Empfindung keine Lähmung der sensiblen Nerventätigkeit erzeugt. Die Zone der Lähmung ist willkürlich abgegrenzt."

Ähnlich lässt sich nach KRONBERG die Wärmeempfindlichkeit steigern, ohne dass der Betroffene die Unterschiede zweier Temperaturgrade deutlicher wahrnehmen kann. Und man kann den Hypnotisierten deutlicher sehen lassen, ohne dass die Sehschärfe des Auges (überprüft mit den Snellenschen Tafeln) zunähme.
Auch BLEULER stellte fest: Hysterische und Hypnotisierte können manchmal schwächste Sinneseindrücke verwerten, wie sie ein Gesunder gar nicht wahrnimmt.
SOMMER (1894) erklärte die Katalepsie (als auch hypnotisches Phänomen?) unter anderem durch die Unterscheidung einer (mechanischen) Erschöpfbarkeit von einer (psychischen) Ermüdbarkeit. Wörtlich: „Unser Nervensystem würde viel mehr Kräfte produciren können, wenn uns das Ermüdungsgefühl nicht fortwährend vorzeitig zur Ruhe mahnte. Jedenfalls können wir im Affekt oder in der Noth Leistungen ohne Ermüdungsgefühl vollbringen, von denen wir uns sonst nichts träumen lassen." [301]

9.2.1.2. Moderne Neurobiologie

Die neurobiologische Grundlage der chronischen Schmerz wird erst später erörtert. Es soll hier aber schon aufgezeigt werden, dass im Bereich der Hysterie als eines zentralen und für chronischen Schmerz möglichen Syndroms ebenfalls schon organische Grundlagen bekannt sind.
Die Erörterung zu diesem Zeitpunkt ist daher nicht als vollständiges Modell für das Ziel dieser Studie (chronischer Schmerzen insgesamt) zu verstehen, sondern als erstes Modell für eine Teilgruppe (zur Depression s. Abschnitt 9.2.4).

HYPNOSE
- Katalepsie
An 15 Probanden konnte WALTER durch PET zeigen, dass der Glucosestoffwechsel während einer hypnotisch induzierten Katalepsie im rechten motorischen Cortex erhöht und im linken sensorischen Cortex erniedrigt ist [306].
- Schmerz
Unter Hypnose kommt es u.a. durch die Einengung der Aufmerksamkeit zu einer Verminderung der Schmerzempfindung. Neurophysiologisch imponiert dabei eine Reduktion bestimmter Hirnstammpotentiale (der somatosensorischen N150-P260-Komponente; vgl. [229]).

9.2.1.3 Zur Bedeutung der Affekte für den chronischen Schmerz

Schmerz wurde bisher als Prozess gesehen, bei dem Informationen von der Peripherie ins Gehirn ungehindert über einen zu langen Zeitraum fließen.
Bei Patienten mit organischen Ursachen der Schmerzen war dies noch regelrecht. Unsicher war man sich bisher darüber, ob Patienten, die keine organischen Ursachen für ihre Schmerzen haben, diesen Schmerz haben dürfen. In diese Richtung passten die Befunde von PERRY [288, 289], dass Patienten mit Schmerzen ohne organische Ursache in ihrer Angabe der Schmerzstärke höhere Werte angeben als Patienten mit organisch verursachtem Schmerz. Diese Befunde wurden dahingehend interpretiert, dass die Patienten mit Schmerzen organischer Ursache den adäquaten Schmerz haben dürfen, die Patienten mit Schmerz ohne organische Ursache aufgrund der „inadäquat höheren Schmerzwerte" diesen Schmerz nicht haben dürfen.
Damit wurde dieses Übermaß an Schmerz gleichsam zum Indikator von Schmerzen ohne organische Ursache.
Doch wurde durch diese Ergebnisse auch eine Dichotomie weiter zementiert. Am Ende dieser Dichotomie steht, dass Patienten mit chronischen Schmerzen ohne organische Ursache diese Schmerzen aufgrund eines psychischen Mechanismus haben, den sie deshalb aufweisen, weil sie in früherer Zeit psychisch traumatisiert wurden (s. dazu Abb. von VIOLON [207], hier Abb. 7 in Kapitel 7). Die daraus folgende Therapie für diesen „inadäquaten Schmerz" ergibt sich zwangsläufig:
die Psychotherapie.
Dagegen sind die Patienten mit chronischen Schmerzen organischer Ursache niemals psychisch verändert und benötigen nur Analgetika.

Die Ursache dieses „Missverständnisses" liegt in der oben genannten Ausgangsposition. Chronischer Schmerz ist kein peripheres Phänomen. Er ist ein zentrales Geschehen. Zentrales Geschehen soll aber hier nicht verstanden werden im Sinne von später zentral abgebildet, sondern im Sinne von zentral verursacht. (mündl. Mitteilung von MELZACK, Psychologenkongress Prien 2002). Die Annahme einer zentralen Verursachung des chronischen Schmerzes sollte aber nicht dazu führen, dass die Umwelt gegenüber dem Betroffenen die Annahme von Affekten ausschließt.

Immer wieder wird die Frage gestellt: Was muss geschehen, damit aus einem Schmerz ein chronischer Schmerz entsteht? Hier wird die Meinung vertreten: Chronischer Schmerz ist ein psychisches Geschehen. Alle Patienten, auch die mit Schmerzen organischer Ursache, haben psychische Veränderungen und damit Affekte aufzuweisen.

Das bedeutet:

- Chronische Schmerzen haben als Grundbedingung einen länger dauernden Schmerz. Aber nicht alle Patienten mit länger dauerndem Schmerz chronifizieren.

  Wie lang ein Schmerz dauern muss, um zu chronischem Schmerz zu werden, ist nicht bekannt. Bisherige Ergebnisse deuten darauf hin, dass die Spanne individuell und breit ist. Auf jeden Fall gibt es keine lineare Beziehung zwischen Dauer und Chronifizierung [248].

  Aber die Zeit ist nur eine notwendige, nicht hinreichende Grundbedingung.* Die wichtigste Komponente ist die psychische Anfälligkeit/ Störung.

- Es werden die Patienten chronische Schmerzen erleiden, die dafür verletzlich sind. Die Verletzlichkeit wird angezeigt durch die psychischen Störungen.** Diese wiederum werden bemerkbar durch die sie begleitenden Affekte.

- Patienten mit zusätzlicher psychischer Verletzlichkeit chronifizieren in ihrer (organischen?) Störung.

- Wie im Kapitel 7 beschrieben, chronifizieren sie dadurch, dass ihre (zusätzliche) psychische Störung bzw. ihre Affekte übersehen wird/ werden. Schließlich werden diese Patienten als „therapieresistent" etikettiert.

- Therapieresistenz entsteht schließlich dadurch, dass die Patienten mit ihren lange Zeit nicht therapierten psychischen Störungen und Affekten auch nicht mehr auf eine psychiatrische Therapie ansprechen. Damit ist die außerhalb der Psychiatrie betitelte Therapieresistenz von Erkrankungen mit psychischen Anteilen innerhalb der Psychiatrie ein Synonym für chronische Erkrankung.

- „Therapieresistente" Patienten in organischen Fächern haben zu 100 % psychische Diagnosen [283]. Dies ist vor allem für die Frauen bedeutsam (s. Kapitel 2).

- Die relativ kleine Gruppe der chronischen Syndrome wird aber umgeben von der größeren Gruppe der länger dauernden Erkrankungen.

Damit sind wir nun schon weit entfernt von den chronischen Syndromen als einer nur länger dauernden Krankheit. Therapieresistenz hat aber immer zwei Seiten, die beide affektbeladen sind:
- die Frustration des Arztes und
- die Enttäuschung des Patienten.
Nach HOFFMANN/ HOCHAPFEL [257c] steht die Enttäuschung des Patienten im Vordergrund seiner Arztkontakte (vgl. 1. Phase nach MACHLEIDT, 1996).

----
* Für jede Überschwemmung braucht man Wasser. Aber nicht überall wo Wasser, ist kommt es auch zu einer Überschwemmung.
** Diese psychischen Störungen sind aber nicht reaktiv.

9.2.2 Psychisch schließt hirnorganisch nicht aus

„Psychisch" wird weiterhin in den Büchern zum chronischen Schmerz als reaktiv verstanden. Reaktive psychische Störungen sind abstrakt. Im Gegenzug sind Erkrankungen, die nicht abstrakt sind, also Veränderungen im Transmittersystem zeitigen, keine psychischen Störungen. So schreibt BERG zum Fibromyalgiesyndrom [223, S.5]:
„Gegen die immer wieder vertretene Auffassung einer v.a. psychisch bedingten Krankheitsmanifestation lassen sich die Vielzahl der bei diesen Patienten beobachteten objektivierbaren neurobiologischen Veränderungen anführen. Diese beziehen sich in erster Linie auf neuroendokrinologische Regulationsstörungen.
Für Patienten mit CFS/ FMS* würden solche Befunde auch eine bessere Lokalisation im Sinne der Organspezifität dieser Erkrankung bedeuten...dem Konzept einer diesen Erkrankungen gemeinsam zugrunde liegenden Störung im neuroendokrinologischen Bereich."
Also ist eine psychische Störung keine hirnorganische Störung?
Ist neuroendokrinologisch ein Gegensatz von Psychisch?
Dürfen Patienten mit psychischen Störungen keine neuroendokrinologischen Ursachen haben?
Ist Schizophrenie also keine psychische Störung, weil bei ihr Transmitterungleichgewichte als mitverursachender Faktor diskutiert werden?**

Dem allem widerspricht die psychiatrische Forschung der letzten Jahre. Gerade psychische Störungen werden auf ihre Transmitterunregelmäßigkeiten (vgl. Lehrbücher der Psychiatrie) untersucht. Diese Ungleichgewichte wiederherzustellen, stellt ein Therapieprinzip in der Psychiatrie dar [222].
Fazit: Hirnorganische Veränderungen können Grundlage psychischer Störungen sein.
Psychisch ist kein abstrakter Begriff.
Grundsätzlich ist also eine organische Veränderung als Ursache einer psychischen Störung möglich. Diese organisch nachweisbare Veränderung in der Hirnsubstanz macht dann per definitionem mit der daraus folgenden psychischen Störung wiederum eine psychische Störung aus.
Dies ist wichtig für den nächsten Punkt.

----

* gemeint ist das chronische Müdigkeitssyndrom/ Fibromyalgiesyndrom
** Man fühlt sich hier an die Ausführungen im Kapitel GRIESINGER erinnert: Werden Euphemismen verwandt, um Patienten über die wahren Ursachen ihrer Störungen zu täuschen? Oder glauben die Autoren wirklich, dass psychische Störungen keine endokrinologische Ursache haben dürfen???

9.2.3 (Hirnorganisches) Diathese-Stress-Modell der Psychiatrie als Erklärung der chronischen Schmerzen

Die Psychiatrie hält ein Modell vor, das einerseits auf hirnorganischen Veränderungen fußt, andererseits psychische Störungen erklärt.
Dieses Modell besteht aus drei Teilen, die in der folgenden Abb. 8 dargestellt sind und in den folgenden Kapiteln 9.2.3 bis 9.2.5 näher erörtert werden.

```
┌─────────────────────────────────────────────────────────────┐
│                                                               │
│  Hirnorganische Diathese                    vor der Geburt    │
│  (nach GÜNDEL, BAUMANN, BOGERTS)                              │
│                                                               │
│                                                               │
│  ------------------------------------------------- Geburt     │
│                                                               │
│                                                               │
│  Stressmodell/ Grundmodell                                    │
│  (nach EGLE, VIOLON, GÜNDEL, BAUMANN,      nach der Geburt     │
│  BOGERTS, EE-Konzept)                                         │
│                                                               │
│                                                               │
│  Funktionelles Modell                                         │
│  (nach GÜNDEL, CRAIG, BRINKERS)                               │
│                                                               │
│                                                               │
└─────────────────────────────────────────────────────────────┘
```

Abb. 8: *Modell zur Entstehung chronischer Schmerzen*

GAEBEL definiert das Diathese (oder Vulnerabilitäts)-Stress –Modell folgendermaßen [247]: „Es stellt eine heuristische Rahmenhypothese dar, die auch bei der Konzeption therapeutischer Ansätze gute Dienste leistet. Sie geht davon aus, daß eine früh erworbene und individuell unterschiedlich ausgeprägte Krankheitsvulnerabilität, für die sich auf den verschiedenen Untersuchungsebenen „Marker" finden lassen, unter dem Einfluß bestimmter Stressoren über verschiedene Zwischenstadien zur akuten Krankheitsmanifestation führt. Über das Auftreten einer derartigen Dekompensation entscheidet auch das Vorliegen psychosozialer protektiver und therapeutischer Faktoren" (s. dazu auch Abb. 9).

116

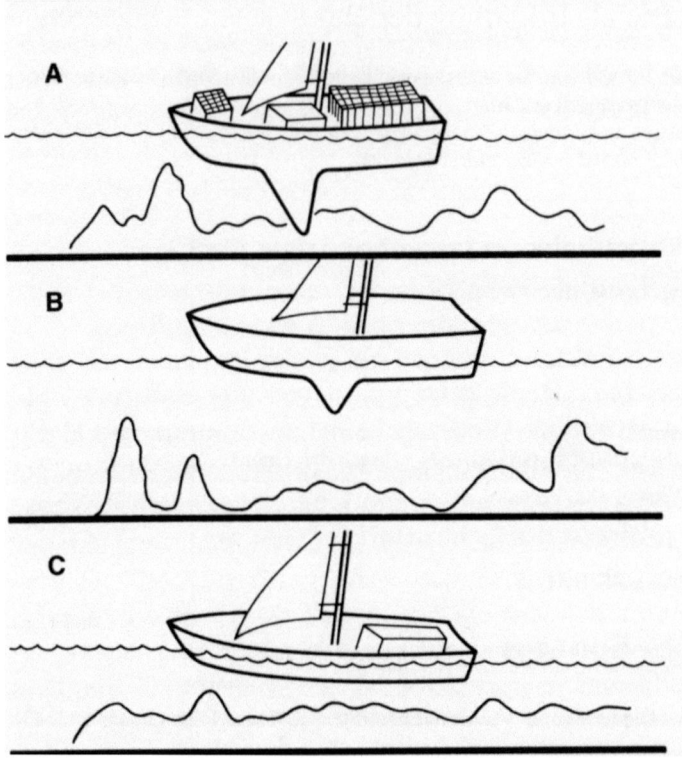

Abb. 9: *Zum Verständnis des Vulnerabilitätsmodells. Aus: BÄUML, 1994, S. 30*

A: *Große Gefährdung; ausgeprägte Vulnerabilität (große Kieltiefe), sehr viel Stress (schwere Ladung an Bord), zahlreiche Schicksalsschläge (felsenreicher Untergrund).*
Therapie: Hohe neuroleptische Dosis erforderlich (Schutz der Außenhaut), engmaschige therapeutische Kontakte/ Psychotherapie (behutsame Kurswahl).

B: *Mittlere Gefährdung*
Therapie: niedere neuroleptische Dosis ausreichend, therapeutische Kontakte in größerem Abstand ausreichend.

C: *Geringe bzw. keine Gefährdung: zwar stressreicher Alltag (felsiger Grund, geringe Wassertiefe) dennoch keine Grundberührung zu fürchten (kaum chronischer Stress: geringe Ladung an Bord)*

Vulnerabilität ist aber nur ein Teil des Modells. Es muss hinzu kommen:
STRESS, in Form der
täglichen Belastungen (chronischer Stress) und der
Schicksalsschläge (akuter Stress).
BRONISCH schreibt zum Verhältnis Vulnerabilität (Diathese) und Stress [228]:
Hinsichtlich psychiatrischer Diagnosen wird von einem Diathese-Stress-Modell ausgegangen,
d.h. eine genetische Vulnerabilität erklärt, warum Patienten, konfrontiert mit denselben
Stressoren, unterschiedliche psychische Störungen entwickeln [234].
Siehe dazu Abb. 10.

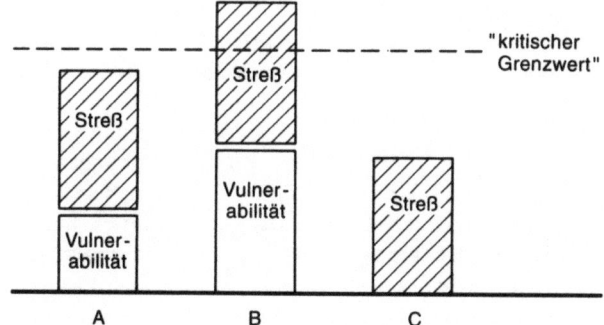

Abb. 10: *Vulnerabilität und Streß: Gleichhohe Streßpegel bei unterschiedlicher
Vulnerabilität (aus: BÄUML, 1994, S.31)*
**A Mäßig gradige Vulnerabilität; der hier angegebene Stresspegel führt noch nicht zum
Ausbruch einer Psychose, bleibt unter der kritischen Schwelle.
B Ausgeprägte Vulnerabilität; das hier skizzierte Ausmaß an Stress (gleichgroß wie bei
A) führt nun zum Überschreiten der Schwelle/ des kritischen Grenzwertes. Es kommt
zum Ausbruch einer Psychose.
C Keine Vulnerabilität; die Stressbelastung stellt keine Gefahr für eine
Psychoseerkrankung dar.**

Lassen sich die Erkenntnisse für die psychiatrischen Diagnosen aber auch auf die chronischen
Schmerzen übertragen. Ist also auch für chronische Schmerzen ein Diathese-Stress-Modell
anzunehmen? Dazu sollen nochmals die in Kapitel 7 beschriebenen alternativen Modelle
untersucht werden.
Es wird sich zeigen, dass die Modelle, vor allem das Modell der Stressoren, des Kapitels 7
gegenüber dem Diathese-Stress-Modell einen Torso darstellen. Deswegen soll mit dem
Stressoren-Modell begonnen werden. Lässt sich von diesem Modell aus eine Notwendigkeit
für die Existenz des Diathese- Stress- Modells herleiten? In Erinnerung soll zuvor gerufen
werden, dass diese alternativen (Modell-)Vorstellungen nicht primär ein organisches
Verständnis von „Psyche" bedingen, sondern „psychisch" im abstrakten Sinne wie etwa
„psychosozial" verstehen.

9.2.3.1 Modell einer psychosozialen Vulnerabilität nach EGLE

- **Bei Pat. mit chronischen Schmerzen**

Das Modell der psychosozialen Vulnerabilität (EGLE spricht von bio-psycho-sozialer Vulnerabilität, [242]) wird auch deswegen vor dem hirnorganischen DIATHESE- STRESS-Modell erörtert, weil es das derzeit gängige Modell der Schmerztherapie darstellt. Das hirnorganische Modell dagegen ist (lediglich) die Herübernahme/ das Entleihen eines Modells aus der Psychiatrie in die Schmerztherapie.

Zum Modell nach EGLE (2003) gehört zunächst das Verständnis von Stressoren in einem hauptsächlich psychosozialen Sinn, also z.b. die Störung der Bindung zwischen Kind und Eltern durch Stressoren, wie dies in der Bindungstheorie oben beschrieben wurde [241]. All dies ist in Kapitel 7 eingehend erläutert.

Diese in Kapitel 7 genannten ergänzenden Aspekte münden nun ein in einem Gesamtmodell, wie es von EGLE im „Handbuch chronischer Schmerz" [241,S.74ff., 244] beschrieben wird.

Dieses Modell beschreibt EGLE wie folgt:

Grundlage ist zunächst ein unsicheres Bindungsverhalten seitens der primären Bezugsperson. Dieses kann unter anderem entstehen durch fehlende Präsenz/ Verfügbarkeit oder aber fehlende Feinfühligkeit/ fehlende Fähigkeit, auf das Kind einzugehen.

Wird nun durch zusätzliche Faktoren die sogenannte „biologische Homöostase des Körpers" (Definition von Stress nach CHROUSOS u. GOLD, 1992) gestört, wird ein „Stresssystem" von genetisch determinierten neuronalen, hormonellen und Verhaltensprogrammen aktiviert. Die Faktoren, die das können, nennt man Stressoren.

Man teilt ein in:

- psychosoziale Stressoren wie körperliche Misshandlung, sexueller Missbrauch oder
- biologische Stressoren wie frühe schwere Krankheit oder frühe Schmerzerfahrung.

Das Stresssystem führt zu

- psychischen Reaktionen: erhöhte Alarmbereitschaft, fokussierte Aufmerksamkeit, Supprimierung von Nahrungs- und Fortpflanzungsverhalten (s. Kap.1).
- körperlichen Reaktionen: Hier ist in den letzten Jahren viel, meist an Tieren, erforscht worden. Es werden zur Wiederherstellung der biologischen Homöostase zwei Systeme aktiviert: Die Hypothalamus- Hypophysen- Nebennierenrinden-Achse (HHN*) und die Locus- Coeruleus- Norepinephrin- Achse (LC-NE).

Beide Systeme werden durch Corticotropin-Releasing- Hormon (ein Cortison-ausschüttendes Hormon) stimuliert. Lang anhaltende oder häufig sich wiederholende Stresseinwirkung macht immer wieder eine Aktivierung dieser beiden Systeme erforderlich. Durch die übermäßige Benutzung aber kommt es zu anhaltend hohen Spiegeln von Cortison oder allgemein: Glucocorticoiden vor allem in der HHN-Achse und von Dopamin/ Noradrenalin in der Locus- Coeruleus- Norepinephrin- Achse.

Das Ergebnis der ständigen Aktivierung ist schließlich eine Schädigung des Hippocampus. Demgegenüber würde sicheres Bindungsverhalten eine Ausschüttung von Endorphinen bedeuten, die den Säugling/ das Kind soziale Interaktion und Affekte als angenehm erleben lassen und die letztlich das Gehirn (v.a. den Hippocampus und den orbitalen Cortex praefrontalis) vor Schädigungen durch Glucocorticoide schützen. EGLE:„ Auf diesem Weg führt eine sichere Bindung also zu einer Erhöhung der Stressschwelle, d.h. einer Dämpfung

---

* eigentlich nennt EGLE dies die „HPA- Achse". Für eine bessere Vergleichbarkeit mit den Ergebnissen von BAUMANN [218], wurde aber dessen Bezeichnung „HHN- Achse" gewählt.

der Stressantwort über HHN- und LC- NE- Achse. Das Ergebnis ist eine bessere kognitive wie affektive Stressbewältigung."
Zweck:
Das Modell EGLEs ist der Versuch, organische Folgen einer abstrakten psychischen Ursache (schlechte Bindung) zu finden bzw. nachzuweisen. Das organische Modell
* wird also zum einen v.a. aus dem psychosozialen Blickwinkel (Stressoren nur in der Umwelt) gesehen.
* macht zum anderen keine Aussagen über Schädigungen vor der Geburt.
Dies hat einen Grund: Stressoren sollen *Ursache* einer Schmerzempfindlichkeit werden (von der Vergewaltigung zum chronischen Schmerz, Anm. d. Autors): „... kann es zentral durch die skizzierte Hippocampusschädigung auch zu einer insgesamt verstärkten Schmerzwahrnehmung kommen" [280, 281]. Daneben ist die Überbeanspruchung der beiden Achsen auch für die Auslösung von Affekten verantwortlich [254] bzw. sogar für die „Vulnerabilität für Angst, Depression, Somatisierung..." verantwortlich [243; 244, S.100]. Das bedeutet nun für EGLE: Wenn Stressoren neben Schmerzen auch Angst und Depression bewirken, ist die „... Möglichkeit einer psychischen Komorbidität (Angst, Depression, Persönlichkeitsstörung) im Hinblick auf die Modulation der Schmerzschwelle abzuklären" [241, S.76].
Also Psyche möglichst nur als Phänomen im Nachhinein?

* **Bei Pat. mit Depressionen**
Zum Vergleich müssen nun die Vorstellungen aus der Psychiatrie angeführt werden. Dort müsste man eigentlich am besten wissen, wie es mit den hirnorganischen Veränderungen bei Depressionen ist:
* Sind alle Patienten mit Depressionen vergewaltigt worden?
* Ist also die Vergewaltigung mit den daraus entstehenden hirnorganischen Überbeanspruchungen die Ursache von Depressionen? [244]
* Gab es vor der Geburt bei den depressiven Patienten wirklich keine hirnorganischen Schädigungen?
* Ist die Bemühung der beiden genannten Achsen (HHN und LC) für Schmerzen einzigartig oder genauso unspezifisch wie die Stressoren?

BAUMANN schreibt über die hirnorganischen Veränderungen bei den Depressionen [218, S.123]: „Eine große Anzahl der Tiermodelle zur Depression geht von der Wirkung unkontrollierbarer Stressoren aus...". Diese Stressoren nun führen zu einer CRF-Ausschüttung [240, 297]. Dies bewirkt über die Hypothalamus- Hypophysen-Nebennierenrinden-Achse (HHN) wie auch im Locus- coeruleus [236, 267, 304, 300] die Ausschüttung von Neurotransmittern wie Adrenalin/ Noradrenalin/ Dopamin.
* **Mehrere Faktoren hemmen die stressaktivierte HHN- Achse (akuter Stress):**
Endogene Opioide (unter Stress freigesetzt) unterdrücken die Kortisolantwort [293, 277, 237, 290]; vgl. [241]. *
Der Hippocampus hemmt die HHN- Achse über Glucocorticoid- Rezeptoren im Sinne eines Feedback [255].
GABA-Rezeptoren im Hypothalamus wie in der Hypophyse bewirken eine Inhibition der HHN-Achse [256, 237]

----

* In stressfreien Situation (also ohne Aktivierung der HHN- Achse) wird der Kortisollevel aber durch Opioide gesteigert [291]. Gleiches gilt für die Wirkung des Morphins auf Noradrenalin [302].

Ebenso kann der LC die CRF- Antwort über die Freisetzung von Katecholaminen (im Sinne eines negativen Feedback) hemmen und damit zu einer Stressdämpfung führen (AMARAL und SINNAMON, 1977 in [218]).

- **Chronischer Stress**

Bei Stressmodellen, in denen chronische Immobilisation als Stressor dient, kommt es (bei Aktivierung der HHN- Achse) zu verminderten Serotoninleveln [264].

Die Katecholaminausschüttungen werden zwar unter akutem Stress gesteigert [271], bei „extremer Stärke" der Stressoren kann es aber ebenfalls zu einer drastischen Minderung der Serotonin- Spiegel kommen [319, 262]. Ähnliches wurde auch für Nordrenalin- Spiegel nachgewiesen, vgl. [216].

Phänomenologisch bewirken diese erniedrigten Spiegel depressionsähnliches Verhalten [218, S. 130].

Chronischer Stress führt aber nicht nur zu einer Veränderung der Neurotransmitter, sondern auch zu axonalen Untergängen; unter kurzem, mildem Stress wurde dagegen eher Aussprossen von Axonen beobachtet [283]. Diese Vorgänge gelten für Noradrenalin [296] wie für Serotonin [282].

Phänomenologisch korreliert die Degeneration vom LC ausgehender noradrenerger Axone mit depressiven Symptomen [218, S.131].

Durch diese Degeneration der noradrenergen Neurone vor allem im Locus coeruleus (LC) fällt die stressdämpfende Wirkung des LC weg und führt damit zu einer erhöhten CRF- Antwort, also erhöhten Cortisolspiegeln. Dazu passt nun was bei EGLE [241] beschrieben wurde (s.o.): Durch die erhöhten Cortisolspiegel kommt es zu einer Strukturschädigung des Hippocampus.

Nicht nur im neuronalen Bereich sind daher Veränderungen beobachtbar, sondern auch im optisch sichtbaren Bereich im Sinne einer Hypotrophie von Strukturen. So sind in der Literatur Substanzdefizite unter anderem im Hippocampus von Depressiven beschrieben (s. folgende Tab.10):

Hirnregion (Referenzen)	Indizien bei primärer Depression	Indizien bei sekundärer Depression
Basalganglien/ Striatum	MRT Post mortem	MRT Post mortem
Basalganglien/ Pallidum	MRT Post mortem	MRT Post mortem
Thalamus, mediodorsal	MRT	CCT, MRT
Präfrontaler Cortex	MRT Post mortem	CCT
Hirnstamm	MRT Post mortem	Post mortem
Hypothalamus	Post mortem	MRT
Amygdala	MRT	MRT
Hippocampus	MRT	MRT

Tab. 10: *Hirnveränderungen bei Depressionen. Aus BAUMANN, S. 117.: CCT= Computertomographie des Schädels, MRT= Magnetresonanztomographie, post mortem= Untersuchungen nach dem Tode des Patienten*

Veränderungen wurden bei den Basalganglien, beim präfrontalen Cortex sowie beim Hirnstamm mit Bildgebung und post mortem-Untersuchung gefunden, also doppelt abgesichert.
Phänomenologisch korreliert das Hippocampusvolumen positiv mit der Krankheitsdauer von Depressionen [218, S.119].

Dass Stressoren also auf mehreren Ebenen (Neurotransmitter, Axone, Morphologie) zu einschneidenden Veränderungen führen können, ist evident. Die entscheidenden Fragen sind aber:

Warum wirken Stressoren nicht immer? Sind Stressoren subjektiv?

Dies hat mit dem unterschiedlichen Stellenwert von Stressoren in den beiden Modellen zu tun.

• Der **Vergleich der beiden Modelle (EGLE und BAUMANN)** ergibt folgendes:

Beide beschreiben die Veränderungen durch Stress.

Für EGLE aber ist der Stress das Primum.

Auch bei anderen Modellen (Suizid, Borderlinestörung) werden die Stressoren wie die Bindungstheorie für die Erklärung der Entstehung verwendet. Bei Verwendung dieser Modelle muss nun die Frage lauten: Warum bringen sich bei den Bindungs- Gestörten die einen um und die anderen haben chronische Schmerzen? Warum entwickeln manche der vergewaltigten Frauen eine Borderlinestörung, andere jedoch chronische Schmerzen? Dadurch wird die Frage der Ursache nur verschoben. Durch diese Modelle ist also wenig grundsätzliches erreicht.

Für BAUMANN ist der Stress etwas unspezifisches, das die daraus entstehenden vielfältigen Bilder nicht erklärt. Deswegen kommt als Zusatzpostulat die vor dem Einwirken der Stressoren liegende Vulnerabilität, die in Form hirnorganischer Veränderungen auftritt.

Aus all dem muss gefolgert werden:

- Es gibt eine gemeinsame Vorstellung der Hirnschädigung (als Grundlage einer Schmerzempfindlichkeit) wie auch einer Empfänglichkeit für das Auftreten sonstiger psychischer Störungen. Nur der Zeitpunkt der Hirnschädigung ist in beiden Modellen unterschiedlich.

- Es divergiert die Auffassung der Bedeutung der Stressoren. Für die vorliegende Untersuchung wird die Vorstellung aus der Psychiatrie übernommen:

Stressoren sind unspezifisch.

Stressoren fungieren nicht als spezifische Ursache bei chronischen Geschehen, sondern nur als unspezifische Auslöser.*

Sind Stressoren unspezifisch, muss die Ursache von Störungen früher im Leben, evtl. vor der Geburt liegen. Stimmt aber das Modell von EGLE (hinsichtlich der Hippocampusschädigung und der beteiligten Transmittersysteme) mit dem weitergehenden Modell der Psychiatrie in wichtigen Punkten überein, so muss man fragen dürfen, ob auch die weitergehenden Vorstellungen der Psychiatrie nicht übernehmbar sind (nämlich in Bezug auf die vorgeburtliche Diathese/ Vulnerabilität). *

---

* Dem Unterschied am Beginn der Erklärungskette entspricht auch ein Unterschied am Ende der Kette: Für EGLE führt die Tatsache der Transmitterveränderungen bis hin zu den axonalen und morphologischen Veränderungen bei Schmerzpatienten wie bei Depressiven dazu, dass es sich bei Depressionen um bestenfalls eine Komorbidität handelt, eigentlich eher um etwas reaktives [241].

BAUMANN stellt dagegen die Beobachtung, dass ein Stressorenmodell bei den Depressionen nur im Rahmen der primären, endogenen Depressionen Gültigkeit hat. Die Rolle der Stressoren nimmt ab in dem Maß, in dem die Rolle der präformierten Vulnerabilität abnimmt [218, S.140f.]. Wären Stressoren als Ursache möglich, könnte diese Beobachtung nicht zustande kommen.

122

Die folgende Abb. 11 zeigt, wie dieses Modell dann zu verstehen wäre. An dieser Stelle möchte ich Herrn GÜNDEL für die Überlassung der Darstellung danken. Die Grafik wurde von ihm auf dem Schmerzkongress 2003 in Münster erstmalig vorgestellt und wird hier zum ersten Mal im Rahmen eines Buches veröffentlicht.

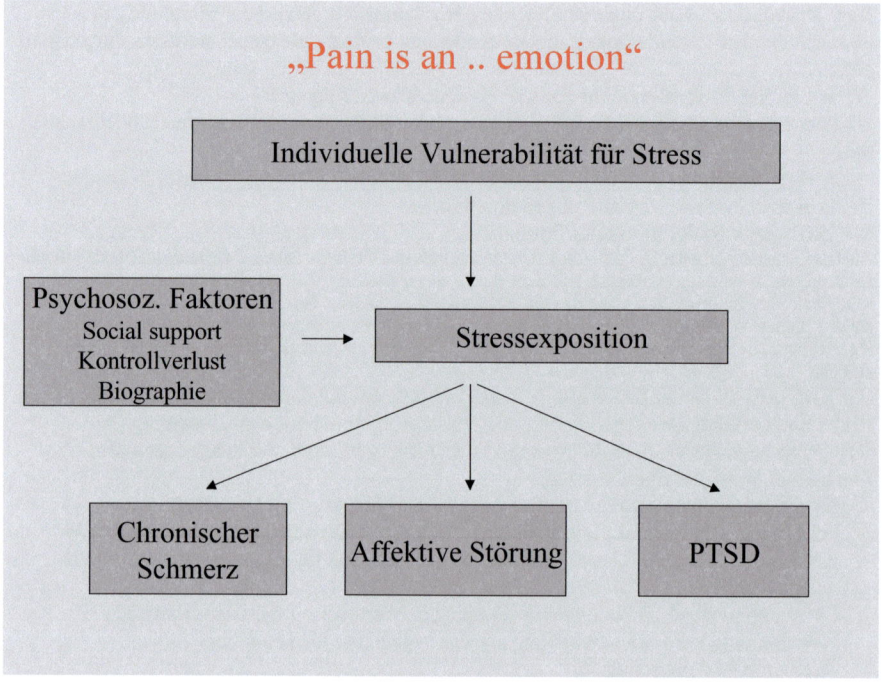

Abb. 11: *Funktionelle Interaktion zwischen affektiven und schmerzgenerierenden Regelkreisen im ZNS (nach GÜNDEL, 2003).*

9.2.3.2 Modell einer (hirnorganischen) Vulnerabilität

Der entscheidende Punkt in den unterschiedlichen Auffassungen (von der Entstehung chronischen Schmerzes) ist also die Rolle der Stressoren.
Für EGLE sind chronische Schmerzen nur zu verstehen aufgrund einer Vulnerabilität, hervorgerufen von traumatisierenden Faktoren/ Stressoren, die immer erst nach der Geburt bestanden haben.
Die **Stressoren** des psychosozialen Modells nach EGLE [241] aber haben, soweit haben wir das in den bisherigen Kapiteln herausarbeiten können, mehrere **Schwächen**:

*   Sie sollen Ursache sein, verursachen aber nicht bei allen betroffenen Individuen chronische Schmerzen, manche Patienten bleiben klinisch unauffällig.*
*   Sie sollen spezifisch sein, wirken aber
    einerseits bei mehreren psychischen Störungen wie Angst und Depression, Suizid und Persönlichkeitsstörung,**
    andererseits gäbe es dann sehr viele spezifische Stressoren für die Entstehung chronischer Schmerzen (s. unten Tab.9).
*   Sie sollen über die Folgeerscheinung phänomenologisch symptomprägend sein. Aber die Krankheitsgeschichten der erkrankten Individuen weisen mehr auf, als sich mit den Stressoren allein erklären lässt; so etwa bei den Depressionen die neuropsychologischen Defizite [220].

Nach BAUMANN [218] und nach GÜNDEL [249] stellen Stressoren aber einen Auslöser dar, nach LESCH [271] führen Stressoren sogar nur zu einer Sensibilisierung für das Auftreten psychischer Störungen (in unserem Fall die chronischen Schmerzen) in Abhängigkeit von der individuellen Disposition, die ihrerseits bereits vor der Geburt ihren Anfang genommen hat.
Es muss somit eine Vorbedingung, eine Vulnerabilität vor der Geburt geben.
Besser ist es also, nach anderen Ursachen im Sinne einer das Weitere bestimmenden Vulnerabilität für chronischen Schmerz, möglichst im Zeitraum vor der Geburt, zu suchen und dafür diese o.g., natürlich wichtigen, Modelle vom Rang einer Ursache in den Rang von Auslösern bzw. Ressourcen-raubenden Faktoren zu verschieben.
BAUMANN schreibt dazu [218, S.137]: „Da bei weitem nicht jedes Individuum bei Auftreten dieser Stressoren eine Depression oder depressionsähnliches Verhalten entwickelt, ist anzunehmen, dass solche Stressoren nur im Kontext mit weiteren Faktoren zu neurobiologischen Veränderungen führen, die bei Vorliegen depressiven Erlebens und Verhaltens zu finden sind. Neben sozialen Hintergrundvariablen wie negativer sozialer Interaktion oder Isolation ist hier die individuelle psychophysische Disposition von Bedeutung." (vgl.[261])

Genetische Grundlage der Vulnerabilität
Vulnerabilität als Grundlage der Stressorengewichtung kann zum einen genetisch fixiert sein.
Hier greift auch die oben schon zitierte Äußerung BRONISCHs:
„Hinsichtlich psychiatrischer Diagnosen wird von einem Diathese-Stress-Modell ausgegangen, d.h. eine genetische Vulnerabilität erklärt, warum Patienten, konfrontiert mit denselben Stressoren, unterschiedliche psychische Störungen entwickeln" [234].
BAUMANN schreibt dazu [218, S.123]: „Nicht jede Abweichung von Soll- und Ist- Wert stellt per se einen Stressor dar. Vielmehr ist es die individuelle Bewertung dieser Situation als eine durch das betroffene Individuum möglicherweise nicht zu bewältigende, die der Diskrepanz von Soll- und Ist-Wert die Qualität eines Stressors

---
* Andererseits: nicht immer kommt es bei allen von einem Erreger infizierten Individuen auch zu einem Ausbruch der entsprechenden Krankheit.
** Andererseits: Erreger der Diarrhoe könne auch andere Erkrankungen hervorrufen, stellen aber- obwohl sie unspezifisch für Diarrhoe sind - trotzdem deren Ursache dar.

zukommen läßt." Also liegt die Wirksamkeit des Stressors an der Funktionsfähigkeit der Bewältigung/ des Coping.
Dies kann auf zwei Ebenen geschehen:
zum einen sind die Copingstrategien nicht voll ausgebildet,
zum anderen werden sie nicht ausreichend angewandt. In beiden Fällen entscheidet die individuelle Bewertung des Individuums, ob der Stress zu bewältigen/ zu kontrollieren ist, darüber, ob der Stressor reduziert wird. Bei Depressiven wäre also eine verminderte Fähigkeit für eine positive Vorhersage anzunehmen. BECK beschrieb entsprechend die verminderten Coping- Fähigkeiten bei Depressiven (1992).

Eine rein genetische Grundlage dieser Vulnerabilität (oder auch Diathese) anzunehmen reicht aber nicht. Die genetische Disposition macht nur einen Teil der Vulnerabilität aus.
Dies zeigt sich daran, dass eine genetische Vulnerabilität die vom Individuum empfundenen Stressoren wiederum zur Ursache psychischer Störungen machen würde - mit den oben beschriebenen Schwächen (s. vorige Seite).

BAUMANN schreibt zu der Frage der Grundlage einer subjektiven Einschätzung dessen, was ein Stressor sei [218, S.124]: „Die Vermutung liegt nahe, dass sowohl negative Einschätzungen als auch verminderte Coping- Fähigkeiten zumindest teilweise in einer biologischen Disposition gründen. Hiermit lässt sich erklären, dass Stressoren, die bei einem Teil der Individuen zu depressiver Symptomatik führen, dies bei einem anderen Teil nicht tun."

In der Psychiatrie wird dabei für die Entstehung psychischer Störungen die These einer vorgegebenen biologischen Disposition im Sinne einer hirnorganischen Verwundbarkeit (Diathese oder Vulnerabilität) verfochten. Diese ist nicht identisch mit der Vulnerabilität im Modell EGLEs, da diese durch die Stressoren verursacht wurde. Sondern sie bedeutet eine Vulnerabilität vor dem Einwirken dieser Stressoren, teilweise schon vor der Geburt*.
Woraus besteht also diese biologische Disposition oder besser: psychophysische vorgeburtliche Vulnerabilität?
Zu den Stressoren (vor wie nach der Geburt) kommen nun noch die Faktoren hinzu, die die Gewichtung der Stressoren beeinflussen:
Genetische Veränderungen: Diese sind sowohl für die Entstehung uni- wie bipolarer Störungen belegt [278]. Auch für die Funktion monoaminerger Systeme sind genetische Faktoren beschrieben [232].
Pränatale Entwicklungsstörungen: Bei Depressionen nachweisbar ist eine Minderanlage der Raphekerne, die zu Defiziten in Arealen, zu denen serotonerge Bahnen verlaufen, führt. Dies wiederum führt zu verminderter psychischer Leistungsfähigkeit [276].

Diese so verstandene Vulnerabilität vergrößert erst die Auswahl an Erklärungsmöglichkeiten für das Entstehen psychischer Störungen. Dies wäre also die Erklärung, warum z.B. Bindungsgestörte unterschiedliche psychische Störungen ausbilden (chronischer Schmerz, Depression, Suizid). Sie haben zugrundeliegend eine unterschiedliche psychophysische Vulnerabilität schon vor der Geburt.
Wenn nun auch bei chronischen Schmerzen identische Stressoren unterschiedliche psychische Störungen auslösen, könnte das dann nicht ein Hinweis auf eine zugrunde liegende gemeinsame Vulnerabilität sein?

----

* Ähnlich anderen Fachgebieten (z.B. Dermatologie) wird angenommen, dass zwar der Genotyp oder eine Veranlagung/ Vulnerabilität für eine Erkrankung vererbt werden kann. Eine phänotypische Manifestation wird aber nicht erreicht ohne zusätzliche Stressoren.

Das psychiatrische Modell der hirnorganischen Vulnerabilität, angewandt auf chronische Schmerzen, ist auch im Hinblick auf das von EGLE vorgetragene Modell der psychosozialen Vulnerabilität kein vollkommen neues Modell. Es scheint, die Gewichtung der einzelnen Punkte in den Modellen von EGLE bzw. BAUMANN ist lediglich vertauscht. Berücksichtigt man die bisher vorgetragene Kritik, lässt sich mit denselben Punkten aus dem Modell EGLEs eine andere Reihenfolge erstellen; ein anderes Modell entsteht.

---

1. Organische Veränderung durch organisches Agens oder psychisches Agens

2. Dadurch verminderte Belastbarkeit für Stressoren

3. Stressoren wirken unspezifisch

4. Klinische Auslösung einer psychischen Störung, unabhängig davon Schmerzeinwirkung

5. Durch psychische Störung weiter verminderte Belastbarkeit

6. Chronischer Schmerz entsteht

Abb. 12: *zeitliche Abfolge unter Berücksichtigung der verminderten Belastbarkeit und des verallgemeinernden Terminus „psychische Störung"; vgl. Abb 11 Im Gegensatz zu GÜNDEL wird auch das zeitliche Verhältnis von psychischer Störung und Schmerzeinwirkung völlig offen gelassen.*

Es führt also keine direkte Folge vom Stressor (Mißbrauch) über hirnorganischen Schaden zum chronischen Schmerz. Sondern, ausgehend von einem hirnorganischen Schaden vor dem Schmerz, bedingt der Stressor das Auftreten einer psychischen Störung und letztlich chronischen Schmerz*.

Hier findet sich die Modell-hafte Erklärung für chronischen Schmerz:

- Chronischer Schmerz ist kein verlängerter Schmerz. Chronischer Schmerz entsteht, weil Schmerz nicht ausgehalten wird (aufgrund der psychischen Störung).
- Hirn-Organische Schäden sind soweit daran beteiligt, weil sie eine verminderte Belastbarkeit für Schmerzen hervorbringen, nicht weil sie chronischen Schmerz selber erzeugen (also z.B. ständig der Hippocampus geschädigt ist).
- Der geschädigte Hippocampus ist Teil- Ursache der psychischen Störung und macht chronischen Schmerz (über die verminderte Belastbarkeit) ebenfalls zur psychischen Störung.
- Psychische Störung und Schmerz sind keine Komorbiditäten, da sie keine selbständigen Einheiten sind, sondern sich gegenseitig die psychischen Ressourcen rauben.

---

* Damit entfernt sich diese Vorstellung weitestgehend von der Vorstellung eines schmerzhaften Reizes als Ursache des chronischen Schmerzes (vgl. Punkt 9.2.1).

9.2.3.3 Modell der Expressed Emotions (EE)

Durch die Neudefinition der Stressoren als Auslöser sind keine spezifischen Ursachen im späteren Lebenslauf mehr notwendig. Aber die Vorstellung einer Verwundbarkeit allein kann nicht alles bei einer psychischen Störung erklären. Stressoren stellen nicht nur die Auslöser einer ersten Manifestation psychischer Störungen.

Aus der Psychiatrie sind zwei unterschiedliche Problemkreise bekannt:

- Die Entstehung der Psychosen und
- das Weiterbestehen der Psychosen, also das Problem der erneuten Auslösung der Phasen/ Schübe.

Für die Entstehung der Psychosen wurde in dieser Untersuchung ein Modell mit der Ursache einer hirnorganischen Vulnerabilität gefunden.

Der Grund für die **nach** der ersten beschreibbaren Klinik auftretende Symptomatik (als 2. oder weitere Phase oder Schub) liegt aber an den Stressoren. So haben bei den Psychosen die Stressoren auch ihren Anteil am Weiterbestehen einer psychischen Störung.

Während für die Entstehung der Psychosen das DIATHESE-STREß-MODELL verwendet wird [279, 311, 312, 231, 287], wird zur Erklärung neuer Schübe in der Psychiatrie das Stressoren-MODELL der EXPRESSED-EMOTIONS (kurz: EE-MODELL) herangezogen. Was ist darunter zu verstehen?

Das EE-Konzept wurde erstmals in den 60er Jahren beschrieben. Es geht davon aus, dass ein wesentlicher für Rückfälle begünstigender Faktor das emotionale Klima der Familie darstellt [270]. Dabei wurde vermutet, dass sich in den Familien von psychiatrischen Pat. (speziell eigentlich schizophrenen Pat.) intensivere und heftigere gefühlsmäßige Reaktionen als in anderen Familien finden lassen.

Die Wirkung stark ausgedrückter Gefühle (sog. high expressed emotions) auf die Rückfallwahrscheinlichkeit ist empirisch gesichert [251, 219, 260, 274].

Bei langjährigen Untersuchungen von Krankheitsverläufen ergab sich wirklich, dass es typische Verhaltensweisen in betroffenen Familien gibt. Diese Verhaltensweisen sind mit einem erhöhten Rückfallrisiko verbunden.

In Familien, in denen die Pat. bevormundet werden, wo sie häufig kritisiert werden oder wo man sie sogar feindlich-aggressive Ablehnung spüren läßt (dies nennt man sogenannte high expressed emotions=HEE), kommt es zu gehäuften Wiedererkrankungen.

Das EE oder HEE-Konzept ist aber nicht spezifisch. Dies liegt schon allein daran, dass die HEE auch vom Erkrankten ausgelöst werden können, also gar nicht die primäre Ursache seiner Wieder-Erkrankung darstellen. Meist treten solche kritischen Situationen, in denen die Familie vom Kranken überfordert ist, bei Schizophrenen mit häufigen Wiedererkrankungen auf.

Therapieoptionen

Das EE-Konzept hat zum einen als Konsequenz, dass vermehrt auf das Umfeld des Erkrankten geachtet wird. Den Angehörigen sollte vorgespiegelt werden, wenn sie zu gereizt, ungeduldig, überkritisch reagieren. Pat. lassen sich eben nicht durchhängen und könnten auch nicht „mit ein bißchen gutem Willen etwas leisten". Dieses „Durchhängen" ist Teil der Krankheit und willentlich nicht beeinflussbar. Gleichwohl kann massive Kritik Wiedererkrankungen auslösen [263].

Als weitere therapeutische Konsequenz ergeben sich Folgerungen für die medikamentöse Therapie: Dabei konnten VAUGHN und LEFF [305] zeigen, dass Pat. mit niedrigem EE und gleichzeitigen Medikamenten die niedrigste Rezidivquote haben (12%), während Pat. mit hohem EE-Score bei fehlender Medikation (und ausgedehntem „schlechten" Familienkontakt) die höchste Rezidivquote haben (92%). Betont werden muss auch das Ergebnis, dass ein hoher EE-Score durch Medikamente weitgehend ausgeglichen werden kann.

Das EE-Modell ist auch Sinnbild für die Berücksichtigung psychosozialer Momente in der biologischen Psychiatrie. Im Gegensatz zum Beginn des 20. Jahrhunderts (s. Kapitel 6) ist bio-psycho-sozial heutzutage kein Gegensatz mehr zu biologisch. Dies zeigen auch Äußerungen in den neuesten Lehrbüchern zur Psychiatrie, so z.b. von BRONISCH: „Das bio-psycho-soziale Modell stellt den Versuch dar, verschiedene Ursachen für psychische Störungen in einem integrativen Konzept zu vereinen. Hinsichtlich psychiatrischer Diagnosen wird dabei von einem Diathese-Stress-Modell ausgegangen, d.h. eine genetische Vulnerabilität erklärt, warum Patienten, konfrontiert mit denselben Stressoren, unterschiedliche psychische Störungen entwickeln [228]."
Und KIPP et al. [263] schreiben:„Die beiden Konzepte der (psychophysischen, Erg.d. Autors) Vulnerabilität und der Expressed Emotions haben eine wesentliche Verbesserung für die Therapie gebracht."

9.2.3.4 GRUNDMODELL: Gemeinsamkeiten zwischen der psychosozialen Vulnerabilität gegenüber dem EE-Konzept
und dem Stress-Anteil des Diathese-Modells

Die Erwähnung der alternativen Modelle fand hier nicht umsonst in aller Ausführlichkeit statt. Gesucht werden Gemeinsamkeiten zwischen dem Modell nach EGLE [241] und Modellen aus der Psychiatrie. Ziel dabei ist, das Modell nach EGLE gemäß den Erfahrungen der Psychiatrie mit ihren entsprechenden Modellen demgemäß zu erweitern. Dazu bieten sich das EE-Konzept bzw. der Stress-Anteil des Diathese-Stress-Modells an. Alle drei Teile haben Gemeinsamkeiten im Sinne eines Grundmodells.

Was sind im einzelnen die Gemeinsamkeit des Modells von VIOLON [207] sowie EGLE mit
- dem EE-KONZEPT der Psychiatrie?

Beide beschäftigen sich mit von außen kommenden (also keinen im Individuum begründeten) Faktoren. Dabei ist das EE-Konzept aber auf die Emotionen bzw. das familiäre Klima eingeengt als einer Form (von vielen) psychischer Faktoren.
Das Modell der psychosozialen Stressoren erfasst darüber hinaus noch alle Stressoren außerhalb der Familie, wie sie in Tab. 9 im Kapitel 7 aufgeführt sind. Wenn man aber abstrahieren möchte, so stellt das EE-Konzept den Mikrokosmos Familie dar, das Konzept der psychosozialen Stressoren das Konzept des Makrokosmos Umwelt (vgl. dazu die Abb. 6 in Kapitel 7 zum bio-psycho-sozialen Modell).
- dem Stress-Anteil des Diathese-Stress-Modells (D-S-M) für die Psychosen?

Neuere Untersuchungen wie die von ROEDER et al. [294] legen nahe, dass das D-S-M für diejenigen Faktoren bei den Psychosen eine Vulnerabilität erklärt, die im von VIOLON erarbeiteten Modell [207}als Stressoren für das Entstehen chronischer Schmerzen auftreten.
Dazu gehören:
- Unfähigkeit zur kognitiven Differenzierung
- erhöhte Ablenkbarkeit
- mangelhafte verbale Kommunikation
- gestörte soziale Interaktion
- Insuffizienz des Problemlösens.

Die übrigen Gemeinsamkeiten wurden bereits in den Abschnitten 9.2.3.1 und 9.2.3.2 beschrieben.

FAZIT 1

Die Modelle von VIOLON [207] und EGLE [241] lassen sich gut zur Deckung bringen mit dem EE-Konzept [270] und dem Diathese-Stress-Modell [279, 311, 312, 231, 287].
Sie bilden ein Grundmodell, durch das die Auslösung von Störungen (chronische Schmerzen bei VIOLON und EGLE, Psychosen bei BAUMANN) erklärt werden kann.

FAZIT 2

Wir können also sagen:
zur GENESE/ AUSLÖSUNG der Störung
- Für die **Genese** chronischer Schmerzen ist das DIATHESE-STRESS-MODELL der Psychiatrie [218] maßgeblich. Das Modell von VIOLON ist nicht falsch, sondern unvollständig. Es bezieht sich lediglich auf den Neuanfang bzw. die Erklärung des Weiterbestehens chronischer Schmerzen.
- Mit der Verursachung der chronischen Schmerzen aber haben die STRESSOREN ganz gewiss nichts zu tun, wohl aber mit der **Auslösung** weiterer Störungen.

zur WEITERFÜHRENDEN Auslösung
- Der Vergleich des Diathese-Stress-Modells einerseits mit dem Modell der psychosozialen Vulnerabilität [241] und dem EE-Konzept [270] andererseits zeigt, dass es sich bei dem Modell der psychosozialen Vulnerabilität (STRESSOREN) um das **Grundmodell** handelt, das den genannten Vorstellungen gemeinsam ist.
- Demgegenüber stellt das DIATHESE-STRESS-MODELL eine **Ausformulierung** dar, indem es auch die Zeitspanne vor der Geburt mit in die Überlegungen zur Entstehung chronischer Schmerzen einbezieht. Wichtig ist dabei die psychiatrische Variante dieses Modells, die nicht nur von einer genetischen Disposition ausgeht, sondern erweitert von einer psychophysischen Disposition.

FAZIT 3

Das EE-Konzept und die Modelle nach EGLE und VIOLON beschreiben zusammen einen Prozess, den LESCH [271] folgendermaßen für affektive Störungen definiert:
„ Psychosozialer Stress und seine biologischen Begleitfaktoren, wie z.B. erhöhte Aktivität monaminerger Neurotransmittersysteme und des Hypothalamus-Hypophysen-Nebennierensystems, führen besonders in der initialen Phase unipolar und bipolar affektiver Erkrankungen in Abhängigkeit von der genetischen **und*** neurobiologischen Vulnerabilität zu der klinisch beobachtbaren Sensibilisierung für das Auftreten erneuter Krankheitsphasen und gelegentlich zur Ausbildung eines Residuums." [271, S.177]
Wenn aber Psychiatrie und Schmerztherapie dieses Grundmodell der psychosozialen Vulnerabilität gemeinsam haben und die Psychiatrie dieses noch erweitert hat um das Diathese-Stress-Modell, ist es wahrscheinlich, dass auch für chronische Schmerzen ein solches Diathese-Stress-Modell vorliegt.

----
* Hervorhebung durch den Autor

9.2.4 Bei endogenen Psychosen (Schizophrenien, Melancholie) ist mittlerweile die hirnorganische Grundlage der Diathese gefunden

Heutzutage ist klar: **Symptome** wie die Vitalstörungen (wie schon von GRIESINGER beschrieben, [147, 148]) entstehen **unter Mitbeteiligung des limbischen System**s.
Bereits GRIESINGER ordnete Schmerz unter die vegetativen Symptome ein, die später als vitale Symptome bezeichnet wurden. Schmerzen treten demnach in einer Situation auf, die SCHNEIDER als „vitale Baisse" bezeichnete [171]. HUBER zählt Schmerz zu den Vitalstörungen [258]. Entsprechend wurde Schmerz schon bei GRIESINGER im Rahmen der Melancholie beschrieben, die bei HUBER [258] endogene Depression genannt wird, und bei der von ihm ebenfalls Schmerzen beschrieben werden.

Vorschädigungen sind daher im Bereich des limbischen Systems (Basalganglien, Amygdala, Hypothalamus, Hippocampus) zu erwarten (s. Tab. 10).
Das Diathese-Stress-Modell für die Depression sieht dabei wie folgt aus:

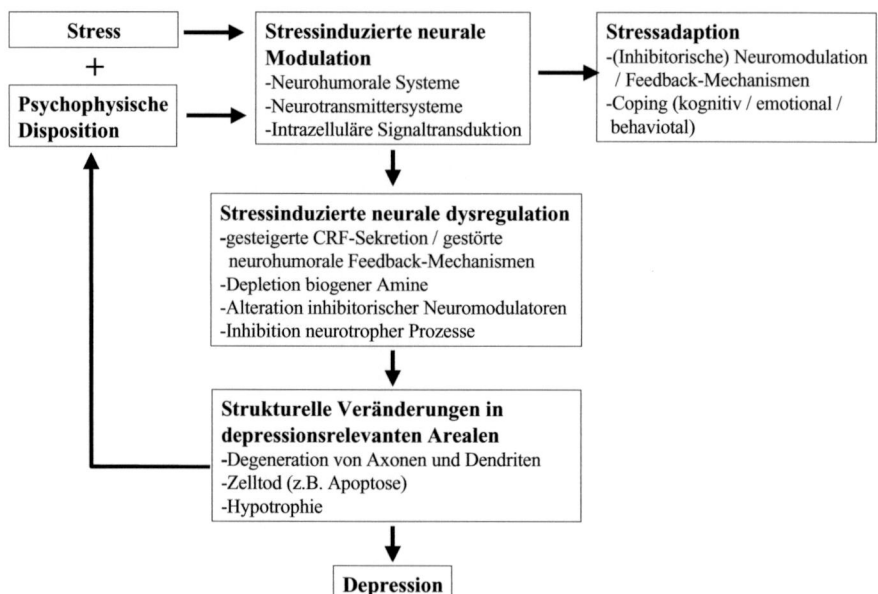

Abb. 13: *Morphologisch-funktionelles Modell zur Pathogenese der Depression. Aus: BAUMANN, 1999, [218].*

Das Diathese-Stress-Modell dient auch als Grundlagenmodell für das Verständnis der Schizophrenien wie die Abb. 14 aus BOGERTS [226] beweist. *,**s. nächste Seite

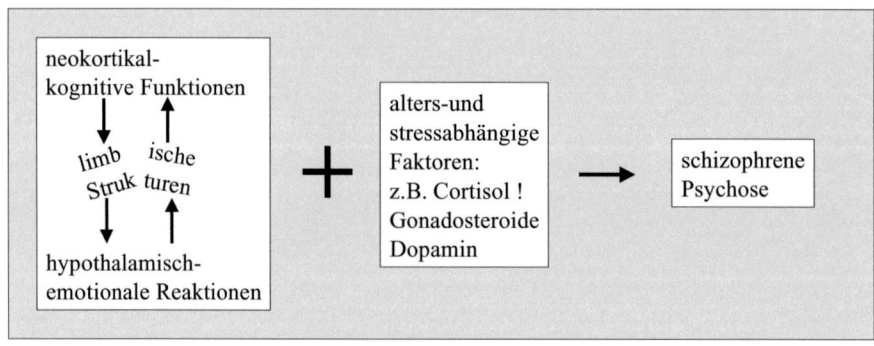

Abb. 14: *Schematische Darstellung der postulierten Interaktion zwischen hirnstrukturbedingten und nicht- hirnstrukturellen Faktoren in der Schizophreniegenese. Limbische Strukturdefekte (symbolisiert durch die verkantete Schreibweise) disponieren zu einer Dissoziation zwischen neokortikal-kognitiven Funktionen und den an die neuronale Aktivität des Septum-Hypothalamus-Bereiches gebundenen emotionalen Bahnen. Links vom Pluszeichen die „trait-marker", rechts davon die „State-Variablen"*

SCHLUßFOLGERUNG aus Abb. 13 und 14:
Wenn es bei den psychischen Störungen organische Entsprechungen für eine Diathese gibt
und wir die Gültigkeit dieses Modells auch für die chronischen Schmerzen annehmen wollen,
müssten diese Veränderungen auch bei Pat. mit chronischen Schmerzen in irgendeiner Weise
vorhanden und damit auffindbar sein.

9.2.5. Stressoren in ihrer doppelten Rolle
9.2.5.1 Stressoren: psychische Ursachen der hirnstrukturell bedingten Verwundbarkeit

Dadurch, dass wir die Stressoren als alleinige Ursache der chronischen Schmerzen nicht mehr
benötigen, können wir nun die Gruppe der Stressoren in ihrem zeitlichen Auftreten aufteilen
in zwei Gruppen:
• Die Stressoren der frühen Kindheit (von vorgeburtlich bis kurz nach der Geburt)
• Die Stressoren des späteren Lebens.
Die erste Gruppe kann noch dem Modell der Diathese zugeordnet werden. (Die Stressoren des
späteren Lebens werden dann dem EE-Konzept [271] zugeordnet: s. Punkt 7.). Das bedeutet:
Diese Stressoren (der ersten Gruppe) können die hirnorganischen Veränderungen auslösen,
die unter dem Stichwort der Diathese besprochen wurden. Die hirnorganischen
Veränderungen sind also nicht zwingend organisch bedingt, sondern ihre Entstehung ist auch
durch Traumata möglich. So stellte 1990 BOGERTS [226] fest: „ ...Auch sollte daran gedacht
werden, daß das Gehirn eine beachtliche, von sensorischen Reizen abhängige morphologische
Plastizität aufweist und daß ein Mangel an psychosozialen Stimuli, besonders in sensiblen
frühkindlichen Phasen, ein vermindertes Größenwachstum der unterbeanspruchten Hirnteile
zur Folge haben kann... Neben prä- und perinatalen Hirnschädigungen und erblich-bedingten
Strukturvariationen sind somit auch bestimmte frühkindliche psychosoziale Ursachen mit den
neuromorphologischen Befunden bei Schizophrenen durchaus vereinbar." (vgl. auch [242]
und [244])
Auch andere Autoren beschreiben - wichtig im Rahmen der Depressionen-, dass frühe soziale
Trennungserfahrungen - Trennung von der primären Bezugsperson - entscheidend
monoaminerge Systeme prägen [268, 232].
SCHILDER schrieb [298,S.73] über die zwei Möglichkeiten einer Verursachung von
hirnorganischen Veränderungen (organisch und psychisch):„Ich habe die Tatsache, daß der
gleiche anatomische Apparat das eine Mal durch unmittelbare Läsion, das andere Mal auf
psychischem Wege in seiner Funktion gestört werden kann, als das Prinzip des doppelten
Weges bezeichnet."

----

vorherige Seite:
* Daneben beschreibt HUBER schmerzhafte Sensationen, sogenannte Coenästhesien. Diese sind anzutreffen bei
Depressionen und bei Schizophrenien. Bei coenästhetischer Schizophrenie ordnet er die Schmerzen dem
Thalamus als Entstehungsort zu. Heute ist die coenästhetische Schizophrenie letzter bedeutender Beitrag aus
den Reihen der deutschen Psychiatrie zum Thema chronischer Schmerz.
** Problem Vulnerabilitätsmarker: Was ließ sich bisher bei Schizophrenien finden, was bei Psychosen
überhaupt? Gibt es die Möglichkeit der Vulnerabilitätsmarker bei chronischen Schmerzen?
Vgl. dazu [245].

9.2.5.2 Stressoren: Spätere Lebensereignisse als Auslöser bei Schizophrenie (+Schmerz)

Entscheidend beim Stressor ist nicht der Inhalt sondern der Zeitpunkt seines Auftretens.
Wie oben beschrieben, kommen die Stressoren des späteren Lebens als Auslöser gemäß dem EE-Konzept infrage.
Nach EGLE sind bereits mehrere Stressoren erarbeitet [244, Tab.4.5, S.99], die denen ähneln, welche grundsätzlich für psychische Störungen gelten (vgl. dazu eigene Tabelle 8, Kapitel 7).

Es wurde schon im Kapitel 7 darauf hingewiesen, dass die Umwelt- Stressoren (als eine von mehreren möglichen Stressorengruppen) innerhalb der Gruppe der Krankheits-Faktoren als alleiniges Konzept nicht hinreichend sind.
Wird angenommen, dass psychosoziale Umwelt-Mechanismen unspezifisch sind, so liegt es nahe, weitere unspezifische Mechanismen anzunehmen, die dann untereinander verrechnet werden. Bekannt ist dies von den Psychosen, wo bereits in protektive und schädliche Faktoren unterschieden wird.
KNÖLKER (2000) teilt dazu in vier Gruppen ein (s. folgende Tabelle 11):

	Individuelle Faktoren	Soziale Faktoren
Risikofaktoren (Stressoren)	Individuelle Risikofaktoren (z.B. genetisch bedingte Vulnerabilität, Hirnschädigung, ungünstiges Temperament	Soziale Risikofaktoren (z.B. belastende Ereignisse in der Lebensgeschichte)
Protektive Faktoren (Ressourcen)	Individuelle Ressourcen (z.B. Intelligenz, Temperamentseigenschaften, Bewältigungsstile)	Soziale Ressourcen (z.B. Unterstützung durch die Familie und das weitere soziale Umfeld; günstige schulische Bedingungen)

Tab. 11: *Schädigende und schützende Faktoren für die Entwicklung einer psychischen Störung.* Nach KNÖLKER et al. [266, S. 25].

Zusammenfassen zeigt also das Kapitel 9.2.5, dass Stressoren sowohl vorgeburtlich wie in späteren Lebensjahren in unterschiedlicher Weise einen unverzichtbaren Faktor darstellen, wenn es darum geht, das Auftreten psychischer Störungen zu erklären.
Dabei führen Stressoren vor oder kurz nach der Geburt zu hirnorganischen Veränderungen [226], in späteren Lebensjahren zu Traumatisierungen im Sinne einer Neurose im weitesten Sinne [257a].

9.2.6   Grund-Modell der Stressoren/ protektiven Faktoren nach KLOSTERKÖTTER

In der nachfolgenden Abbildung wird nun versucht, alle bisherigen Modelle des Abschnitts 9.2 in einem Modell unterzubringen. Dabei wird auf die Faktoren des „Grundmodells" eingegangen. Vor allem die Funktion der Stressoren wird entzerrt: es werden auch protektive Faktoren mitberücksichtigt. Stressoren werden nur insoweit berücksichtigt, als sie nicht aufgrund der zeitlichen Nähe zur Geburt als Ursache der Vulnerabilität infrage kommen.

Das nachfolgende Modell ist angelehnt an die Vorstellungen der Entstehung der Schizophrenien [265].

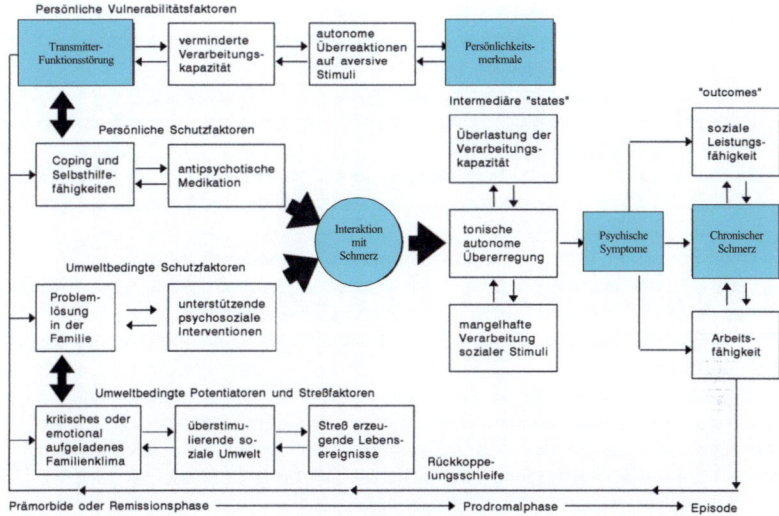

Abb. 15: *Ein heuristischer konzeptueller Rahmen für mögliche Faktoren in der Entwicklung chronischer Schmerzen (entlehnt aus: NUECHTERLEIN, 1987; Abb. aus: KLOSTERKÖTTER, 1995). Die für den chronischen Schmerz adaptierten Faktoren sind farbig unterlegt.*

Das Modell erklärt:
- Vielzahl der Patienten mit den unterschiedlichsten chronischen Schmerzen
- Vielzahl der psychischen Störungen bei chronischen Schmerzen

7. Versuch einer Definition:

Chronischer Schmerz ist ein persönlicher, individueller Zustand verminderter Belastbarkeit, bei dem (evtl. organisch verursachte) Schmerzen aufgrund eigener psychischer Instabilitäten als hoffnungslos/ unheilbar angenommen werden. Äußeres Zeichen dieser Instabilitäten ist - neben dem chronischen Schmerz - das gegenüber Vergleichspopulationen erhöhte Aufkommen von psychischen Diagnosen.

9.3 FUNKTIONELLE MEDIZIN
9.3.1 Vorbemerkungen

Nach den bisherigen Kapiteln tauchen folgende Fragen auf:
- Welche Gruppe von psychischen Störungen soll denn nun als exemplarisches Modell für die Entstehung chronischer Schmerzen dienen:
  Die früher sogenannten endogenen Störungen, wie die Depression,
  oder die früher sogenannten psychogenen Störungen wie etwa die Neurosen bzw. die Persönlichkeitsstörungen?
  Diese Frage stellt sich vor allem dann, wenn man von einem direkten Ursache-Folge-Modell ausgeht: von der Neurose zum chronischen Schmerz. Daher ergibt sich zusätzlich die Frage:
- Wenn der Patient schon eine Hirnschädigung vor der Geburt im Sinne einer Transmitterveränderung (wie bei einer endogenen Depression) hat, wieso bekommt er dann nicht in den ersten Lebensjahren chronische Schmerzen?

Die Kritik an diesen Fragen muss sein, dass die Vorstellungen wenig die Dynamik dieser Prozesse berücksichtigen.

Die Gegenposition ist ein Modell, bei dem – wie BAUMANN es formuliert – eine psychophysische Disposition durch eine Schädigung des Gehirns vor der Geburt besteht. Diese Disposition ist unspezifisch. Sie bedeutet aber eine Verminderung der Fähigkeit, Ressourcen zur Problembewältigung heranzuziehen. Die Frage ist somit:

Wann wird diese Ressourcenerschöpfung manifest?

Die Antwort liegt im Aufkommen von psychischen Störungen und Schmerzen.

Die vorgeburtliche Disposition begründet also keine spezifische psychische Störung, sondern bedeutet lediglich eine Verletzbarkeit. Der Patient bekommt deswegen noch nicht direkt nach der Geburt eine definierte psychische Erkrankungen (z.B. Depression); dies ändert sich aber, wenn er während der Entwicklung einer psychischen Störung Schmerzsignale erhält.

Dekompensiert er aber aufgrund eines zusätzlichen Stressors, hat er dadurch nicht mehr genügend Ressourcen, um mit weiteren psychischen Störfaktoren fertig zu werden. Dies lässt nun mehrere Möglichkeiten offen:
- Der Patient entwickelt (unter den Schmerzen) eine psychische Störung.
- Der Patient entwickelt chronische Schmerzen.
- Der Patient entwickelt chronische Schmerzen und eine psychische Störung.

So erklärt sich, dass in der Abb. 11 von GÜNDEL gleichzeitig chronische Schmerzen und affektive Störungen auftauchen.

Dieses Denken in einer Weise, dass nicht nur an Ursachen und deren Folgen gedacht wird, sondern die Annahme, dass bereits Störungen angelegt sind, zu deren In- Erscheinung- Treten nur noch ein Hebel umgelegt zu werden braucht, nennt man funktionelles oder kybernetisches Denken.

9.3.2 Zum Begriff der funktionellen Störung

.
Alles bisher Gesagte hatte das Ziel, die Ursache chronischer Schmerzen zu ergründen.
Wie wirken nun aber organische Erkrankungen, psychische Veränderungen und das Erleben
chronischen Scherzes ineinander? Funktionelles Denken bedeutet die Betrachtung gestörter
Vorgänge, ohne zerstörte Strukturen annehmen zu müssen.
Der Begriff der „funktionellen Störung" ging daher in der ICD-10 auf im Begriff der
„somatoformen Störung" (257a, b; 252).

Es stellt sich jedoch im somatischen Bereich die Frage,
- ob mit dieser Einordnung funktionelle Störungen nicht auf einen zu kleinen Kreis von
  Diagnosen beschränkt werden,
- ob funktionelles Denken nicht weitere Bereiche der Vorstellungen über chronische
  Störungen umfassen sollte – im Sinne einer Ressourcenerschöpfung.

Daneben muss im psychischen Bereich gefragt werden,
- ob „Psyche" immer nur als direkte Ursache oder Folge eines (chronischen)
  Schmerzgeschehens bestehen darf. Könnte es nicht auch parallel zu den Schmerzen
  existierende psychische Störungen geben, die – im Gegensatz zu reinen
  KOMORBIDITÄTEN – das Schmerzgeschehen modulierend beeinflussen?

9.3.3 Eigene Daten

In einer eigenen Untersuchung wurden sieben Patienten mit Rückenschmerzen untersucht.
1) Die Patienten waren sämtlich Frauen.
2) Es wurden nur Patienten mit Rückenschmerzen untersucht, deren organische
   Schmerzursache weit zurücklag. Damit sollte eine direkte Schmerzverursachung
   organischer Störungen ausgeschlossen werden.
3) Einbezogen wurden sämtliche Patienten, die einen „echten" Grund für Schmerzen
   hatten: einen TUMOR.
4) In enger zeitlicher Folge zur Erstbehandlung des Tumors traten keine
   Schmerzen auf. Unter weiterer Beobachtung kam es nicht zu Tumor- Rezidiven.
5) Die Patienten erlitten gleichwohl Jahre später plötzlich Rückenschmerzen, als deren
   Ursache nicht ein Tumor angeschuldet werden kann.

Bei den Patienten wurde der allgemeine Beschwerdefragebogen SCL-90-R durchgeführt,
sowie eine Bestimmung der Schmerzstadien nach dem Mainzer MPSS- Bogen.
Sie wurden außerdem bei Aufnahme gleichzeitig von einem Psychiater befragt mit Hilfe eines
halb-strukturierten Interviews auf der Basis der AMDP (Arbeitsgemeinschaft für
Medizinische Dokumentation in der Psychiatrie) sowie der ICD-10 [238].

Das ERGEBNIS war:

- Mehrere Patienten haben erstmalig chronische Rückenschmerzen bis zu 34 Jahre nach der Operation ihrer Tumoren; die Tumore sind also nicht direkte Ursache dieser Rückenschmerzen.
- Die Rückenschmerzen sind jeweils in derselben Höhe wie die ehemaligen Tumore entstanden.
- Von den sieben Patienten ließ sich bei sechs eine psychiatrische Diagnose stellen; davon wiesen vier Patientinnen Depressionen und eine Patientin eine bipolare Störung auf.

Die Daten sind so zu interpretieren, dass Tumore zu Rückenschmerzen führen können. Dabei tritt das **Schmerzgeschehen** aber nicht direkt nach der Erstdiagnose des Tumors klinisch in Erscheinung. Gleichwohl muss es als **vom Tumor verursacht** angesehen werden.

Dieser Widerspruch könnte dadurch erklärbar sein, dass hier (in für den jeweiligen Tumor charakteristischer Höhe) **organisch die Schmerzempfindung gebahnt** wird [227, 239].

Der Schmerz wird aber erst **im Rahmen einer psychischen Störung** empfunden.
Sei es, dass die psychische Störung
- erst bei gegebener Bahnung die Schmerzempfindung ausgelöst hat oder
- mit die Bahnung verstärkt hat.

Patienten wie die oben dargestellten demonstrieren eindrucksvoll, dass es für Schmerzen, v.a. Rückenschmerzen, keine direkte Ursache i.S. des herkömmlichen Ursache-Wirkungs-Prinzips geben muss. Dies gilt nicht nur für organische Ursachen (hier Tumor) sondern auch für begleitende psychische Störungen, die unter dem Gesichtspunkt der Beeinflussung in der Literatur bisher nur als Ursache oder Reaktion auf Schmerzen beschrieben sind [vgl. 309, 292, 250].

In den vorliegenden Fällen können die **psychiatrischen Störungen**
1. **weder die Ursache der Tumoren**
2. **noch die Folge der Tumoren, also Ursache der Schmerzen (im Sinne einer sekundären Vitalisierung) stellen.**

Erst recht sind die psychischen Störungen in den vorliegenden Fällen aber auch nicht die Folge der Schmerzen. Vielmehr ist also hier zu diskutieren, ob nicht grundsätzlich psychische Störungen aus der Diskussion einer Ursache oder Folge von Schmerzen herauszunehmen sind. Stattdessen sollten sie als gleichzeitig zum Schmerz vorhandene Störung unter ihrem Schmerz-**modulierenden Einfluss** betrachtet werden.

Wie dies zu verstehen ist, zeigt Abb. 16:

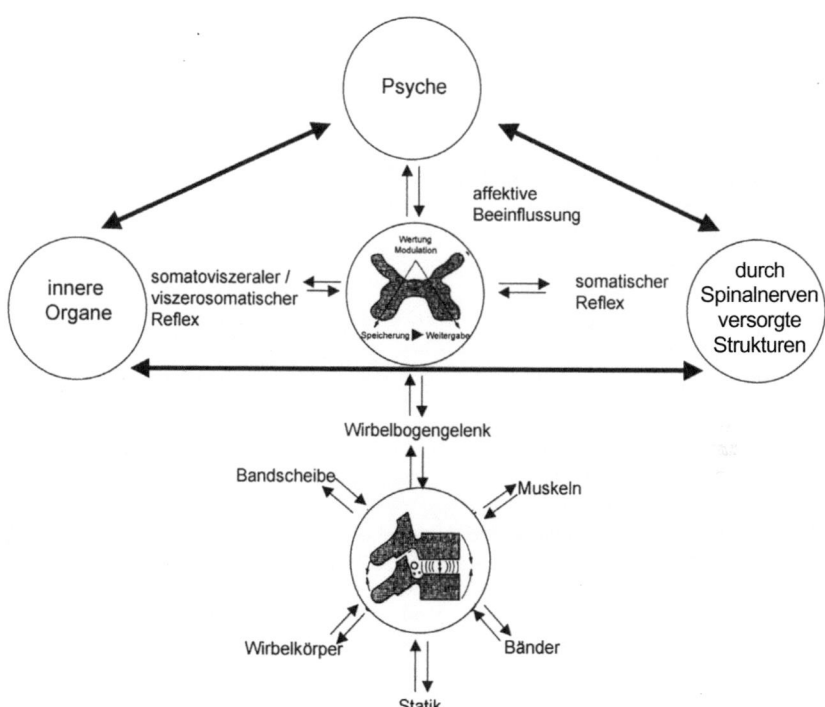

Abb. 16: *Modell zur Ätiologie/ Pathogenese von nicht-malignen Rückenschmerzen.*
Aus: BRINKERS 2003, mod. nach NEUMANN, 1995).

9.3.4 Zusammenfassung

Zusammenfassend kann gesagt werden:
Es reicht nicht zum Verständnis chronischer Schmerzen, die einzelnen Ursachen nur zu
addieren. Das bio-psycho-soziale Modell braucht vielmehr ein kybernetisches Verständnis des
Zusammenhangs organisch-psychisch. Die hier dargestellte Rolle psychischer Störungen beim
Schmerzgeschehen folgt der Kritik HÜRTERs [259] an der derzeitig üblichen
Schmerztherapie-Praxis.
Es stellt das aus seinen Forderungen nach entsprechenden Veränderungen folgende klinische
Verstehen/ Erklären dar, vgl. [242, 275].
Die dargestellten Fälle sind somit keine Randerscheinungen/ Ausnahmen, sondern ideale
Verläufe eines der Schmerztherapie zugrunde liegenden Krankheitsmodells, vgl. [295].

Kapitel 10
Diagnostik und Therapie

10.1 Diagnostik
10.1.1 Arbeitsplatzbeschreibung

Die Diagnostik psychischer Störungen (teilweise bei organischen Grundkrankheiten) ist ein komplexes und schwieriges Vorgehen.
Dabei wirken sich mehrere Faktoren aus:
Der diagnostizierende Psychiater ist nicht in der Psychiatrie tätig. Es gibt somit keinen ober- oder chefärztlichen Hintergrund, den man bei Problemen fragen könnte. Ähnlich dem niedergelassenen Arzt ist der Psychiater in der Schmerzambulanz auf sich gestellt.
Gleichwohl hat der niedergelassene Psychiater den Vorteil, dass er hauptsächlich Patienten mit im Vordergrund stehenden psychischen Problemen erwarten darf. Dies ist deswegen von Vorteil, weil der Patient sich entschlossen hat, zum Psychiater zu gehen um konkret psychische Probleme behandeln zu lassen.
Ähnlich der Konsiliarpsychiatrie befindet sich der Psychiater der Schmerzambulanz auf fast rein organischem Terrain, auf dem er nun bei anfallenden psychischen Patienten-Problemen den jeweiligen Ärzten raten soll. Das Problem ist dabei wie bei jedem Konsil, dass die beratenen Ärzte zwar viele psychische Probleme sehen, aber aufgrund fehlender Ausbildung im Umgang mit psychischen Problemen auf ihre „Alltagspsychologie" angewiesen sind.
So wird auch in der Konsiliarpsychiatrie der Psychiater nur zu den Problemen hinzugezogen, die der mit psychischen Dingen unerfahrene Kollege ihm vorträgt. Eine larvierte Depression ist damit schon von vornherein außerhalb der Psychiatrie eine so gut wie ausgeschlossene Diagnose.

Am ehesten ist der Arbeitsplatz des Psychiaters in einer Schmerzambulanz daher mit der Liaisonpsychiatrie zu vergleichen.
Dieser Begriff bedeutet die psychiatrische Untersuchung und Behandlung zusammen und gleichzeitig mit den somatisch tätigen Kollegen.

10.1.2 Psychiatrische Untersuchung
10.1.2.1 Diagnostik

Die Diagnostik chronischer Schmerzen kann hier nicht in dem **Ausmaß** dargelegt werden, wie dies das Störungsbild erfordert. Hier kann nur im Rahmen der Intention dieser Untersuchung das Hauptaugenmerk auf die psychiatrische Diagnostik gelegt werden. Für Interessenten sei deswegen auf das Buch von EGLE „Handbuch chronischer Schmerz" oder, sofern noch erhältlich, das Buch „Der Schmerzkranke" von EGLE verwiesen werden. In beiden Büchern wird die Diagnostik aus zahlreichen Blickwinkeln gut dargelegt.

10.1.2.2 Vorbemerkungen zur Untersuchung

- Psychiatrische Befunde lassen sich am besten bei einer Untersuchung im Team erheben. Der psychische Befund ist schon zum Teil erstellt, wenn man den Patienten während der zunächst erfolgenden organischen Untersuchung und Anamneseerhebung beobachtet.
  Dies geht am besten, wenn ein zweiter Kollege die organmedizinische Untersuchung durchführt.

- Das Ärzteteam ist immer als Team vorzustellen, nicht jeder einzelne nochmals mit seinem speziellen Arbeitsbereich.
  Patienten sind nämlich nicht begeistert, wenn sie von einem Psychologen oder einem Psychiater interviewt werden. Es ist aber auch nicht nötig, den Psychiater extra vorzustellen, so als wäre er ein „exotischer" Kollege. Dies festigt nur die Dichotomie von Psyche und Körper. Begründungen wie, man müsse „den Patienten reinen Wein einschenken" sind hier fehl am Platz und sind am ehesten noch der Kategorie Intellektualisierung zuzuordnen.
  Patienten merken dann auch im weiteren anhand der gestellten Fragen, dass hier ein Arzt mit anderem Arbeitsbereich sie befragt. Diese Fragen wurden ihnen nämlich bisher noch von keinem Arzt so gestellt (s.u.).

- Patienten sind in der Regel bei der Erstaufnahme durchaus bereit, eingehendere Fragen nach ihrem Privatleben wie auch nach ihrem psychischen Befinden zu beantworten. Sie sind es nicht mehr, wenn sie nach längerer Behandlung zu einem Psychiater oder Psychologen geschickt werden.

KRÖNER-HERWIG hat die Momente für diese Situation wie folgt zusammengefasst:
Der Patient wurde überwiesen
Er hat sich nicht selbst für diese Therapieform entschieden.

Dualismusmythos
Schmerz ist entweder organisch oder psychisch bedingt.

Unverständnis
Nichtwissen um die Zusammenhänge von Schmerz und psychischen Prozessen.

Konsumentenrolle
Passive Erwartungshaltung: Der Experte soll den Schaden reparieren.

Unrealistische Zielerwartungen
z.B. absolute Schmerzfreiheit

Hoffnung auf ein Wunder
Irgendwo gibt es doch den kompetenten Arzt, der den Grund des Schmerzes findet und dann das richtige Medikament oder die richtige Behandlungsmethode anwenden wird.

Ärger
Der Arzt hält mich also für verrückt/ für einen Simulanten. Der Arzt weiß nicht weiter.

Bedrohung der Integrität
Der Patient befürchtet, der Schmerz und die eigene Person werden nicht ernst genommen.

Therapiefalle
„Wenn die psychologische Intervention helfen würde, wäre bewiesen, dass ich keinen „echten" Schmerz habe."

Psychotherapie als letzter Versuch
Der letzte Versuch für den hoffnungslosen Patienten

Psychologie und Medizin sind Konkurrenten
Wer Psychotherapie macht, wird nicht mehr angemessen medizinisch behandelt.

Bedrohung der Glaubwürdigkeit
„Ich kann mich nicht auf diese Therapie einlassen. Was denkt mein Partner von mir?"

Ängstlichkeit/ Verunsicherung
Jetzt kann mir niemand mehr helfen
Was wird der Psychologe wohl mit mir machen?

- Psychische Befunde sind nicht ein entweder/ oder: entweder hat der Patient eine psychische Störung oder eine organische Störung. Sie sind ein sowohl als auch.
  Der Patient mit einer „endogenen Depression" kann trotzdem einen Tumor im Dickdarm haben.
  Der Patient mit einem operierten Bandscheibenvorfall bei nun geklagten Rückenschmerzen kann gleichwohl auch eine „endogene Depression" haben.
  Psychische Befunde lassen sich zu organischen Befunden nicht nach dem Ursache-Wirkungs-Schema einordnen.
  Beide Bereiche (organisch, psychisch) müssen gleichzeitig erhoben werden und dann hinterher im Team in ihren Auswirkungen auf den Patienten untereinander diskutiert werden. Erst dies ergibt eine endgültige Diagnose.

- Welche Irrtümer hat die Psychiatrie schon begangen? Kann von ihr gelernt werden?
  Psychisch ist nicht psychogen.
  Psychisch hat häufig nachweisbare organische Ursachen.
  Reaktiv verursacht ist nicht dasselbe wie reaktiv ausgelöst.
  Primär und sekundär allein reicht nicht für die Vielgestaltigkeit der Depressionsformen.
  Ein bio-psycho-soziales Modell ist kein Widerspruch zur organischen Untersuchung oder der Annahme, dass psychische Störungen organische Grundlagen haben.
  Das Ursache-Wirkungs-Prinzip reicht allein nicht zur Erklärung des chronischen Schmerzes, benötigt wird eher funktionelles Denken (s. o.).

C) Die psychiatrische Untersuchung unterteilt sich in Anamneseerhebung und Psychischen Befund.

- Die Anamneseerhebung umfasst:
  - die **Vegetative Anamnese**: Appetit, Schlaf, Miktio, Stuhlgang, Nikotin, Alkohol, evtl. ausführlichere Drogenanamnese wie Entgiftungen, Entwöhnungen, Krampfanfälle, abstinente Zeiten, soziale Folgen, Abhängigkeitskriterien der ICD-10
  - die **Familienanamnese**: Gab es in der Familie schon Erkrankungen der inneren Organe, speziell Tumore, Epilepsien, Depression, Suizide/ Suizidversuche, Schizophrenien?
  - Die **Sozialanamnese**: Wann und wo wurde der Patient geboren, wie viel Geschwister hat/ hatte er? Das wievielte Kind war er? Was hat der Vater gemacht? Lebt er noch/ wann ist er gestorben? Was hat die Mutter gemacht? Lebt sie noch/ wann ist sie gestorben?
    Schulbildungen des Patienten, Ausbildungen, Berufe des Patienten in chronologischer Reihenfolge. Steht dies im Zusammenhang mit den Beschwerden?
    Ist der Patient verheiratet? In wievielter Ehe? Was macht die/ der jetzige/ frühere Partner(in)?
    Gibt es Kinder; sind die gesund?

Die Erhebung der Anamnese wie vorgestellt ist nicht Selbstzweck. Sie folgt damit dem Sinn einer Anamneseerhebung bei chronischen Schmerzen. MÜLLER-BUSCH hat dies so beschrieben [322, S.795]: „Wichtig unter ganzheitlichen Aspekten scheint zu sein, dass auch die soziale Dimension des Problems „chronischer Schmerz" unter kulturellen und historischen Gesichtspunkten in der Therapiesituation mit berücksichtigt wird. Das Therapieverhältnis zum schmerzkranken Menschen sollte weniger von der Prüfung der Möglichkeiten bestimmter Techniken bzw. Interventionsverfahren bestimmt werden als von dem Bemühen, die „individuelle Wirklichkeit" des Schmerzkranken zu erfassen und gemeinsam mit ihm die funktionelle Bedeutung des Schmerzerlebens für das Leben zu hinterfragen. Ein ganzheitliches Therapieverständnis erfordert nicht nur zu wissen, was für ein Mensch das ist, der Schmerzen hat, sondern auch, welche Bedeutung für ihn der Schmerz in Beziehung zu Gesundheit und Krankheit hat."

- psychischer Befund

Wichtige zu erhebende Daten sind die folgenden Merkmale, wie sie HUBER zusammengefasst hat (vgl. HUBER, 1999: Tabelle S.2).

Äußeres Erscheinungsbild
Verhalten und Ausdruck
Bewusstseinslage, Orientierung, Aufmerksamkeit, Auffassung, Konzentration
Affektivität: Stimmung, affektive Reaktivität, Kontakt
Antrieb, Wollen, Psychomotorik
Formaler und inhaltlicher Gedankengang
Wahrnehmung: Illusionen, Halluzinationen
Ich-Erleben
Gedächtnis
Intelligenz
Persönlichkeit

Tab. 12: *psychischer Befund nach HUBER*

142

Dieser Befund kann nun mittels eines halbstrukturierten Interviews auf der Basis des AMDP (Arbeitsgemeinschaft für **M**edizinische **D**okumentation in der **P**sychiatrie) erhoben werden. Die sich aus der Untersuchung ergebende Diagnose wird dann anhand der ICD-10 überprüft. Dabei ist es besser zu sehen, ob die dort verwendeten Kriterien der gestellten Diagnose entgegenstehen, als eine Diagnose nur unter Verwendung der ICD-10 Kriterien zu stellen. Dieser Umstand liegt daran, dass die verwendeten Kriterien häufig mehr als eine Diagnose zulassen, so dass die Diagnosefindung aus den Kriterien heraus nicht zu empfehlen ist.

Wichtig ist, dass Diagnosen auch nicht mittels Tests stellbar sind. Hierauf hat erst jüngst wieder HÄRTER (im Schmerz) hingewiesen. Zwar steht diese Warnung auch in vielen Begleittexten zu den Tests. Sie wird aber bisher nur selten befolgt. HÄRTER hat gemutmaßt, dass dies an der guten Verwendbarkeit von Tests überhaupt bei Veröffentlichungen liegt. Man kann sich dem nur anschließen.
Auch hier liegt die mangelnde Verwendbarkeit von Tests für die Diagnosestellung daran, dass die abgefragten Items mehr als nur eine Diagnose zulassen. Am bekanntesten ist dieser Umstand bei den Depressionstests (z.B. HAMD), bei denen einzelne Kriterien auch bei Patienten mit Tumoren des Gastrointestinaltrakts vorkommen, ohne dass diese Tumorpatienten depressiv wären.

Einzelne Symptome machen eben keine Diagnose, auch nicht, wenn einzelne Symptome zueinander addiert werden. Erst das Syndrom weist auf die Diagnose hin.

10.2   THERAPIE
10.2.1   Vorraussetzungen
10.2.1.1 Grundlagen
Es wurden bisher als wesentlich für die Entstehung chronischer Schmerzen zwei Faktoren angenommen:
- die Vulnerabilität
- die empfundene Sinnlosigkeit des Schmerzes.

Diese beiden Faktoren stellen auch die Eckpfeiler einer modernen Therapie chronischer Schmerzen dar.

10.2.1.2 Ziel
Ziel einer Schmerztherapie ist nicht die Abschaffung der chronischen Schmerzen.
Ziel ist die Wiederherstellung der Lebensfähigkeit.
Dies meint dabei nicht die Abwesenheit von Krankheitsprozessen, sondern einen Prozess, der trotz Krankheit gefördert wird.
Die auch hier häufig noch anzutreffende Vorstellung eines Entweder/ Oder (entweder krank und zu nichts in der Lage oder kann seinen Hobbys nachgehen und ist deswegen gesund), muss heutzutage als Atavismus bewertet werden. Zutreffend ist hier das Wort vom „gesunden Schmerzkranken" [320].

MÜLLER-BUSCH hat entsprechend gesagt: „Die philosophische Erkenntnis, dass das Erleiden von Schmerz nicht objektiviert werden kann, sondern die Einstellung dazu, die Art, wie sich der Betroffene und sein soziales Umfeld zum Schmerz verhält, das Schmerzerleiden entscheidend bestimmt, könnte dazu beitragen, auch im therapeutischen Umgang mit dem Phänomen Schmerz neue Wege zu gehen [321, S.241]."

Oberstes Ziel ist bei der Therapie die Integration verschiedener Therapieformen, um den Schmerz von möglichst mehreren Seiten einzuschätzen und auch um verstehen zu lernen, was dieser Schmerz für den Patienten bedeutet.

Dieses ist aus der Psychiatrie durchaus übernehmbar. Wie schon in Kapitel 9 beschrieben, hat TYRER ein hierarchisches Modell verschiedener Behandlungsmodelle in seinem Buch vorgestellt. Auf diesem Hierarchiemodell fußt auch die eigene Vorstellung von Therapie. Die folgende Abb. gibt eine Übersicht über die Abfolge der Behandlungsformen (sofern nötig) in ihrer Reihenfolge von oben nach unten.

Krankheitsmodell
(Medikamente)

Verhaltensmodell
(Belohnung von offenem sozialen Verhalten)

Kognitives Modell
(Ermutigung zu rationalem Denken, Patientenaufklärung über
 Schmerzentstehungsmodelle)

Psychodynamisches Modell
(Förderung des Gefühlsausdrucks und der Anpassung, z.B. Trauerarbeit)

Sozialpsychiatrisches Modell
(Unterstützung und Betreuung)

Abb. 17: *Stufenmodell psychischer Störungen*. Nach TYRER [303, S.170]

Dem Modell folgend sollte an oberster Stelle die Therapie nach dem Krankheitsmodell stehen. Hier geht es vor allem darum, organische Ursachen als erstes herauszufinden, um diese dann auch schleunigst zu behandeln. Es dient aber auch dazu, dann weiterbestehende Symptome anderen Störungen konsequent zuzuordnen. Je besser die Qualität und je strenger die Kriterien für organische Krankheiten, desto eher ist es möglich z.B. eine larvierte Depression zu erkennen.
Im weiteren wird daher als nächstes von der Behandlung der obersten Stufe, des Krankheitsmodells ausgegangen.

10.2.2 Therapie mit Analgetika

Die hier vorgestellten Therapieformen müssen auch den hier vorgestellten und herausgearbeiteten Hauptpunkten im Verständnis (aus psychiatrischer Sicht) des chronischen Schmerzes entgegenkommen .
Chronischer Schmerz ist kein peripheres Phänomen. Es ist ein zentrales Geschehen.
Alle Patienten, auch die mit Schmerzen organischer Ursache, haben psychische Veränderungen aufzuweisen und müssen dementsprechend therapiert werden. Dabei spielt es dann für die Therapie auch erst mal keine Rolle, ob die psychischen Veränderungen Ursache oder Folge der Schmerzen sind. Daher gilt zunächst:
Alle Patienten, auch die mit Schmerzen ohne fassbare organische Ursache, lassen sich bis zu einem gewissen Grad mit Analgetika therapieren. Dies macht Sinn, um psychische Momente, die an das Grundleiden gekoppelt sind und kein eigenständiges Syndrom darstellen, zu behandeln und sie von eigenständigen psychischen Syndromen zu differenzieren. Beispiele sind hier das chronische Syndrom, das in der Palliativmedizin bereits bekannt war sowie das algogene Psychosyndrom nach WÖRZ.

10.2.3 Therapie mit Psychopharmaka

Nur bei eindeutigen psychiatrischen Erkrankungen als Ursache der chronischen Schmerzen ist eine Psychopharmakagabe von Beginn an zu empfehlen.
Ziel ist es, die verminderte Belastbarkeit zu behandeln, die Verwundbarkeit für die psychischen Störungen bzw. die Chronifizierung zu stoppen (s. Abb. 9, S. 116).
Hier bieten sich folgende Medikamente an:
Antidepressiva älterer Herkunft sowie SSRI (Selektive Serotonin Wiederaufnahmehemmer), Antiepileptika als Stimmungsstabilisatoren (Carbamazepin), Lithium (als einzige antisuizidale Substanz, s. [312]).
Im weiteren kommen Neuroleptika vor (z.B. ZYPREXA), v.a. bei coenästhetischen Beschwerden.
Aufgrund des vorgestellten Diathese-Stress-Modells des chronischen Schmerzes werden beide Gruppen, Antidepressiva/ Antiepileptika und Neuroleptika, bei den meisten Patienten angewandt.

10.2.4 Interdisziplinäre Therapien

Neben dieser spezifischen Therapie muss aber eine interdisziplinäre Erweiterung erfolgen.
Ziel ist zunächst die weiterführende Behandlung der empfundenen Sinnlosigkeit.
Dazu soll das Körpergefühl wiederhergestellt werden. Damit befinden wir uns auch schon außerhalb des Krankheitsmodells. Es stehen verschiedene Therapieformen zur Verfügung:
• **Ergänzung aus der Schulmedizin:**
Physiotherapie bis Psychotherapie
So denken wir wie MÜLLER-BUSCH [321, S.237], dass der Sinnlosigkeit begegnet werden kann, „...durch die Rückgabe der Verantwortung für den Umgang mit den Beschwerden an den Leidenden, den Betroffenen... ."
Dies geschieht einerseits durch eigenständiges Wiederholen der vom Physiotherapeuten vorgegebenen Übungen. Andererseits wird es flankiert durch psychotherapeutische Maßnahmen, die hier unter dem Gesichtspunkt aufgeführt werden, was der Patient selber tun

kann: „ z.B. durch Selbsthilfetraining, Erlernen von Copingtechniken, Biofeedback..." „...bis hin zum verhaltenstherapeutisch unterlegten Umgang mit den Medikamenten und der selbständig geführten Verlaufskontrolle des Therapieeffektes u.a. durch ... selbstkontrollierte(r) Medikamentenapplikation." [237]

- **Ergänzung aus der alternativen (besser: komplementären) Medizin:**
  Ziel ist ein ganzheitliches Konzept des Schmerzes, wie es im Idealfall von der traditionellen chinesischen Medizin vorgestellt wird: die Aufhebung der Trennung von Psyche und Körper. Ein erster Schritt dahin war der Ansatz von v. WEIZSÄCKER (1986) und GRODDECK (1984), warum gerade der vor einem sitzende Patient zu diesem Zeitpunkt mit seinen spezifischen Lebenszusammenhängen an dieser Stelle seines Körpers Schmerzen einer bestimmten Art entwickelt.
  Außerdem sind durch das hier vorgetragene funktionelle Denken (für das Zusammenwirken der einzelnen organischen bzw. psychischen Komponenten) bessere und neue Möglichkeiten gegeben, alternative Methoden zu integrieren. MÜLLER-BUSCH (1999) schreibt dazu: „Die Einführung systemtheoretischer Modelle ... hat ...dazu geführt, dass für eine Reihe von traditionellen Behandlungsmethoden – z.B. Akupunktur und Homöopathie – Erklärungsmöglichkeiten unter kybernetischen Gesichtspunkten entwickelt wurden, die zur Neubewertung dieser Verfahren unter ganzheitlichen Aspekten beigetragen haben."
  Ergänzungen aus der alternativen Medizin sind durchaus sinnvoll, da die zu gebenden Medikamente der Roten Liste
- entweder nicht in schulmedizinischer Weise für die geklagten Beschwerden verwendbar sind
- oder zu überdosiert sind
- oder die Störung andere Herangehensweisen erfordert, unter anderem deswegen, weil die Beschwerden mit den westlichen Herangehensweisen nicht ausreichend erfassbar sind.

Die einzelnen Konzepte können hier nicht besprochen werden. Die zur Verfügung stehenden und von uns angewendeten Verfahren sollen aber erwähnt werden:
- Neuraltherapie
- Akupunktur
- Homöopathie
- TCM (Traditionelle Chinesische Medizin)

Zur Besprechung dieser Verfahren s. MÜLLER-BUSCH [322, S. 791ff.] bzw. entsprechende Lehrbücher.

10.2.5. Psychotherapie

Hierzu sei für die genaue Durchführung der einzelnen Formen auf die entsprechenden Lehrbücher verwiesen.
Eine bestimmte Methode für alle Fälle ist sicher nicht sinnvoll.
Für die Auswahl der zu therapierenden Patienten gilt ähnliches wie bei den Psychosen: manche Patienten sind schon am ersten Therapietag als Patienten zu erkennen, denen nur mit einer Psychotherapie weitergeholfen werden kann. Doch dies ist eine Minderheit. In der Mehrzahl der Fälle ist eine Vorbehandlung mit Analgetika und Psychopharmaka erstrebenswert. Medikamente stellen keine Alternative zur Psychotherapie im Sinne eines Entweder-Oder. Hier gilt das gleiche wie bei den Psychosen: Erst eine medikamentöse Vorbehandlung macht die Psychotherapie möglich.

Kapitel 11
Zusammenfassung

Es wurde in diesem Buch versucht, sich dem Problem des chronischen Schmerzes zu nähern und es begreifbar zu machen. Dabei wurde davon ausgegangen, dass die bisherige Erklärung chronischen Schmerzes als eines möglichst lang dauernden akuten Schmerzes mehr Fragen aufwirft als erklärt.
Chronischer Schmerz wird daher zunächst vom Begriff des akuten Schmerzes abgekoppelt.
Dies geschieht durch die Definition, dass es sich beim chronischen Schmerz um ein kulturelles Phänomen handelt. Damit entfallen alle organischen Erklärungen für chronischen Schmerz.

Auf dieser Grundlage muss natürlich gefragt werden, welche denn diese kulturellen Veränderungen gegenüber vorhergehenden Jahrhunderten sind, die chronischen Schmerz erzeugt haben.
Die Grundeinstellung gegenüber Schmerzen, v.a. chronischen Schmerzen seit DESCARTES, ist deren Sinnlosigkeit. Auf dieser Grundlage erfolgt die Abschaffung aller schmerzhaften Reize in der und durch die Kultur (so etwa die Abkehr von der körperlichen Arbeit).
Unter der Annahme der notwendigen Existenz dieser Reize ist deren Wegfall für das Individuum folglich ein Problem, dem es mit eigener Erhöhung der Außenreize begegnet (Extremsport etc.).
Ist der Reizwegfall für den psychisch Gesunden weniger ein Problem, ist er es aber wohl für den neurotischen Menschen. Das Beispiel der abgeschafften Ängste in ihrer Rolle für die Entstehung der generalisierten Ängste zeigt dies.
Die psychische Veränderung schafft somit im Zusammenspiel mit der zweifachen Rolle der kulturellen Entwicklung (Sinnlosigkeit, Abschaffung der Außenreize) die Grundlage für chronischen Schmerz.
Daneben lassen sich andere Komponenten finden, so der fortschreitende Affektverlust in der Gesellschaft. Die Entwicklung der Hysterie und bestimmter Persönlichkeitsstörungen in ihrer Bedeutung für den chronischen Schmerz (Kommunikationsmittel, verminderte Belastbarkeit, Rolle der Affekte, zunehmende Neurotisierung der Gesellschaft) wird daher zunächst aufgezeigt.

Aber diese Momente erlauben allein noch keine Antwort auf die Frage, warum nicht alle Patienten mit akuten Schmerzen zu Patienten mit chronischen Schmerzen werden. Auf der Suche nach dem für diesen Prozess entscheidenden Faktor bietet sich eine Lösung aus der Psychiatrie an: das Vulnerabilitäts- Stress-Modell. Die Patienten weisen demnach eine psychische Labilität auf, die im Kontakt mit Schmerzen zum chronischen Schmerz führt. Phänomenologisches Kennzeichen dabei ist neben den chronischen Schmerzen das Aufkommen verschiedenster psychischer Störungen.
Breiten Raum muss nun die Streitfrage annehmen: Sind psychische Störungen bei chronischen Schmerzen begleitende Momente des chronischen Schmerzes, also in der Regel reaktiv? Oder ist ihr Vorhandensein durch eine gemeinsame Basis mit dem chronischen Schmerz zu erklären?
Es wird zunächst definiert: Es gibt nur diese beiden Möglichkeiten.
Die erste Möglichkeit (Psyche ist reaktiv) wird als falsch verworfen. Die angeblich dafürstehenden Fakten (Reaktivität der psychischen Störungen am Beispiel der Depressionen, geringere Anzahl psychischer Störungen bei nicht-selektierten Proben, strenge Kriterien als Mittel für geringere Anzahl psychischer Störungen) sind nicht stichhaltig und außerdem

falsch, wie gezeigt werden konnte. Es bleibt somit, die zweite Möglichkeit (psychische Störungen bei chronischem Schmerz als Zeichen erhöhter Vulnerabilität) in Zukunft zu beweisen. Die Psychiatrie stellt mit ihren Modellen für die Entstehung von Psychosen einen entsprechenden Ansatz bereit. Es könnte sich in Zukunft die Erforschung der (hirn-) organischen Veränderungen, die chronischen Schmerz entstehen lassen, als wichtiger erweisen als die Erforschung der durch chronischen Schmerz entstehenden organischen Veränderungen.

Die vorliegende Arbeit weist mehrere Ebenen auf:
Die erste Ebene: Schmerz und Psyche.
Wie bereits skizziert, lässt sich aus der bisherigen Geschichte der Psychiatrie durchaus ein alternatives Konzept über das Zusammenwirken von chronischem Schmerz und Psyche erstellen, das auch Forderungen nach kybernetischen Vorstellungen nachkommt.
Die zweite Ebene: Ursachen des chronischen Schmerzes.
Es zeigte sich schnell, dass Affekte (v.a. in der Form des Affektverlustes) und verminderte Belastbarkeit eine Rolle spielen für das Entstehen chronischer Schmerzen.
Die dritte Ebene: Die absterbende Rolle der Psychiatrie.
Von einem ehemaligen ganzheitlichen Verständnis des Menschen zu Beginn der wissenschaftlichen Psychiatrie entwickelte sich ein cartesianisches Modell. Eigenartigerweise in deutlichem zeitlichen Abstand zu Descartes (gestorben 1650).
Der Psychiatrie gelang es nicht,

- das ganzheitliche Verständnis zu halten
- dieses Verständnis in die übrige Medizin zu transportieren.

Interessanterweise verlor die Psychiatrie das Thema Schmerz in dem Augenblick aus den Augen, als sie sich nur noch dem cartesianischen System verschrieb. Ein Argument für die ganzheitliche Medizin?
Die vierte Ebene: Die religiöse Verbrämung in den übrigen medizinischen Disziplinen.
Das cartesianische System ist in der übrigen Medizin fixiert. Dies wird derzeit auf den Schmerz angewandt. Fehlentwicklungen aus dem Modell heraus werden mit angeblichen religiösen/ metaphysischen Ursachen, die auf der Seite der Patienten bestehen sollen, verbrämt.
Gleichzeitig begibt sich die übrige Medizin auf ein nicht zeitgemäßes wissenschaftliches Verständnis von „psychisch" (psychisch nur bei Abwesenheit des Körperlichen; psychisch als Synonym für psychisch gestört; psychisch gleich Simulation).

Dies führt zum letzten Punkt: diese Arbeit konnte aufzeigen, dass die Psychiatrie seit den ersten Wissenschaftlern mehrere Fehlentwicklungen durchlaufen hat.
Diese sind
a) die Entwicklung eines bio-psycho-sozialen Modells, was sich im weiteren für viele Krankheitsbilder zum Verständnis der Genese nicht halten ließ. Darunter fallen auch die alleinige Schuldzuweisung an die Umgebung, die Störung verursacht zu haben, sowie die Ansicht, (psychische) Störungen seien eigentlich doch die gesunde Reaktion des Individuums auf eine kranke Umwelt.
b) die Entwicklung weg von einer Einbindung des Schmerzes in Theorien über die Psyche,
c) die Entwicklung weg von einem ganzheitlichen Menschenbild als Grundlage der Therapie,
d) die Brutalität der Methoden bei Verläufen, die nicht auf die bisherige Therapie ansprechen.

Alle diese Entwicklungen sind derzeit auch in der Schmerztherapie zu beobachten. Die Zukunft wird zeigen, ob hier nun diese Entwicklungen zum Erfolg führen.
Im Folgenden soll noch einmal ein ÜBERBLICK über die im Text vorkommenden verschiedenen Definitionsversuche gegeben werden. Diese sollen die Komplexität des chronischen Schmerzes ansatzweise verdeutlichen.

1. Versuch einer DEFINITION:
HANDWERKER hat den Zusammenhang Organische Ursache und Affekte in zwei Punkten folgendermaßen formuliert:
1) Bei chronischem Schmerz ist der Bezug zwischen ursächlichem Reiz und Auftreten der Schmerzen nicht klar erkennbar.
2) Chronischer Schmerz bedeutet, dass der Patient aufgrund ständiger oder immer wieder-kehrender Schmerzen die Hoffnung aufgegeben hat, von diesen in absehbarer Zeit geheilt zu werden.

2. Versuch einer DEFINITION:
Chronischer Schmerz ist in dem Augenblick entstanden, da länger dauernder Schmerz als sinnlos erklärt wurde. Dies war ein kultureller Prozess. Durch Vermeidung schmerz-auslösender Situationen wurde das Aufkommen chronischer Schmerzen zusätzlich begünstigt.

3. Versuch einer DEFINITION:
Nicht die Hysterie ist Ursache der chronischen Schmerzen, sondern der Umstand ihrer Abwandlung, ihres Verlustes an Affekten, ihr Beiseite- gedrängt- werden durch affektärmere Formen.

4. Versuch einer DEFINITION:
Chronischer Schmerz bedeutet eine verminderte Belastbarkeit für Schmerzen, die sich selbst über die Jahrhunderte nicht geändert haben. Geändert hat sich der psychosoziale Kontext sowohl der Rolle der Frauen als auch der Rolle der Psychiatrie.

5. Versuch einer DEFINITION:
Chronischer Schmerz entsteht, weil der neurotische Mensch Schmerzreize aus der Außenwelt braucht, aber keine erhält. Durch Projektion nach außen entstehen die benötigten Reize. Diese erweisen sich bei der Rückübernahme als stärker als die früheren Außenreize. Sie können daher nicht ausreichend abgewehrt werden. Übergänge zu Persönlichkeiten mit Ich-Schwäche (also: Abwehrschwäche) sind fließend. Chronische Schmerzen sind eine Äußerungsform der Neurosen. Die Häufigkeit chronischer Schmerzen in einer Bevölkerung hängt vom Grad ihrer Neurotisierung ab.

6. Versuch einer Definition:
Die chronischen Schmerz- Patienten der Psychiatrie verbergen sich hinter den von den einzelnen medizinischen Disziplinen als „Problemfälle" aufgefassten Schmerz-Patienten. Chronischer Schmerz bedeutet daher: diese Patienten sprechen nicht auf die jeweils in den einzelnen Fächern übliche analgetische Therapie an. Selbst bei Kombination weiterer organischer Fächer hinsichtlich Diagnostik und Therapie scheitern die therapeutischen Bemühungen, solange die Patienten nicht auch psychiatrisch hinsichtlich ihrer Affekte untersucht wurden.

7. Versuch einer DEFINITION:

Chronischer Schmerz ist ein persönlicher, individueller Zustand verminderter Belastbarkeit, bei dem (evtl. organisch verursachte) Schmerzen aufgrund eigener psychischer Instabilitäten als hoffnungslos/ unheilbar angenommen werden. Äußeres Zeichen dieser Instabilitäten ist - neben dem chronischen Schmerz - das gegenüber Vergleichspopulationen erhöhte Aufkommen von psychischen Diagnosen.

NACHWORT

Fasziniert von der Habilitationsschrift BENZENHÖFERs [140] möchte ich hier ein Nachwort verfassen:

Ziel dieser Untersuchung war es, die Möglichkeit einer Zusammenarbeit zwischen Schmerztherapie chronischer Schmerzen und Psychiatrie aufzuzeigen. Die Psychiatrie kann durchaus ein Modell zur Erklärung und zum Aufkommen chronischer Schmerzen bieten. Das heißt aber noch nicht, dass das Aufkommen chronischer Schmerzen dadurch in irgendeiner Weise auch nur geringfügig von Psychiatern beeinflusst werden könnte. Wie BENZENHÖFER [140] sagt, ist Psychiatrie „...in ihrer konkreten Gestalt nur wenig vom Theoriebewußtsein der Ärzte abhängig. Psychiatriepolitik wurde vor allem von Regenten, Ministern und Ständeversammlungen gemacht."

BENZENHÖFER meinte damit zwar die Zeit des 19. Jahrhunderts. Ich denke aber, dieser Ausspruch passt auch zum 21. Jahrhundert.

LITERATUR
Kapitel 1 (Kultur)

1) BELLACH, B.M., U. ELLERT, M. RADOSCHEWSKI (2000): Epidemiologie des Schmerzes – Ergebnisse des Bundesgesundheitssurveys 1998. Bundesgesundheitstbl. Gesundheitsforsch. Gesundheitsschutz, 43, S.424-431.

2) BERGER, K. (2002): Epidemiologie des Schmerzes. In: GRALOW, I., I.W. HUSSTEDT, H.-W. BOTHE, S. EVERS, A. HÜRTER, M. SCHILGEN: Schmerztherapie interdisziplinär. Schattauer, Stuttgart, New York, S.16-24.

3) BIRBAUMER, N., R.F. SCHMIDT (1996): Biologische Psychologie. Springer, Berlin, Heidelberg, New York, 3.Auflage. S.346.

4) BILZ, R. (1971): Studien über Angst und Schmerz. Suhrkamp, Frankfurt/M.

5) BRINKERS, M. (2002): Chronischer Schmerz - nur eine Frage der Dauer? Schmerz,16, Suppl.1.

6) Bundesgesundheitssurvey (1998), s. BELLACH et al..

7) CANNON, W.B. (1928): Bodily changes in pain, hunger, fear and rage. New York.

8) CRAIG, A.D. (2003): A new view of brain as a homeostatic emotion. Trends Neurosci, 26, S.303-307.

9) DeQUINCEY (1856): Bekenntnisse eines alten Opiumessers. Im DTV, München 1981 erschienen:S.7.

10) DEGKWITZ, R., H.HELMCHEN, G. KOCKOTT, W. MOMBOUR (1980): Diagnosenschlüssel und Glossar psychiatrischer Krankheiten (ICD-9). Springer, Berlin, Heidelberg, New York.

11) DESCARTES, R. (1632): Über den Menschen. Übersetzt und mit einer historischen Einleitung und Anmerkungen versehen von K.E. ROTHSCHUH , 1969. Lambert Schneider, Heidelberg.

12) DILLING, H., W. MOMBOUR, M.H. SCHMIDT, E. SCHULTE MARKWORT (Hrsg.)(1994): Internationale Klassifikation psychischer Störungen (ICD-10), Forschungskriterien. Hans Huber, Bern.

13) ENGEL, J. (1990): Kulturelle Einflüsse auf das Schmerzerleben. In: WÖRZ, R.: Chronischer Schmerz und Psyche. Schmerzstudien 8. Fischer, Stuttgart, New York. S.65-87.

14) ENGEL, J., S.O. HOFFMANN (2002): Transkulturelle Aspekte des Schmerzerlebens. In: EGLE, U.T., S.O. HOFFMANN, K.A. LEHMANN. W.A. NIX (Hrsg.). Handbuch Chronischer Schmerz. Schattauer, Stuttgart, New York. S.17-25.

15) FUCHS, T. (1993): Wahnsyndrome bei sensorischer Beeinträchtigung – Überblick und Modellvorstellungen. Fortschr. Neurol. Psychiat., 61, S.257-266. Georg Thieme, Stuttgart.

16) FUCHS,T. (2000): Psychopathologie von Leib und Raum. Steinkopf, Darmstadt. S.99ff.

17) GALEN (1977): Daß die Vermögen der Seele eine Folge der Mischungen des Körpers sind. In: DIEPGEN, P. et al. (Hrsg.): Abhandlungen zur Geschichte der Medizin und der Naturwissenschaften. Kraus Reprint, Nendeln/ Lichtenstein

18) GERBERSHAGEN/ Schmidt, zit. nach Kröner-Herwig, S.199. In: BASLER, H.-D., C. FRANZ, B. KRÖNER-HERWIG, H.-P. REHFISCH, H. SEEMANN (Hrsg.)(1999): Psychologische Schmerztherapie. 4.Auflage. Springer, Berlin, Heidelberg, New York. S.199 .

19) HANDWERKER, H.O. (1986): Neurophysiologische Grundlagen chronischer Schmerzen. TROPON, 42, S.7.

20) HARTMANN, D. (1998): Philosophische Grundlagen der Psychologie. Wissenschaftliche Buchgesellschaft, Darmstadt. S.98f..

21) HOFFMANN, S.O., U.T. EGLE (1993) Das chronische Schmerzsyndrom. In: U.T. EGLE, S.O. HOFFMANN (Hrsg.): Der Schmerzkranke. Schattauer, Stuttgart, New York. S.138.

22) HOFFMANN, S.O., G. HOCHAPFEL (1992):
a) Einführung in die Neurosenlehre und Psychosomatische Medizin. 4.Auflage. Schattauer, Stuttgart, New York. S.21ff.
b) ebd. S.51.
c) ebd. S.143.
d) ebd. S.60-77.

23) HUCKLENBROICH, P., St. EVERS (2002). Medizinhistorische und medizintheoretische Aspekte des Schmerzes. In: GRALOW, I., I.W. HUSSTEDT, H.-W. BOTHE, S. EVERS, A. HÜRTER, M. SCHILGEN: Schmerztherapie interdisziplinär. Schattauer, Stuttgart, New York. S.6.

24) HÜPER, Ch. (1994):
a) Schmerz als Krankheit. Mabuse. Frankfurt/M,12, S.49.
b) ebd. S.52.
c) ebd. S.55.

25) IASP, Subcommitte on Taxonomy (1979) . S.250. Deutsch in: SCHMIDT, R.F., A. STRUPPLER (1982): Der Schmerz – Ursachen, Diagnose, Therapie. Piper, München.

26) ILLICH, I. (1995): Die Nemesis der Medizin. Beck´sche Reihe, S.94-110.

27) JAGE, J. (2002): Suchtprobleme bei Schmerzpatienten. In: GRALOW, I., I.W. HUSSTEDT, H.-W. BOTHE, S. EVERS, A. HÜRTER, M. SCHILGEN: Schmerztherapie interdisziplinär. Schattauer, Stuttgart, New York. S.436.

28) KLOSTERKÖTTER, J. (1992): Der Wahn und seine Genese – Vergleich angloamerikanischer und deutscher Modellvorstellungen. Tropon-Symposium VII. Springer, Berlin, Heidelberg, New York. S.161-174.

29) KOHLMANN, T. (1991): Schmerzen in der Lübecker Bevölkerung. Schmerz, 5, S.208-213.

30) KRÖNER-HERWIG, B. (1999):
a) Chronischer Schmerz – eine Gegenstandsbestimmung. In: BASLER, H.-D., C. FRANZ, B. KRÖNER-HERWIG, H.-P. REHFISCH, H. SEEMANN (Hrsg.): Psychologische Schmerztherapie. 4.Auflage. Springer, Berlin, Heidelberg, New York. S.4 .
b) ebd., Schmerz als Krankheit, S.6.

31) LAING, R.D., D. ESTERSON (1964): Sanity, Madness and the Family. Tavistock, London.

32) LEIBNIZ, G.W. (1710): Die Theodicee. 1925 neu übersetzt und mit Einleitung. Meiner, Leipzig (vgl. bei ILLICH).

33) LEONHARDT, H.W. (1995): Zur Phänomenologie der Gefühle. In: BRÄUNIG, P. (Hrsg.): Emotionspsychopathologie und zykloide Psychosen. Schattauer, Stuttgart, New York. S.1-11.

34) LERICHE, R. (1958): Chirurgie des Schmerzes. Barth, Leipzig.

35) MAAZ H.J. (2003): Der Lilith-Komplex. C.H.Beck, München.

36) MACHLEIDT, W., S. DEBUS, K. WOLF (1993): Die Identifikation von fünf Grundgefühlen durch spektrale EEG-Muster. In: H.-P- WUNDERLICH (Hrsg.): Angst-Anfall, Aggression. Zuckschwerdt, München, Bern, Wien, New York. S.14-51.

37) ------------------(1999): Affekttypologie schizophrener Psychosen. In: W. MACHLEIDT, H. HALTENHOF, P. GARLIP. Schattauer, Stuttgart, New York. S.106f..

38) MELCHINGER,H. et al. (1992): Verordnungspraxis von Medikamenten mit Abhängigkeitspotential. Schriftenreihe des Bundesministeriums für Gesundheit, 13. Nomos, Baden-Baden.

39) MITSCHERLICH, A. (1966): Krankheit als Konflikt. Studien zur psychosomatischen Medizin 1. Suhrkamp, Frankfurt/ M.

40) MITSCHERLICH, A. (1967): Krankheit als Konflikt. Studien zur psychosomatischen Medizin 2. Suhrkamp, Frankfurt/ M.

41) MÜLLER-BUSCH, H.C. (1999):
a) Kulturgeschichtliche Bedeutung des Schmerzes. In:
BASLER, H.-D., C.FRANZ, B. KRÖNER-HERWIG, H.-P. REHFISCH, H. SEEMANN (Hrsg.): Psychologische Schmerztherapie. 4.Auflage. Springer, Berlin, Heidelberg, NewYork. S.232 .
b) ebd. S.225.

42) RASPE, H.-H. (1993): Deskriptive Schmerzepidemiologie. In: U.T. EGLE, S.O. HOFFMANN (Hrsg.): Der Schmerzkranke. Schattauer, Stuttgart, New York. S.72.

43) REGIS auch als REGIUS, zitiert in: LEIBNIZ ,G.H. : Essais de Theodicee sur la bonte de Dieu, la liberte de l'homme er lórigine du mal. Paris. Garnier-Flammarion. Neu aufgelegt 1969.

44) ROSCH, E. (1973): On the Internal Structure of Perceptual and Semantic Categories. In: MOORE, T.E., (Ed.): Cognitive Development and the Acquisition of Language. Academic Press, New York .

45) SCHNEIDER, K. (1992): Klinische Psychopathologie. 14. Auflage. Georg Thieme, Stuttgart, New York.

46) SCHUHMACHER,J., E. BRÄHLER (1999): Prävalenz von Schmerzen der deutschen Bevölkerung. Schmerz, 13, S.375-384.

47) SHORTER, E. (1999): Geschichte der Psychiatrie. Alexander Fest, Berlin.

48) TAYLOR, H., N.M.CURRAN (1985): The Nuprin pain report. Louis Harris & Ass., New York.

49) THOMANN, K.D. (2001): Vom „sechsten Sinn" zur somatoformen Schmerzstörung (F45.4). In: KÜGELGEN, B., L. HANISCH (Hrsg.): Begutachtung von Schmerz. Gentner, Stuttgart, S.19-48.

50) WHORF, B.L. (1956): Language, Thought, and Reality. MIT Press, Cambridge.

51) WILLWEBER-STRUMPF, A., M. ZENZ, M. STRUMPF (1992): Verschreibung von Betäubungsmitteln – Analyse der ambulanten Versorgung bei Patienten der AOK. Schmerz, 35, S.2-7.

52) WREDE, R. (1908): Die Körperstrafen. S.45. Nachdruck 2003 im Fourier Verlag.

53) ZILLES und REHKÄMPER: Funktionelle Neuroanatomie. Springer.

Kapitel 2 (Hysterie)

54) ALONSO-FERNANDEZ, F. (1962) : El hombre neurotico de hoy. Archivos de Neurobiologia, 25, S.357-372.

55) BAEYER, W.v. (1948): Zur Statistik und Form der abnormen Erlebnisreaktion in der Gegenwart. Nervenarzt, 19, S.402-408.

56) BREUER, J., S. FREUD (1895): Studien über Hysterie. Deuticke, Leipzig, Wien.

57) BRIQUET, P. (1859): Traite'clinique et therapeutique de l'Hysterierie. Bailliere et fils, Paris.

58) CHARCOT, J.M. (1886): Neue Vorlesungen über die Krankheiten des Nervensystems, insbesondere über Hysterie. Toeplitz und Deuticke, Leipzig und Wien.

59) CSEF, H. (1997): Konversion als psychosomatische Erkrankung. In: NISSEN, G. (Hrsg.): Hysterie und Konversion. Huber, Bern, Göttingen, Toronto, Seattle. S.59-70.

60) DESCARTES, R. (1632): Über den Menschen. Mit Einleitung und Anmerkungen von Rothschuh, K.E. (1969), Heidelberg, Lambert Schneider.

61) -------------------- (1648): Beschreibungen des menschlichen Körpers. Mit Einleitung und Anmerkungen von Rothschuh, K.E. (1969), Heidelberg, Lambert Schneider.

62) EGLE, U.T. (1993): .In: EGLE, U.T., S.O. HOFFMANN, (Hrsg.): Der Schmerzkranke. Schattauer, Stuttgart. S.85

63) ELLENBERGER, H.F. (1978): Aspects ethno-psychiatriques del'histerie. Confrontations Psychiatriques 1, S.131-146.

64) ENGEL ; J. (1990) : Kulturelle Einflüsse auf das Schmerzerleben. In: WÖRZ, R. : Chronischer Schmerz und Psyche. Schmerzstudien Bd.8. Fischer, Stuttgart, New York. S.65-88.

65) ESCOBAR, J.I. (1995): Transcultural aspects of dissociative and somatoform diseases. Psychiatric Clinics of Northamerica 3, S.555-569.

66) FREUD, S. (1905): Bruchstücke einer Hysterie-Analyse. GW V, S.1-9.

67) GEBSATTEL, V.E.v. (1917): Studien über die Minderwertigkeit von Organen. Urban & Schwarzenberg, Berlin.

68) ----------------------- (1957): Prolegomene einer Medizinischen Anthropologie.Berlin, Göttingen, Heidelberg.

69) GLAESKE (2002) zit. nach KÜHNER, C.(2003): Vortrag auf dem DGSS-Kongreß in Münster (s.[78])

70) GRALOW, I. (2000): Psychosoziale Risikofaktoren in der Chronifizierung von Rückenschmerzen. Schmerz, 14, S.104-110.

71) HÄRTER,M., B.WEIßER, K. REUTER, J. BENGEL (2003): Prävalenz und Risikofaktoren psychischer Störungen bei Patienten mit muskuloskelettalen Erkrankungen – ein Review empirischer Studien. Schmerz, 17, S.50-59.

72) HASENBRING, M. (1992) : Chronifizierung bandscheibenbedingter Schmerzen. Schattauer, Stuttgart, New York.

73) HIPPOKRATES: Corpus Hippocraticum: über die Frauenkrankheiten. In: Frauenmedizin in der Antike (1999). Wissenschaftliche Buchgesellschaft Darmstadt.

74) HUBER, G. (1999): Psychiatrie, Lehrbuch. Schattauer. Stuttgart, New York

75) ILLICH, I. (1995): Das Abtöten von Schmerz. In: I. ILLICH : Die Nemesis der Medizin. Beck'sche Reihe. C.H. Beck, München. S.94-111.

76) JANET, P. (1889): L´automatisme Psychologique. Alcan, Paris.

77) KELSEY, J.K. (1975): An epidemiological study of acute herniated lumbar intervertebral discs. Rheumatol. Rehab., 14, S.144-159

78) KÜHNER, C. (2003): Schmerz und Geschlecht. Abstractband zum DGSS-Kongreß Münster. Schmerz, 17, Suppl.1.

79) KOLIP & HUSSELMANN (2002) zit. nach KÜHNER, C. (2003): Vortrag auf dem DGSS-Kongreß in Münster (s. [78])

80) KRÄMER, J. (1986): Bandscheibenbedingte Erkrankungen. Thieme, Stuttgart.

81) MAAZ H.J. (2003): Der Lilith-Komplex. C.H.Beck, München.

82) MENTZOS, St. (1991): Hysterie: zur Psychodynamik unbewusster Inszenierungen. Fischer, Frankfurt/ M.

83) MERTZ, J.E. (2000): Borderline. Enke, Stuttgart. S.150-152.

84) MORRIS, D.B. (1994): Geschichte des Schmerzes. Insel, Frankfurt/ M., Leipzig. S.153.

85) NISSEN, G. (1997): Funktionelle und hysterische Störungen im Kindes- und Jugendalter. In G.NISSEN (Hrsg.): Hysterie und Konversion. Huber, Bern, Göttingen, Toronto, Seattle. S.31.

86) SCHWAB, J.J. (1997): Hysterie und Familie. In: G. NISSEN (Hrsg.): Hysterie und Konversion. Huber, Bern, Göttingen, Toronto, Seattle. S.107-116

87) SPANGFORT, E.V. (1972): The lumbar disc herniation, a computer-aided analysis of 2504 operations. Acta Orthop. Scand. (suppl.), 142, S.1-95.

88) UEXKÜLL, J.v. (1928): Theoretische Biologie. Suhrkamp, Frankfurt/ M.. S.195.

Kapitel 3 (Psychiatrie)

89) BINDING, K., A. HOCHE (1920): Die Freigabe der Vernichtung lebensunwerten Lebens. Ihr Maß und ihre Form. Zitiert nach BLASIUS, D.: Einfache Seelenstörung. Fischer, Frankfurt/ M.. S.135.

90) BLASIUS, D. (1994): Einfache Seelenstörung. Fischer, Frankfurt/ M.

91) BLEULER, E. (1983): Lehrbuch der Psychiatrie. Springer, Berlin, Heidelberg, New York. 15. Auflage.

92) CULLEN, W. (1777): First Lines of the Practice of Physics. Zit. aus: LaPLANCHE, J., J.B.PONTALIS (1973): Vokabular der Psychoanalyse. Suhrkamp, Frankfurt/ M., S.326.

93) EMMINGHAUS, H. (1878): Allgemeine Psychopathologie. Vogel, Leipzig.

94) GAUPP, R. (1916): Wahn und Irrtum im Leben der Völker. Tübingen. S.24f..

95) GRUHLE, H.W. (1922): Psychiatrie für Ärzte. 2. Aufl.. Springer, Berlin.

96) JASPERS, K. (1973): Allgemeine Psychopathologie. 9.Auflage. Springer, Berlin, Heidelberg, New York.

97) KRAEPELIN, E. (1918): Ziele und Wege der psychiatrischen Forschung. In: Zeitschrift für die gesamt Neurologie und Psychiatrie, Bd.42, S.169-205.

98) KRAFFT-EBBING, R.v. (1897): Lehrbuch der Psychiatrie. 6 Aufl.. Enke, Stuttgart.

99) MORRIS, D.B. (1994):
a) Geschichte des Schmerzes. Insel, Frankfurt/ M., Leipzig. S.168.
b) ebd. S.156.

100) MÜLLER, S. (1965): Antoine-Laurent BAYLE: Sein grundlegender Beitrag zur Erforschung der progressiven Paralyse. Zürich.

101) NEUMANN, H. (1859): Lehrbuch der Psychiatrie. Enke, Stuttgart.

102) SCHNEIDER, K. (1992): Klinische Psychopathologie. 14. Auflage. Georg Thieme, Stuttgart, New York.

103) SCHÜLE, H. (1880): Handbuch der Geisteskrankheiten. 2. Aufl. Vogel, Leipzig.

104) SHORTER, E. (1999):
a) Geschichte der Psychiatrie. Fest, Berlin. S.16.
b) ebd. S.154.
c) ebd. S.175ff..

105) SOMMER, R. (1894): Diagnostik der Geisteskrankheiten. Urban & Schwarzenberg. S.130

106) WEBER, E.H. (1846): Der Tastsinn und das Gemeingefühl. In: Rudolph Wagner´s Handwörterbuch der Physiologie, Bd.3, S.481-588.

107) ZENTNER, M. (1995): Die Flucht ins Vergessen. WBG. Darmstadt. S.36

Kapitel 4 (Persönlichkeitsstörungen)

108) BÜRGER-PRINZ, H., E. SCHORSCH (1969): Anmerkungen zum Begriff des Autismus. Nervenarzt, 40, S.454-459.

109) CSEF, H. (1997): Konversion als psychosomatische Erkrankung. In: NISSEN, G. (Hrsg.): Hysterie und Konversion. Huber, Bern, Göttingen, Toronto, Seattle. S.59-70.

110) HOFFMANN,S.O., G. HOCHAPFEL (1992):
a) Einführung in die Neurosenlehre und Psychosomatische Medizin. 4.Auflage. Schattauer, Stuttgart, New York. S.51.
b) ebd. S.89.
c) ebd. S.146.

111) HÜPER, C. (1994): Schmerz als Krankheit. Mabuse, Frankfurt/ M., S.21.

112) ILLICH, I. (1995): Die Nemesis der Medizin. Beck´sche Reihe, S.94-110.

113) KERNBERG, O.F., B. DULZ, U. SACHSSE (Hrsg.)(2000): Handbuch der Borderline-Störungen. Schattauer, Stuttgart, New York.

114) MERTZ, J.E.(2000): Borderline. Enke, Stuttgart. S. 98-104.

115) NISSEN, G. (1997): Funktionelle und hysterische Störungen im Kindes- und Jugendalter. In: G. NISSEN (Hrsg.): Hysterie und Konversion. Hans Huber, Bern, Göttingen, Toronto. S.21-34.

116) SACHSSE, U. (2000): Selbstverletzendes Verhalten – somatopsychische Schnittstelle der Borderline-Persönlichkeit. In: KERNBERG, O.F., B. DULZ, U. SACHSSE (Hrsg.): Handbuch der Borderline-Störungen. Schattauer, Stuttgart, New York. S. 362.

117) SCHNEIDER, K. (1992): Klinische Psychopathologie. 14. Auflage. Georg Thieme, Stuttgart, New York. S.9.

Kapitel 5 (Depression)

118) BAUMANN, B. (1999): Hirnstruktur von Patienten mit affektiven Störungen. Magdeburg, Universität. Habil.-Schrift.

119) BRINKERS, M. (2003a): Schmerzpatienten und psychiatrische Diagnosen. Nervenarzt, 17, Suppl. 1.

120) ------------------ (2003b): Depression (F3nach ICD-10) und das chronische Syndrom. J. Anästh. Intensivbeh. Pabst, Lengerich.

121) CLAYTON, P.J., C.E. LEWIS (1981): The significance of secondary depression. J. affect. Disorders, 3, S.25-35.

122) FISHBAIN, D.A., R. CUTLER, H.L. ROSOMOFF, R.S. ROSOMOFF (1997): Chronic Pain-Associated Depression: Antecedent or Consequence of Chronic Pain? A Review. Clin. J. Pain, 13, S.116-137.

123) HÄRTER,M., B.WEIßER, K. REUTER, J. BENGEL (2003): Prävalenz und Risikofaktoren psychischer Störungen bei Patienten mit muskuloskelettalen Erkrankungen – ein Review empirischer Studien. Schmerz, 17, S.50-59.

124) HARDCASTLE, V.G. (1999): The Myth of Pain. MIT Press, Cambridge.

125) HOFFMANN,S.O., G. HOCHAPFEL (1992): Einführung in die Neurosenlehre und Psychosomatische Medizin. 4.Auflage. Schattauer, Stuttgart, New York. S.282ff..

126) HUBER, G. (1999): Psychiatrie, Lehrbuch. Schattauer. Stuttgart, New York.

127) ICD-10: s. DILLING Nr.62

128) JAGE,J. (2002): Suchtprobleme bei Schmerzpatienten. In: GRALOW, I., I.W. HUSSTEDT, H.-W. BOTHE, S. EVERS, A. HÜRTER, M. SCHILGEN: Schmerztherapie interdisziplinär. Schattauer. Stuttgart, New York, S.436.

129) KING, S.A., J.J. STRAIN (1989): The problem of Psychiatric Diagnosis for the Pain Patient in the General Hospital. Clin. J. Pain, 5, S.329-335.

130) KUPFER, D.J. (1976): REM latency: a psychobiologic marker for primary depressive disease. Biol. Psychiatry, 11, S.159-173.

131) MARNEROS, A. (1999):
a) Handbuch der unipolaren und bipolaren Erkrankungen. Thieme, Stuttgart. S.65f.
b) ebd. S.455.

132) MORRISON, J., J. HERBSTEIN (1988): Secondary affective disorder in women with somatization disorder. Comprehensive Psychiatry, 29, S.433-440.

133) NILGES, P, G. BRINKMANN (1993): Diagnostik aus der Sicht des Verhaltenstherapeuten. In: U.T.EGLE, S.O.HOFFMANN (Hrsg.): Der Schmerzkranke. Schattauer. Stuttgart, New York. S.280.

134) PETERS, U.H. (1990): Wörterbuch der Psychiatrie und medizinischen Psychologie. Urban & Schwarzenberg, München, Wien, Baltimore.

135) RIEF,W., HILLER, W. (1992):
a) Somatisierung und Depression. In: Somatoforme Störung. Hans Huber. S.75-84
b) ebd. S. 41.

136) RUOß, M. (1998):
a) Psychologie des Schmerzes. Hogrefe, Göttingen, Bern, Toronto, Seattle. S.118.
b) ebd. S.124.

137) STANCER, H.C., E. PERSAD, T. JORNA, C. FLOOD, D.K. WAGNER (1984): The Occurence of Secondary Affective Disorders in an In-patient Population with Severe and Recurrent Affective Disorders. Brit. J. Psych., 144, S.630-635.

138) WESSELMANN, U. (2002): Klinik und Pathophysiologie der Schmerzen der Beckenorgane bei der Frau. Schmerz, 16, S.467- 475.

139) WILLIAMS, J.B., R.L. SPITZER (1982): Idiopathic pain disorder: a critique of pain-prone disorder and a proposal for a revision of the DSM-III category psychogenic pain disorder. J. Nerv. Ment. Dis., 170, S.415-419.

Kapitel 6 (Griesinger)

140) BENZENHÖFER, U. (1993): Psychiatrie und Anthropologie. Guido Pressler, Hürtgenwald.

141) BLASIUS, D. (1994): „Einfache Seelenstörung". Fischer, Frankfurt/ M.

142) BLUMRÖDER, G. (1836): Über das Irrseyn oder anthropologisch-psychiatrische Grundsätze. Für Ärzte und Psychologen, Leipzig.

143) BROCKHAUS (1984): dtv-Brockhaus-Lexikon in 20 Bänden , Brockhaus, Wiesbaden.

144) DÖRNER, K. (1984): Bürger und Irre. Zur Sozialgeschichte und Wissenschaftssoziologie der Psychiatrie, überarbeitete Neuauflage. Frankfurt/ M.

145) EGLE, U.T., M. PHILLIP (1993): Schmerz aus psychiatrischer Sicht. In: EGLE, U.T. , S.O. HOFFMANN (Hrsg.): Der Schmerzkranke. Schattauer, Stuttgart, New York. S.78f.

146) FRIEDREICH, J.B. (1836) Historisch-kritische Darstellung der Theorien über das Wesen und den Sitz der psychischen Krankheiten. Leipzig. (Reprint, Amsterdam, 1964).

147) GRIESINGER, W. (1872a) Über den Schmerz und über die Hyperämie. In: Gesammelte Abhandlungen, Band II August Hirschwald, Berlin. S. 173-186.

148) ---------------------- (1872b) Neue Beiträge zur Physiologie und Pathologie des Gehirns. In: Gesammelte Abhandlungen, Band I. August Hirschwald, Berlin. S. 46-79.

149) GROOS, F. (1828) Entwurf einer philosophischen Grundlage für die Lehre von den Geisteskrankheiten. Heidelberg und Leipzig.

150) HAINDORF, A. (1811):Versuch einer Pathologie und Therapie der Gemüths und Geisteskrankheiten.

151) HEINROTH, J. Chr. A. (1818): Lehrbuch der Störungen des Seelenlebens oder der Seelenstörungen und ihrer Behandlung. Vom rationalen Standpunkt aus entworfen. Zwei Teile. Leipzig.

152) HOFF, P. (1994): Emil Kraepelin und die Psychiatrie als klinische Wissenschaft. Springer, Berlin, Heidelberg, New York.

153) HOFF, P., H.HIPPIUS (2001): Wilhelm GRIESINGER (1817-1868)- sein Psychiatrieverständnis aus historischer und aktueller Perspektive. Nervenarzt, 11, S.885-892.

154) HORN, E.(1813): Archiv für medizinische Erfahrungen. Hg. Von Dr. E. Horn. Neue Folge. Jahrgang 1813, März, April.

155) HUBER, G. (1999): Psychiatrie, Lehrbuch. Schattauer. Stuttgart, New York

156) IDELER, K.W. (1835/1838): Grundriß der Seelenheilkunde. 2 Bde.. T.C.F. Enslin, Berlin.

157) JACOBI, C.W.M. (1830): Beobachtungen über die Pathologie und Therapie der mit Irreseyn verbundenen Krankheiten.

158) KORFF, M.v., G. SIMON (1996): The Relationship Between Pain and Depression. Brit. J. Psych., 168 (suppl.30), S.101-108.

159) KRAEPELIN, E. (1896): Psychiatrie. Barth, 5. Aufl., Leipzig

160) LANGERMANN, J.G. (1797): Dissertatio de methodo cognoscendi curandique animi morbis stabilienda.

161) LEUPOLDT, J.M. (1819): Versuch einer ganz allgemeinen Beantwortung der frage: Wie verhalten sich somatische Krankheit, psychisches Irreseyn und Sünde zueinander? In: Zeitschrift für psychische Aerzte. Bd.2, S. 56-71.

162) --------------------- (1821) Heilwissenschaft, Seelenheilkunde und Lebensmagnetismus in ihrer natürlichen Entwickelung und nothwendigen Verbindung. Berlin.

163) ---------------------- (1834): Die gesammte Anthropologie neu begründet durch allgemeine allgemeine Biosophie und als zeitgemäße Grundlage der Medicin im Geiste germanisch=christlicher Wissenschaft. Für Aerzte und Nichtärzte. (Zwei Bände:), Erlangen.

164) -----------------------(1837): Lehrbuch der Psychiatrie, Leipzig.

165) LUNGWITZ, H. (1970): Lehrbuch der Psychobiologie, Bd.1, 2.Aufl.. Hans-Lungwitz-Stiftung, Berlin.

166) MACHLEIDT, W. (1999): Affekttypologie schizophrener Psychosen. In: MACHLEIDT, W., H. HALTENHOF, P. GARLIPP (Hrsg.): Schizophrenie – eine affektive Erkrankung?. Schattauer, Stuttgart, New York. S.94–112.

167) MORITZ, C.P.(1783-1793): Magazin zur Erfahrungsseelenkunde. Zit. nach [176].

168) NASSE, F. (1818): Ueber die Abhängigkeit oder Unabhängigkeit des Irreseyns von einem vorausgegangenen körperlichen Krankheitszustande.

169) -------------(1844): Die Behandlung der Gemüthskranken und Irren durch Nichtärzte. Bonn.

170) REIL, J. Chr. (1803): Rhapsodien über die Anwendung der psychischen Curmethode auf Geisteszerrüttungen. Halle. (Reprint: Amsterdam, 1968)

171) SCHNEIDER, K. (1992): Klinische Psychopathologie. 14. Auflage. Georg Thieme, Stuttgart, New York. S.9.

172) SCHOPENHAUER, A. (1859): Die Welt als Wille und Vorstellung. 2Bde., Brockhaus, Leipzig. Neu im Haffmann, 1988.

173) SHORTER, E. (1999): Geschichte der Psychiatrie. Fest, Berlin. S.16.

174) SPATZ, H. (1949): Über die Gegensätzlichkeit und Verknüpfung bei der Entwicklung von Zwischenhirn und basaler Rinde. Allgemeine Zeitschrift für Psychiatrie, 125, S.166-177.

175) WÖRZ, R., R. LENDLE (1980): Schmerz, psychiatrische Aspekte und psychotherapeutische Behandlung in der Reihe Schmerzstudien, Bd.4. Fischer, Stuttgart, New York, S.26.

176) ZENTNER, M. (1995): Die Flucht ins Vergessen. Wissenschaftliche Buchgesellschaft, Darmstadt.

Kapitel 7 (Interim)

177) AINSWORTH, M.D.S., M.C. BLEHAR, E. WATERS, S. WALL (1978): Patterns of Attachment. Erlbaum, Hillsdale, NJ.

178) BACH, O., M. GEYER, M. SCHOLZ (Hrsg.) (2000): Lehrbuch der Psych-Fächer. Johann Ambrosius Barth, Heidelberg. S.25.

179) BOUCKOMS, A.J., R.E. LITMAN, L. BAER (1985): Denial in the depressive and pain-prone disorders of chronic pain. In: FIELDS, H.L. et al (eds.): Advances in pain research and therapy, Vol.9, Raven Press, New York, S.879-888.

180) BOWLBY, J. (1975): Bindung. Eine Analyse der Mutter-Kind-Beziehung. Kindler, München.

181) BRINKERS, M. (2003): Schmerzpatienten und psychiatrische Diagnosen. Nervenarzt, 17, Suppl.1.

182) BRONISCH, T. (2000): Persönlichkeitsstörungen. In: MÖLLER, H.-J., G. LAUX, H.-P. KAPFHAMMER. Psychiatrie und Psychotherapie. Springer, Berlin, Heidelberg, New York. S.1536.

183) BRONISCH, T. (1995): Der Suizid. C.H. Beck, München. S.79-81.

184) EGLE, U.T. (2003): Psychosozialer Stress und Schmerz. In: EGLE, U.T., S.O. HOFFMANN, K.A. LEHMANN, W.A. NIX (Hrsg.): Handbuch chronischer Schmerz. Schattauer, Stuttgart, New York. S.73.

185) EGLE, U.T., S.O. HOFFMANN (1993): Das bio-psycho-soziale Modell. In: EGLE, U.T., S.O. HOFFMANN (Hrsg.): Der Schmerzkranke. Schattauer, Stuttgart, New York. S.13.

186) EGLE, U.T. , S.O. HOFFMANN (Hrsg.) 1993:
a) Der Schmerzkranke. Schattauer, Stuttgart, New York. S.15.
b) ebd. S.85.
c) ebd. S.84.

187) ENGEL, G.L. (1977): The need for a new medical model: a challenge for biomedicine. Science, 196, S.129-136.

188) ---------------- (1980): The clinical application of the biopsychosocial model. Am. J. Psych., 137, S.535-544.

189) FONAGY, P. (1996): The significance of the development of metacognitive control over mental representations parenting and infant development. J.clin.psychoanal., 5, S.67-86.

190) FONAGY, P, H. STEELE, M. STEELE (1991): Maternal representations of attachment during Pregnancy predict the organisation of infant-mother attachment at one year of age. Child Development, 62, S.891-905.

191) GAEBEL, W. (2000): Ätiopathogenetische Konzepte und Krankheitsmodelle in der Psychiatrie. In: MÖLLER, H.-J., G. LAUX, H.-P. KAPFHAMMER. Psychiatrie und Psychotherapie. Springer, Berlin, Heidelberg, New York. S.29 f..

192) GRASSI, L. G. ROSTI, G. ALBIERI, M. MARANGOLO (1989): Depression and Abnormal Illness Behavior in Cancer Patients. General Hospital Psychiatry, 11, S. 404-411.

193) HUBER, G. (1987): Psychiatrie. Schattauer, Stuttgart, New York, S.254.

194) HÜRTER , A. (2002): Das bio-psycho-soziale Modell. In: GRALOW, I., I.W. HUSSTEDT, H.-W. BOTHE, S. EVERS, A. HÜRTER, M. SCHILGEN: Schmerztherapie interdisziplinär. Schattauer. Stuttgart, New York, S.47-49.

195) KNÖLKER, U., F. MATTEJAT, M. SCHULTE-MARKWORT (2000): Kinder- und Jugendpsychiatrie und –psychotherapie. Uni-Med, Bremen. S. 25.

196) LLOYD, G. (1989): Somatization: a psychiatrist´s perspective. Journal of Psychosomatic Research, 30, S.113-120.

197) MATURANA, H.R. (1982): Die Organisation des Lebendigen. In: MATURANA, H.R. (Hrsg.): Erkennen: Die Organisation und Verkörperung von Wirklichkeit. Vieweg, Braunschweig.

198) MERSKEY, H., C.L. LAU, E.S. RUSSEL, R.I. BROOKE, M. JAMES S. LAPPRANO, J. NEILSEN, R.H. TILSWORTH (1987): Screening for psychiatric morbidity. The pattern of psychological illness and premorbid characteristics in four chronic pain populations. Pain, 30, S.141-157.

199) MEYER, C., H.-J. RUMPF, U. HAPKE, H. DILLING, U. JOHN (2000): Lebenszeitprävalenz psychischer Störungen in der erwachsenen Allgemeinbevölkerung (TACOS-Studie). Nervenarzt, 71, S.535-542.

200) MÜLLER-BUSCH, H.C. (1999): Kulturgeschichtliche Bedeutung des Schmerzes. In: BASLER, H.-D., C.FRANZ, B. KRÖNER-HERWIG, H.-P. REHFISCH, H. SEEMANN (HRSG.): Psychologische Schmerztherapie. 4.Auflage. Springer, Berlin, Heidelberg, NewYork. S.225.

164

201) NIEMEIER,V., W. HARTH, J. KUPFER, K. MAYER, R. LINSE, W.-B. SCHILL, U.
GIELER (2002): Prävalenz psychosomatischer Charakteristika in der Dermatologie. Hautarzt,
53, S.471-477.

202) NILGES, P. G.BRINKMANN (1993): Diagnostik aus der Sicht des
Verhaltenstherapeuten. In: EGLE, U.T. , S.O. HOFFMANN (Hrsg.): Der Schmerzkranke.
Schattauer, Stuttgart, New York. S.279-291.

203) PILOWSKY, I (1988): Affective disorders and pain. In: DUBNER, R., G.F.
GEBHARDT, M.R. BOND (eds.): Proceedings of the Vth World Congress on Pain. Elsevier,
Amsterdam u.a.O.; S.263-275.

204) REICH, J., J.P. TUPIN, S.I. ABRAMOWITZ (1983): Psychiatric Diagnosis of Chronic
Pain Patients. Am. J. Psychiatry, 140, (11), S.1495-1498.

205) RUOß, M. (1998): Psychologie des Schmerzes. Hogrefe. Göttingen, Bern, Toronto,
Seattle. S.118 u.124.

206) SRINIVASAN, K. R.S. MURTHY, N. JANAKIRAMAIAH (1986): A nosological
Study of patients presenting with somatic complaints. Acta Psych. Scand, 73, S.1-5.

207) VIOLON, A. (1982): The process involved in becoming a chronic pain patient. Zit. in:
EGLE,U.T., HOFFMANN,S.O. (Hrsg.): Der Schmerzkranke. Schattauer, Stuttgart. S.165.

208) WURMTHALER, C., H.U. GERBERSHAGEN, G. DIETZ, J. KORB, P. NILGES,
S. SCHILLING (1996): Chronifizierung und psychologische Merkmale – Die Beziehung der
Chronifizierungsstadien bei Schmerz und psychophysischem Befinden, Behinderung und
familiären Merkmalen. Z. Ges. Psych., 2, S. 113-136.

209) ZIMMERMANN, M. (1995): Neue Konzepte von Schmerz und Schmerzbehandlung.
In: BAUER, A. (Hrsg.): Theorie der Medizin. Johann Ambrosius Barth, Heidelberg, Leipzig.
S.56ff.

Kapitel 8 (das andere Heute: chronische Syndrome)

210) ABHOLZ, H.H., F. SCHAFSTEDDE (1990):Chronische Krankheit – Eine
Problemskizze. In: Argument-Sonderband 182, Chronische Krankheit: ohne Rezepte.
Argument, Hamburg. S. 4-6.

211) HOFFMANN,S.O., G. HOCHAPFEL (1992):
a) Einführung in die Neurosenlehre und Psychosomatische Medizin. 4. Auflage. Schattauer,
Stuttgart, New York. S.4.
b) ebd. S.193.
c) ebd. S.281.
d) ebd. S. 285f..
e) ebd. S. 212.
f) ebd. S. 283.

212) HÜPER, Ch. (1994):
a) Schmerz als Krankheit. Mabuse, Frankfurt/ M.. S.47.
b) ebd. S.49.
c) ebd. S.50.

213) MITSCHERLICH, A. (1966): Krankheit als Konflikt. Studien zur psychosomatischen Medizin 1. Suhrkamp, Frankfurt/ M..

214) MITSCHERLICH, A. (1967): Krankheit als Konflikt. Studien zur psychosomatischen Medizin 2. Suhrkamp, Frankfurt/ M..

215) UEXKÜLL, Th.v. (1989): Patientenkarrieren. Zit. nach HOFFMANN, S.O., G. HOCHAPFEL (1992): Einführung in die Neurosenlehre und Psychosomatische Medizin. 4.Auflage. Schattauer, Stuttgart, New York.. Tab. S.212.

Kapitel 9 (moderne Psychiatrie und Schmerzerklärung):

216) ANISMAN, H., R.M. ZACHARKO (1982): Depression: The predisposing influence of stress. Behavioural and Brain Science, 5, S.89-137.

217) BÄUML, J. (1994): Psychosen. Springer , Berlin, Heidelberg, New York. S.30f.

218) BAUMANN, B. (1999): Hirnstruktur von Patienten mit affektiven Störungen. Magdeburg, Universität. Habil.-Schr..

219) BEBBINGTON, P., L. KUIPERS (1994): The predictive utility of expressed emotion in schizophrenia: an aggregate analysis. Psychological Medicine, 24, S.707-718.

220) BEBLO, T., B. BAUMANN, B. BOGERTS, C. WALLESCH, M. HERRMANN (1999): Neurophysiological correlates of major depression. Cognitive neuropsychiatry.

221) BECK, A.T., J. RUSH, B. SHAW, G. EMERY (1992): Kognitive Therapie der Depression. Psychologie Verlags Union, Weinheim.

222) DENKERT, O., H. HIPPIUS (2003): Kompendium der Psychiatrischen Pharmakotherapie. Springer, Berlin, Heidelberg, New York. 4. Auflage.

223) BERG, P.A. (1999): Chronisches Müdigkeits- und Fibromyalgiesyndrom. Springer, Berlin, Heidelberg, New York.

224) BLEULER, E. (1983): Lehrbuch der Psychiatrie. Springer, Berlin, Heidelberg, New York. S.33.

225) BLUMER,D. M. HEILBRONN (1981): The pain-prone disorder: a clinical and psychological profile. Psychosomatics, 22, S.395-402.

226) BOGERTS, B. (1990): Die Hirnstruktur Schizophrener und ihre Bedeutung für die Pathophysiologie und Psychopathologie der Erkrankung. Thieme, Stuttgart, New York. S.53.

227) BRINKERS, M. (2003): Funktionelles Denken in der Schmerztherapie. Schmerz,17, Suppl.1.

228) BRONISCH in: MÖLLER,H.-J., G. LAUX, H.-P.KAPFHAMMER (Hrsg.) (2000): Psychiatrie und Psychotherapie, Springer, Berlin, Heidelberg, New York. S.1536.

229) CHAPMANN, C.R., R.C. JACOBSON (1984): Assessment of analgesic states: Can evoked potentials play a role. In: BROMM, B. (ed.): Pain measurement in man. Neurophysiological correlates of pain. Elsevier, Amsterdam, S.233-255.

230) CHROUSOS, G.P., P.W. GOLD (1992): The concepts of stress and stress system disorders. J. Am. Med. Ass, 267, S.1244-1252.

231) CIOMPI, L. (1982): Affektlogik. Klett, Stuttgart.

232) CLARKE, A.S., C.M. KAMMERER, K.P. GEORGE, D.J. KUPFER, W.T. McKINNEY, M.A. SPENCE, G.W. KRAEMER (1995): Evidence for heritability of biogenic amine levels in the cerebrospinal fluid of rhesus monkeys. Biol. Psychiatry, 38, S.572-577.

233) CLARKE, A.S., D.R.HEDEKER, M.H. EBERT, D.E. SCHMIDT, W.T. McKINNEY, G.W. KRAEMER (1996): Rearing experience and biogenic amine activity in infant rhesus monkeys. Bio. Psychiatry, 40, S.338-352.

234) CLONINGER, C.R., R.L.MARTIN, S.B.GUZE, P.J.CLAYTON (1990): The empirical structure of psychiatric comorbidity and its theoretical significance. In: MASER, J.D., C.R. CLONINGER (eds.): Comorbidity of anxiety and depression. American Psychiatric Press, Washington DC. S.439-462.

235) CRAIG, A.D. (2003): A new view of brain as a homeostatic emotion. Trends Neurosci, 26, S.303-307.

236) De SOUZA, E.B., G. BATTAGLIA (1988): Corticotropin-releasing hormone receptors in brain. In: CHROUSOS, G.P., D.L. LORIAUX, P.W. GOLD (eds.): Mechanisms of Physical and Emotional Stress. Plenum, New York, S.123-136.

237) De SOUZA, E.B., N.M. APPEL (1991): Distribution of brain and pituitary receptors involved in mediating stress responses. In: BROWN, M.R., G.F. KNOOB, C. RIVIER (eds.): Stress – Neurobiology and Neuroendocrinology. Marcel Deker, New York, S.99-117.

238) DILLING,H., MOMBOUR,W., SCHMIDT,M.H. (1991) (Hrsg.): ICD-10. Hans Huber, Bern, Göttingen, Toronto. S.178.

239) DOSCH, P. (1995): Lehrbuch der Neuraltherapie nach HUNEKE. Haug. 14. Auflage. S.125 und S.128.

240) DUNN, A.J., C.W. BERRIDGE (1990): Corticotropin-releasing factor as the mediator of stress responses. In: PUGLISI, S., A. OLIVERIO (eds.): Psychobiology of Stress. Kluwer, Dordrecht, S.81-93.

241) EGLE, U.T. (2003): Psychosozialer Stress und Schmerz. In: EGLE, U.T., S.O. HOFFMANN, K.A. LEHMANN. W.A. NIX (Hrsg.). Handbuch Chronischer Schmerz. Schattauer, Stuttgart, New York. S.74f..

242) EGLE,U.T., S.O. HOFFMANN (1993): Das bio-psycho-soziale Krankheitsmodell. In: EGLE,U.T., S.O. HOFFMANN (Hrsg.): Der Schmerzkranke. Schattauer, Stuttgart. S.1-7.

243) EGLE, U.T., J. HARDT, R. NICKEL, B. KAPPIS, S.O. HOFFMANN (2002): Early stress and the longterm effects on health. State of the art and implications for future research. Z. Psychosom. Med. Psychother..

244) EGLE, U.T., M.-L. ECKER-EGLE (2003): Störung der zentralen Schmerz- und Stressverarbeitung bei Fibromyalgie. In: MENSE, S., D. PONGRATZ (Hrsg.): Chronischer Muskelschmerz. Steinkopff, Darmstadt. S.96-101.

245) ERTL-GEHRKE, M., B.BONDY (1992): Vulnerabilität für psychiatrische Erkrankungen – Ergebnisse einer Familienstudie. Springer, Berlin, Heidelberg, New York. S.39-53.

246) FUCHS, T. (2000): Psychopathologie von Leib und Raum. Steinkopff, Darmstadt

247) GAEBEL, W. (1996): Schizophrenien und wahnhafte Störungen. In: FREYBERGER, H.J., R.-D. STIEGLITZ (Hrsg.): Kompendium der Psychiatrie und Psychotherapie. Karge, Basel. S.122.

248) GERBERSHAGEN/Schmidt zit. nach Kröner-Herwig, S.199. In: BASLER, H.-D., C. FRANZ, B. KRÖNER-HERWIG, H.-P. REHFISCH, H. SEEMANN (Hrsg.): Psychologische Schmerztherapie. 4.Auflage. Springer, Berlin, Heidelberg, New York. S.199 .

249) GÜNDEL, H., M. VALET, C. SORG., D. HUBER, T. TÖLLE (2003): Funktionelle Überlagerung – zur Interaktion affektiver und schmerzgenerierender Regelkreise im ZNS. Schmerz, 17, Suppl.1, S.13.

250) HÄRTER, M., B. WEIßER, K. REUTER, J. BENGEL (2003): Prävalenz und Risikofaktoren psychischer Störungen bei Pat. mit muskuloskelettalen Erkrankungen – ein Review empirischer Studien. Schmerz, 17, S.50-59.

251) HAHLWEG, K. , M.J. GOLDSTEIN, K.H. NUECHTERLEIN, A.B. MAGANA, J. MINTZ, J.A. DOANE, D.J. MIKLOWITZ, K.S. SNYDER (1989): Expressed Emotion and patient-relative interactions in families of recent onset- schizophrenics. J. Consult. Clin. Psychol., 57, S.11-18.

252) HAUSOTTER, W. (2002): Begutachtung somatoformer und funktioneller Störungen. Urban & Fischer, München, Jena. S.28.

253) HAUTZINGER, M. (1999): Behandlung von Depression und Angst bei Schmerzzuständen. In: BASLER, H.-D., C.FRANZ, B. KRÖNER-HERWIG, H.-P. REHFISCH, H. SEEMANN (Hrsg.): Psychologische Schmerztherapie. 4.Auflage. Springer, Berlin, Heidelberg, New York. S.751f.

254) HEIM, C., C.B. NEMEROFF (2001): The role of childhood trauma in the neurobiology of mood and anxiety disorders: preclinical and clinical studies. Biol. Psychiatry, 49, S.1023-1039.

255) HERMAN, J.P., M.K. SCHAFER, E.A. YOUNG, R. THOMPSON, J. DOUGLASS, H. AKIL, S.J. WATSON (1989): Evidence for hippocampal regulation of neuroendocrine neurons of the hypothalamopituitary- adrenocortical axis. J. Neurosci, 9, S.3072-3082.

256) HILLHOUSE, E.W., N.G. MILTON (1989) Effect of noradrenaline and gamma-aminobutyric acid on the secretion of corticotrophin-releasing factor-41 and arginine vasopressin from the rat hypothalamus in vitro. J. Endocrinol., 122, S.719-723.

257) HOFFMANN,S.O., G. HOCHAPFEL (1992):
a) Einführung in die Neurosenlehre und Psychosomatische Medizin. 4.Auflage. Schattauer, Stuttgart, New York. S.2-4.
b) ebd. S 193.
c) ebd. S. 211.
d) ebd. 284-286.

258) HUBER, G. (1999): Psychiatrie, Lehrbuch. Schattauer. Stuttgart, New York.

259) HÜRTER, A. (2002): Das bio-psycho-soziale Modell. In: GRALOW.I, HUSSSTEDT,W. BOTHE,H.-W., EVERS,S., HÜRTER,A., SCHILGEN,M.(Hrsg.): Schmerztherapie interdisziplinär. Schattauer, Stuttgart. S.47.

260) KAVANAGH, D.J.K. (1992): Recent developments in expressed emotion and schizophrenia. Br. J. Psychiatry, 160, S.601-620.

261) KENDLER, K.S. (1998): Anna-Monika-Prize paper. Major depression and the environment: a psychiatric genetic perspective. Pharmacopsychiatry, 31, S.5-9.

262) KINNEY, G.G., G.W. VOGEL, P. FENG (1997): Decreased dorsal raphe nucleus neuronal activity in adult chloral hydrate anesthetized rats following neonatal clomipramine treatment: implications for endogenous depression. Brain Res., 756, S.68-75.

263) KIPP, J., H.-P. UNGER, P.M. WEHMEIER (1996): Beziehung und Psychose. Thieme, Stuttgart, New York. S.11-15.

264) KITAYAMA, I., A. CINTRA, A.M. JANSON, K. FUXE, L.F. AGNATI, P. ENEROTH, M. ARONSSON, A. HARFSTRAND, H.W. STEINBUSH, T.J. VISSER et al. (1989): Chronic immobilization stress: evidence for decreases of 5-hydroxy-tryptamine immunoreactivity and for increases of glucocorticoid receptor immunoreactivity in various brain regions of the male rat. J. Neural. Transm., 77, S.93-130.

265) KLOSTERKÖTTER, J. (1995): Das Vulnerabilitätskonzept bei schizophrenen Erkrankungen. In: MÖLLER, H.J., A.DEISTER (Hrsg.): Vulnerabilität für affektive und schizophrene Erkrankungen. Springer, Wien, New York. S.11-22.

266) KNÖLKER, U., F. MATTEJAT, M. SCHULTE-MARKWORT (2000): Kinder- und Jugendpsychiatrie und –psychotherapie. Uni-Med, Bremen. S.23-46.

267) KOOB, G.F., K. Thatcher-Briton, A. TAZI, M. Le MOAL (1988): Behavioral pharmacology of stress: Focus on CNS corticotropin-releasing factor. In: CHROUSOS G.P., D.L. LORIAUX, P.W. GOLD (eds.): Mechanisms of Physical and Emotional Stress. Plenum, New York. S.25-34.

268) KRAEMER, G.W., W.T. McKINNEY (1979): Interactions of pharmacological agents which alter biogenic amine metabolisms and depression – an analysis of contributing factors within primate model of depression. J. Affect. Disord., 1, S.33-54.

269) KRONBERG, A. (1924): Hypnose und Suggestion. Ullstein, Berlin.

270) LEFF, J., C. VAUGHN (1985): Expressed emotion in families: Its significance for mental illness. Guildford, NewYork.

271) LESCH, K.P. (1996): Psychosozialer Streß, Sensibilisierung und neuronale Plastizität. In: MÖLLER, H.-J., MÜLLER-SPAHN, F., KURTZ, G. (Hrsg.): Aktuelle Perspektiven der Biologischen Psychiatrie. Springer, Wien, New York. S.176-181.

272) LEUBE, W.v. (1898): Specielle Diagnose der Inneren Krankheiten. FCW VOGEL, Leipzig. S.292ff..

273) MACHLEIDT, W. (1996): Grundgefühlssysteme und neuronale Netzwerke. In: LASAR, M. (Hrsg.): Netzwerktheorie. Pabst, Lengerich, S.126ff..

274) MARI, J.D.J., D.L. STREINER (1994): An overview of family interventions and relapse on schizophrenia, meta-analysis of research findings. Psychological Medicine, 24, S.565-578.

275) MATURANA,H., VARELA,F.(1987): Der Baum der Erkenntnis. Die biologischen Wurzeln des menschlichen Erkennens. Scherz, Bern.

276) MAZER, C., J. MUNEYYIRCI, K. TAHENY, N. RAIO, A. BORELLA, P. WHITAKER-AZMITIA (1997): Serotonin depletion during synaptogenesis leads to decreased synaptic density and learning defecits in the adult rat: a possible model of neurodevelopmental disorders with cognitive deficits. Brain Res., 760, S.68-73.

277) McCUBBIN, J.A. (1993): Stress and endogenous opioids: behavioral and circulatory interactions. Biol.Psychol., 35, S.91-122.

278) McGUFFIN, P, R.KATZ (1989): The genetics of depression and manic-depressive disorder. Br. J. Psychiatry, 155, S.294-304.

279) MEEHL, P-E- 81962): Schizotaxia, schizotypy, schizophrenia. Am. Psychol., 17, S.827.

280) MELZACK, R. (1999): Pain – an overview. Acta Anaesthesiol. Scand, 43, S.880-884.

281) MELZACK, R. (1999): From the gate to the neuromatrix. Pain Suppl, 6, S.121-126.

282) MOLLIVER, M.E., U.V. BERGER, L.A. MAMOUNAS, D.C. MOLLIVER, E. O'HEARN, M.A. WILSON. (1990): Neurotoxicity of MDMA and the related compounds: anatomic studies. Ann .Y. Acd. Sci, 600, S.649-661.

283) NAKAMURA, S. T. SAKAGUCHI, F. AOKI (1989):Electrophysiological evidence for terminal sprouting of locus coeruleus neurons following repeated mild stress. Neurosci. Lett., 100, S.147-152.

284) NEUMANN, H.-D. (1995): Manuelle Medizin. Springer, Berlin, Heidelberg, New York. S.7.

285) NIEMEIER,V., W. HARTH, J. KUPFER, K. MAYER, R. LINSE, W.-B. SCHILL, U. GIELER (2002): Prävalenz psychosomatischer Charakteristika in der Dermatologie. Hautarzt, 53, S.471-477.

286) NORTHOFF, G. (1997): Katatonie. Enke, Stuttgart.

287) NUECHTERLEIN, K.H., M.E. DAWSON (1984): A heuristic vulnerability/stress model of schizophrenic episodes. Schizophr. Bull, 10, S.300-312.

288) PERRY, F., P.H. HELLER, J.D. LEVINE (1988): Differing correlations between pain measures in syndromes with or without explicable organic pathology. Pain, 34, S.185-189.

289) PERRY, F., P.H. HELLER, J.D. LEVINE (1991): A possible indicator of functional pain: poor pain scale correlation. Pain, 46, S.191-193.

290) PLOTSKY, P.M. (1986): Opioid inhibition of immunoreactive corticotropin-releasing factor secretion into the hypophysial-portal circulation of rats. Regul. Pept., 16, S.235-242.

291) PRZEKOP, F., K. MATEUSIAK, E. STUPNICKA, K. ROMANOWICZ, E. DOMANSKI (1990): Suppressive effect of beta-endorphine and naloxone on the secretion of cortisol under stress conditions in sheep. Exp. Clin. Endocrinol., 95, S.210-216.

292) RIEF,W., HILLER, W. (1992): Somatisierung und Depression. In: Somatoforme Störung. Hans Huber. S.75-84.

293) RIVIER,C. (1989): Involvement of endogenous corticotropin-releasing factor (CRF) in modulating ACTH and LH secretion function during exposure to stress, alcohol or cocaine in the rat. In: BREZNITZ, S., O. ZINDER (eds.): Molecular Biology of Stress. Alan R. Liss, New York. S.31-47.

294) ROEDER, V., H.D. BRENNER, N. KIENZLE, B. HODEL (1988): Integriertes Psychologisches Therapieprogramm für schizophrene Patienten (IPT). Psychologie Verlags Union, München Weinheim.

295) RUOß, M. (1998): Psychologie des Schmerzes. Hogrefe. Göttingen, Bern, Toronto, Seattle. S.118 und S.124.

296) SAKAGUCHI, T., S. NAKAMURA (1990): Duration-dependent effects of repeated restraint stress on cortical projections of locus coeruleus neurons. Neurosci. Lett., 118, S.193-198.

297) SAPOLSKY, R.M. (1992): Neuroendocrinology of the stress response. In: BECKER, J.B., S.M. BREEDLOVE, D. CREWS (eds.): Behavioral Endocrinology. The MIT Press, Cambridge, S. 287-324.

298) SCHILDER, P. (1973): Entwurf einer Psychiatrie auf psychoanalytischer Grundlage. Suhrkamp, Frankfurt/ M.. S. 73.

299) SCHMIDT, R.F., A. STRUPPLER (1983): Der Schmerz. Ursachen, Diagnose, Therapie. Piper, München, Zürich. S.16.

300) SCHULZ, C., H. LEHNERT (1996): Activation of noradrenergic neurons in the locus coeruleus by corticotropin-releasing actor. A microdialysis study. Neuroendocrinology, 63, S.454-458.

301) SOMMER, R. (1894): Diagnostik der Geisteskrankheiten. Urban&Schwarzenberg, Wien, Leipzig. S.174.

302) TANAKA, M., Y. KOHNO, A. TSUDA, R. NAKAGAWA, Y. IDA, K. LIMORI, Y. HOAKI, N. NAGASAKI (1983): Differential effects of morphine on noradrenaline release in brain regions of stressed and non-stressed rats. Brain. Res., 275, S.105-115.

303) TYRER,P, D.STEINBERG (1997): Modelle psychischer Störungen. Fischer, Frankfurt/ M.

304) VALENTINO, R.J., S.L. FOOTE (1988): Corticotropin-releasing hormone increases tonic but not sensory-evoked activity of noradrenergic locus coeruleus neurons in unanesthetized rats. J. Neurosci, 8, S.1016-1025.

305) VAUGHN,C.E., J. LEFF (1976): The influence of family and social factors on the course of psychiatric illness. Br. J. Psychiatry, 120, S.125-137.

306) WALTER, H. (1992): Hypnose. Thieme, Stuttgart.

307) WEBER, E.H. (1846): Der Tastsinn und das Gemeingefühl. In: Rudolph Wagner's Handwörterbuch der Physiologie, Bd.3, S.481-588.

308) WILLIAMS, J.B., R.L. SPITZER (1982): Idiopathic pain disorder: a critique of pain-prone disorder and a proposal for a revision of the DSM-III category psychogenic pain disorder. J. Nerv. Ment Dis., 170, S.415-419.

309) WÖRZ, R. (1991): Chronischer Schmerz und Depression. In: WÖRZ, R., BASLER, H.-D. (Hrsg.): Schmerz und Depression. DÄV, Köln. S.15.

310) YAVARI, P. G.W. VOGEL, D.B.NEILL (1993): Decreased raphe unit activity in a rat model of endogenous depression. Brain Res., 611, S.31-36.

311) ZUBIN, J., B.SPRING (1977): Vulnerability: a new view of schizophrenia. J. Abnorm. Psychol., 86, S.103.

312) ZUBIN, J., S. STEINHAUER (1981): How to break the logjam in schizophrenia: a look beyond genetics. J. Nerv. Ment. Dis, 169, S.477.

Kapitel 10 (Diagnostik und Therapie)

313) AMDP = Arbeitsgemeinschaft für Methodik und Dokumentation in der Psychiatrie (1995): Das AMDP-System. Hogrefe.

314) BENKERT, O., H. HIPPIUS (2003): Kompendium der Psychiatrischen Pharmakotherapie. Springer, Berlin, Heidelberg, New York. 4. Auflage.

315) DILLING,H., MOMBOUR,W., SCHMIDT,M.H. (1991)(Hrsg.): ICD-10. Hans Huber, Bern, Göttingen, Toronto.

316) GRODDECK,G. (1984): Die Natur heilt. Fischer, Frankfurt/ M..

317) HÄRTER, M., WEIßER, B., REUTER,K., BENGEL,J (2003): Prävalenz und Risikofaktoren psychischer Störungen bei Pat. mit muskuloskelettalen Erkrankungen – ein Review empirischer Studien. Schmerz, 17, S.50-59.

318) HUBER,G.(1999): Psychiatrie. 6.Auflage. Schattauer, Stuttgart, New York.

319) KRÖNER-HERWIG,B. (2001). Materialien zur Ausbildung des „Psychologischen Schmerztherapeuten".

320) MÜLLER-BUSCH, H.C. (1987): Gesundheit und Schmerz. Perspektiven, 8, S.14-16.

321) ----------------------------(1999a): Kulturgeschichtliche Bedeutung des Schmerzes. In: BASLER, H.-D., C.FRANZ, B. KRÖNER-HERWIG, H.-P. REHFISCH, H. SEEMANN (Hrsg.): Psychologische Schmerztherapie. 4.Auflage. Springer, Berlin, Heidelberg, New York. S.225-244.

322) ----------------------------(1999b): Ganzheitliche Schmerztherapie. In: BASLER, H.-D., C.FRANZ, B. KRÖNER-HERWIG, H.-P. REHFISCH, H. SEEMANN (Hrsg.): Psychologische Schmerztherapie. 4.Auflage. Springer, Berlin, Heidelberg, NewYork. S.787-804.

323) TYRER,P, D.STEINBERG (1997): Modelle psychischer Störungen. Fischer, Frankfurt/ M..

324) WEIZSÄCKER, V. (1986): Gesammelte Schriften, Bd.VI. Suhrkamp, Frankfurt/M..

325) WÖRZ, R. (1977): Psychiatrische Aspekte des Schmerzes und der Schmerztherapie. Therapiewoche, 27, S.1790-1801.

BILDNACHWEISE:

ABB. 1
Seite XI: Der Tranquilizer; aus: P.J. SCHNEIDER (1824). Abbildung entnommen aus: LAUX, G. (1992): Pharmakotherapie. Fischer, Stuttgart, Jena.

ABB. 2
Kapitel 1; Seite 6: A. MENZEL (1875): Eisenwalzwerk. Nationalgalerie Berlin.

ABB. 3
Kapitel 3; Seite 38 : Einteilung der Neurosen; aus: LEUBE, W.v. (1898): Specielle Diagnose Der Inneren Krankheiten , II. Band. Vogel, Leipzig, S. VII.

ABB. 4
Kapitel 5; Seite 66: Algorithmus für Depressionen.

ABB. 5
Kapitel 6; Seite 80: Therapiemethoden von Dr. Horn; aus: HORN, E. (1818): Öffentliche Rechenschaft über meine zwölfjährige Dienstführung als zweiter Arzt des königlichen Charite´-Krankenhauses zu Berlin, nebst Erfahrungen über Krankenhäuser und Irrenanstalten. Berlin: Realschulbuchhandlung Siehe auch: ZENTNER, M. (1995): Die Flucht ins Vergessen. Wissenschaftliche Buchgesellschaft, Darmstadt. S.18.

ABB. 6
Kapitel 7; Seite 90: Biopsychosoziales Modell nach ENGEL; aus: EGLE, U.T. (1993): Der Schmerzkranke, Schattauer, Stuttgart, New York. S.13.

ABB. 7
Kapitel 9; Seite 95: VIOLON: Der Entwicklungsprozess zum chronischen Schmerzpatienten. Aus: EGLE, ebd., S.165.

ABB. 8
Kapitel 9; Seite 115: Modell zur Entstehung chronischer Schmerzen.

ABB. 9
Kapitel 9; Seite116: Vulnerabilität. Aus: BÄUML,J. (1994): Psychosen. Springer , Berlin, Heidelberg, New York. S.30.

ABB. 10
Kapitel 9; Seite 117: Vulnerabilität. Aus: BÄUML,J. (1994): Psychosen. Springer , Berlin, Heidelberg, New York. S.31.

ABB. 11
Kapitel 9; Seite 122: Funktioncllc Intcraktion affektiver und schmerzgenerierender Rcgclkrcisc im ZNS nach GÜNDEL (Vortrag beim DGSS-Kongress, Münster 2003)

ABB. 12
Kapitel 9; Seite 124: Zeitliche Abfolge von Mechanismen zur Entstehung chronischer Schmerzen.

ABB. 13
Kapitel 9; Seite 129: Modell der Entstehung von Depressionen; aus: BAUMANN, B. (1999):
Hirnstruktur von Patienten mit affektiven Störungen. Magdeburg, Universität. Habil.-Schr..

ABB. 14
Kapitel 9; Seite 129: Modell der Entstehung von Schizophrenien; aus:
BOGERTS, B. (1990): Die Hirnstruktur Schizophrener und ihre Bedeutung für die
Pathophysiologie und Psychopathologie der Erkrankung. Thieme, Stuttgart, New York. S.53

ABB. 15
Kapitel 9; Seite 132: KLOSTERKÖTTER, J. (1995): Das Vulnerabilitätskonzept bei
schizophrenen Erkrankungen nach NUECHTERLEIN. In: MÖLLER, H.J., A.DEISTER
(Hrsg.): Vulnerabilität für affektive und schizophrene Erkrankungen. Springer, Wien,
New York. S.17.

ABB. 16
Kapitel 9; Seite 136: Zur Ätiopathogenese nicht-maligner Rückenschmerzen. Aus:
BRINKERS, M. (2003), Schmerz 17, Suppl.1.

ABB. 17
Kapitel 10; Seite 142: Stufenmodell psychischer Störungen; aus: TYRER,P. / STEINBERG,
D. (1997) Modelle psychischer Störungen. Fischer, Frankfurt/ M., S.170.